保健学講座

公衆衛生看護学概論

1

▶「保健学講座」の監修にあたって

　この度，メヂカルフレンド社の「保健学講座」の教科書シリーズが刷新されました。これは 2022（令和 4）年度から適用される，保健師助産師看護師学校養成所指定規則の改正を踏まえたもので，本シリーズは新しい指定規則に示された保健師に求められる実践能力と卒業時の到達目標に対応した教科書です。

　保健師は，看護職としてこれまでも，①個人や家族を支援する対人支援能力，②その集合体である地域やグループの健康課題を把握し，その関連要因を整理・分析して対処する能力，③地域に必要な対策が公正に継続的に行われるよう事業化・施策化・システム化する能力を活用しながら，人々の健康を守ってきました。

　一方で，少子高齢化に伴って家族や地域社会の在り方が急速に変化する中で，災害が激甚化し，新型コロナウイルス感染症（COVID-19）のような新しい感染症がまん延するなど，保健師には従来の業務に加えて健康危機管理も強く求められるようになり，一層の力量が必要となりました。

　本シリーズの監修にあたっては，これからの保健師に求められる力量が養えるようにしたいと考え，次の点を強化しました。

- ●新しい健康課題を的確に把握し，適切に対処していけるように，実態をデータ化し，分析と統合によって傾向をつかみ，対処方針を定める力（実践研究の力）
- ●一つ一つの支援方法を理論化・普遍化して，次に活用できるようにする力（実践力の向上）
- ●実施したことを評価・検証し，次の一歩に活かす力（実践を評価する力）

　保健師の活動は，時代や場所によって変化するため，技術の標準化を図りにくいという悩みがありますが，方法論や能力の標準化，理論化及び技術の可視化については，努力を継続していくことが重要であると考え，本シリーズでは積極的に取り入れました。

　保健師ならではの活動は「個々人の健康課題に対処する中で，集団や社会の健康課題を見出し，事業化・施策化して予防的に対処する」「事業化・施策化した事業や法律・制度等を活用して，個々人及び集団の健康状態を改善に導く」ことです。つまり，個人への支援と集団・組織への支援の双方を組み合わせながら，健康な社会づくりに向けて歩を進めるのが保健師の専門性であり，醍醐味だと思います。このような保健師活動の意味や方法を理解し，行動する力が，本シリーズをとおして身につくことを願っています。

2021（令和 3）年 12 月

「保健学講座」シリーズ監修　村嶋幸代，岸恵美子

▶ はじめに

　保健師の基盤となる学問は，公衆衛生看護学です。第1巻は，この公衆衛生看護学の概論を示したものです。保健師について学ぶための道標の役割を果たします。

　保健師の仕事は，とても幅広いのが特徴です。「個人や家族の支援」「グループやコミュニティへの支援」，そして「事業化・施策化・システム化」を含む「組織への支援」です。人々に寄り添いながら，その自立を支えるように支援します。また，対象者だけではなく，社会全体にも働きかけます。健康危機の発生時には緊急対応しますが，そこから教訓を得て，被害が大きくなることを防ぎ，発生予防にも活かします。

　一つ一つPDCAを回しながら改善・改革し，全体を前進させるという保健師の活動スタイルは，各時代の保健師が頑張った結果であり，日々の活動の積み重ねから形づくられてきたものです。また，その活動には，社会の変化が大きくかかわっています。最初は，保健師たちが自分たちの現場で，必要に迫られて，あるいは倫理観に基づいて自発的に取り組んだ良い活動に光があたり，予算措置がなされたり，法令に取り入れられたりすることによって，継続的に取り組まれるようになりました。

　第1巻では，このような保健師活動の特徴を知り，学ぶために必要な要素を，わかりやすく解説しています。公衆衛生看護の定義と基本理念，発祥と歴史，対象と場，展開方法，倫理，そして，予防の概念と健康に影響する社会的要因，健康危機管理，国際保健などです。

　また，公衆衛生看護に活用できる理論・モデル，研究の項を設けました。保健師の活動は，分析と統合という研究の素養をもって，次の実践を開拓していく必要があり，日々の実践の中に研究があると考えるためです。

　保健師活動の創造性，醍醐味，面白さを，読者の皆様が本書から汲み取ってくださり，公衆衛生看護活動に参画していただければ，これにまさる喜びはありません。

2021（令和3）年12月
編者を代表して　村嶋幸代

▶ 執筆者一覧

シリーズ監修・編集

村嶋幸代　　　大分県立看護科学大学理事長・学長
岸恵美子　　　東邦大学看護学部長，同大学院研究科長

編集

村嶋幸代　　　大分県立看護科学大学理事長・学長
岸恵美子　　　東邦大学看護学部長，同大学院研究科長

執筆者（執筆順）

村嶋幸代　　　大分県立看護科学大学理事長・学長
蔭山正子　　　大阪大学教授
野村美千江　　聖カタリナ大学教授
斉藤恵美子　　東京都立大学大学院教授
村山洋史　　　東京都健康長寿医療センター研究所研究副部長
成瀬昂　　　　東京大学大学院特任准教授
今村晴彦　　　長野県立大学大学院准教授
石田千絵　　　日本赤十字看護大学教授
山下留理子　　徳島大学大学院特任教授
井口理　　　　日本赤十字看護大学准教授
鈴木良美　　　東京医科大学教授
大木幸子　　　杏林大学教授
山本則子　　　東京大学大学院教授
吉岡京子　　　東京大学大学院准教授
本田千可子　　東京大学大学院助教

▶ Contents

本シリーズで扱われる理論・モデル，概念

第 1 章

公衆衛生看護とは

▶ 1 公衆衛生看護の発祥

　1893年，リリアン・D・ウォルド（Wald, L. D.）は，ニューヨークの貧しい人々が暮らすヘンリーストリートに住み込んでセツルメントを開き，家庭訪問などの看護活動を始めた。**公衆衛生看護**（public health nursing）は，ウォルドが自分たちの活動に付けた名称である[1)~3)]。ウォルドの活動は，家庭訪問を基軸にしながら，貧困や高齢，乳児がいる母親など，類似した特性をもったり困難に直面している人々どうしを結びつけ，共通の特性をもつ集団として働きかけたことに特徴がある。子守に追われる子どもたちが安心して居ることのできる遊び場を作ったり，学校に看護師を派遣して健康教育や健康診断を行ったり，劣悪な環境で働く工場労働者には労働環境改善のために立ち上がることを勧めたりした。これらの活動には，公衆衛生看護の基本的な要素が入っているといえる。また，ウォルドは自分たちの活動を，慈善活動ではなく社会に不可欠な専門的な活動であると位置づけ，その活動に対価を求めることも行った[4)]。

　このような公衆衛生看護には二つの側面がある。一つは，public（公衆，人々）にhealth nursing（健康を守る看護）を届けることであり，健康教育や健康相談，健康診査，そのフォローアップなどが該当する。health nursingはsick nursing（病人の看護）に対する概念であり，健康が保たれるよう，日常生活のなかで必要な事項について働きかけることである。これは，フローレンス・ナイチンゲール（Nightingale, F.）によって，「病人の看護と健康を守る看護」で指摘されている[5)]。ナイチンゲールはまた，「町や村での健康教育；農村の衛生」のなかで，人々の日常生活の場で健康を保つ術を教育することの重要性，さらに，村の母親たちの信頼を得て，彼女たちの家庭に招かれて援助を求められるようになること，彼らから支持されることの重要性を強調している[6)]。

　もう一つの側面が，nursingを提供することによってpublic health（公衆衛生，人々の健康）の水準向上に寄与することである。対象集団内の個人や家族，特別にケアを必要とする人々に看護を提供することによって重症化を防ぐ。同時に，地域社会の問題点を発見し，公衆衛生として必要な対策を講じるのである。問題が生じている背景や構造を明らかにし，問題を特定して優先順位をつけて取り組み，また，問題を抱えている人々（当事者）や地域社会の人々が協働して解決するように働きかけるのである。具体的には，家庭訪問などで，問題を抱える対象者のところへ行き（アウトリーチ），ケアを行う。必要があれば社会資源などにつなぎ，資源がなければ創り出す。これが事業化・施策化であり，一連の活動をとおして公衆衛生の向上に寄与する。

　このように，「個人・家族へのケア」を行うと同時に「集団および地域社会（組織）の健康の向上」を図るように活動を展開していくのが，公衆衛生看護の特徴である。

▶2 公衆衛生看護の定義

A ▷ アメリカ公衆衛生学会

　アメリカ公衆衛生学会（American Public Health Association；APHA）の公衆衛生看護部門は，2013年に「The definition and practice of public health nursing 2013（公衆衛生看護の定義と実践）」を公表し，そこで，公衆衛生看護を「看護学，社会学，公衆衛生学による知識を用いて，集団の健康の増進と保護を図る活動」[7]と定義している。公衆衛生看護は，看護と公衆衛生を用いた専門的な実践であり，予防に重点を置き，健康の多様な決定要因に注意をはらうことによって，集団の健康の改善に取り組むことである。そして，この看護実践においては，権利擁護や政策立案，計画策定などの方法によって社会正義の問題に取り組んでいく。公衆衛生看護実践は，健康の多様なレベルを視野において，理論とエビデンスを用いて健康の公平性を確保するように取り組むのである。

　公衆衛生看護実践の鍵は，①健康格差や下位集団に特徴的なニーズをもつポピュレーションのヘルスニーズに焦点を当てること，②包括的・系統的にアプローチしてポピュレーションの健康状態をアセスメントすること，③健康の多様な決定要因に注意をはらうこと，④一次予防を強調すること，⑤人々の健康に影響を及ぼす個人，家族，コミュニティ，システムの全レベルで介入すること，である。

　公衆衛生看護は，ポピュレーションの健康状態を改善することを目的としており，そのために，臨床的知識と専門的能力を生態学的視点から保健医療に適用する。公衆衛生看護師（public health nurse）*は，文化的，環境的，歴史的，物理的，そして社会的要因を含む公衆衛生上の問題と健康にかかわる事象の複雑さを認識したうえで，個人や家族，集団の潜在化・顕在化した強みやニーズ，機会，および不平等について評価する。そして，これらの評価を，システムレベルで思考することによって，公共の利益に転換させるのである。

　つまり，公衆衛生看護師はポピュレーションの保健・医療を進め，健康の不平等に対処するためにリーダーシップを発揮する。公衆衛生看護師は，健康の多様な決定要因に対応し，ポピュレーションの健康を維持・向上させるための課題解決に十分に参画できるように，学士号以上を取得する。地域づくりやヘルスプロモーション，政策の改革など，システムレベルの変化も起こす。公衆衛生看護師は，健康がより公平に行きわたるように，保健分野のリーダーとして重要な役割と責任を負っている。

＊

　このように，アメリカにおける公衆衛生看護は，健康の公平性を実現するために社会的決定要因にまで働きかけること，社会変革にリーダーシップを発揮することも重視しているといえる。

* **公衆衛生看護師**
公衆衛生活動に従事する看護師のこと。日本でいえば保健師にあたる。アメリカでは，日本のような国家資格ではないが，health centerなどで公衆衛生活動に従事する看護師をこのように称している。

日本公衆衛生看護学会は，「公衆衛生看護」と「公衆衛生看護学」を次のように定義している[8]。

公衆衛生看護の定義

公衆衛生看護の対象は，あらゆるライフステージにある，すべての健康レベルの個人と家族，及びその人々が生活し活動する集団，組織，地域などのコミュニティである。

公衆衛生看護の目的は，自らの健康やQOLを維持・改善する能力の向上及び対象を取り巻く環境の改善を支援することにより，健康の保持増進，健康障害の予防と回復を促進し，もって人々の生命の延伸，社会の安寧に寄与することである。公衆衛生看護は，これらの目的を達成するために，社会的公正を活動の規範におき，系統的な情報収集と分析により明確化若しくは予測した，個人や家族の健康課題とコミュニティの健康課題を連動させながら，対象の生活に視点をおいた支援を行う。さらに，対象とするコミュニティや関係機関と協働し，社会資源の創造と組織化を行うことにより対象の健康を支えるシステムを創生する。

公衆衛生看護学の定義

公衆衛生看護学とは，公衆衛生看護実践の向上に寄与する知識，技術，規範並びに理論の生成やその発展について考究する学問である。

公衆衛生看護の対象は，個人・家族，集団・地域・ケアシステムであること，その目的は「自らの健康やQOLを維持・改善する能力の向上及び対象を取り巻く環境の改善を支援することにより，健康の保持増進，健康障害の予防と回復を促進し，もって人々の生命の延伸，社会の安寧に寄与すること」と明確に示されている。また，社会的公正を活動の規範におき，系統的な情報収集と分析により明確化または予測した，個人や家族の健康課題とコミュニティの健康課題を連動させながら，対象の生活に視点をおいた支援を行う。さらに，対象とするコミュニティや関係機関と協働し，社会資源の創造と組織化を行うことにより，対象の健康を支えるシステムを創生すると示されている。

公衆衛生看護学については，①看護学と看護の基礎科学，②公衆衛生の基礎科学，③公衆衛生看護学原論，④公衆衛生看護学対象論，⑤公衆衛生看護学方法論から構成されているとし，体系図を示している（図1-1）[9]。

看護学と看護の基礎科学は，看護師として実践活動を行うための知識・技術・能力を養う。公衆衛生の基礎科学は，公衆衛生の実践を行うすべての専門職に求められる知識・技術・能力を養う学問で，疫学，保健統計，環境と保健，行動に関する科学と保健，保健医療政策からなる[10]。これらの公衆衛生の基礎科学を公衆衛生看護学の土台として整理し，そのうえに公衆衛生看護学原論，公衆衛生看護学対象論，さらに公衆衛生看護学方法論を配置している。特に，公衆衛生看護学原論は，公衆衛生看護学の根本となる原則を述べることを意図し，保健師の定義と使命，公衆衛生看護の理念と倫理を含む。そして，倫理には公衆衛生看護活動ならびに研究を行っていく際の倫理的内容が含まれている[11]。

公衆衛生看護学対象論では，公衆衛生看護が働きかける対象として，「人・家族・

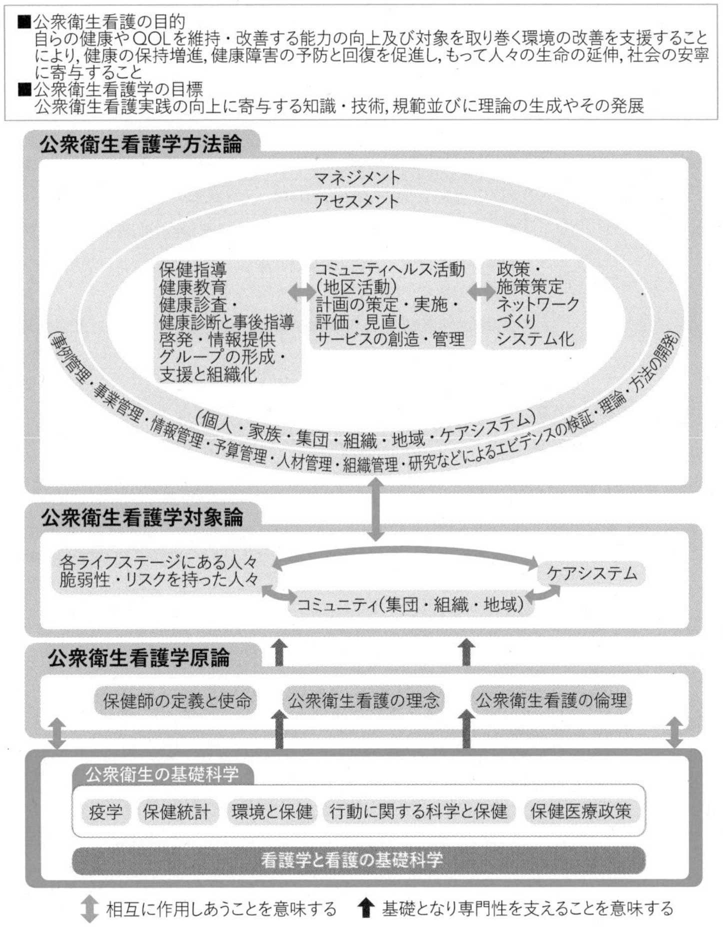

■公衆衛生看護の目的
　自らの健康やQOLを維持・改善する能力の向上及び対象を取り巻く環境の改善を支援すること
　により，健康の保持増進，健康障害の予防と回復を促進し，もって人々の生命の延伸，社会の安寧
　に寄与すること
■公衆衛生看護学の目標
　公衆衛生看護実践の向上に寄与する知識・技術，規範並びに理論の生成やその発展

公衆衛生看護学方法論

マネジメント

アセスメント

保健指導
健康教育・
健康診査・
健康診断と事後指導
啓発・情報提供
グループの形成・
支援と組織化

コミュニティヘルス活動
（地区活動）
計画の策定・実施・
評価・見直し
サービスの創造・管理

政策・
施策策定
ネットワーク
づくり
システム化

（事例管理・事業管理・情報管理・予算管理・人材管理・組織管理・研究などによるエビデンスの検証・理論・方法の開発）

（個人・家族・集団・組織・地域・ケアシステム）

公衆衛生看護学対象論

各ライフステージにある人々
脆弱性・リスクを持った人々

コミュニティ（集団・組織・地域）

ケアシステム

公衆衛生看護学原論

保健師の定義と使命　　公衆衛生看護の理念　　公衆衛生看護の倫理

公衆衛生の基礎科学

疫学　保健統計　環境と保健　行動に関する科学と保健　保健医療政策

看護学と看護の基礎科学

⬍ 相互に作用しあうことを意味する　⬆ 基礎となり専門性を支えることを意味する

出典／日本公衆衛生看護学会：公衆衛生看護学の体系（2017年度版）. https://japhn.jp/wp/wp-content/uploads/2018/04/phn_system_ja_180404.pdf（最終アクセス日：2021/11/29）

図1-1 「すべての人が健康に暮らせる社会の創造」をめざす公衆衛生看護学の体系（2017年度版）

人々」「集団・組織・地域」「ケアシステム」があると考えられている。人々は，各ライフステージやあらゆる健康レベルにある人々，脆弱性・リスクをもった人々である。また，集団・組織・地域には地縁組織だけでなく，学校や職場，非営利団体（NPO）など，一定の帰属意識をもち得る集団も含まれている。さらに，ケアシステムは，健康危機管理システム，高齢者や障害者，子育てなどの支援システムを含んでいる。

　そして，公衆衛生看護学方法論として，①保健指導・健康教育などの啓発・情報提供，健康診査・健康診断と事後指導，グループの形成・支援と組織化，更に，②コミュニティヘルス活動（地区活動），計画の策定・実施・評価・見直し，サービスの創造・管理，そして，③政策・施策策定，ネットワークづくり，システム化が相互に作用しあうことを提示している。その周囲を，アセスメントとマネジメントが取り囲み，これらの方法によって，公衆衛生看護の目的と目標が達成されることを表している[12]。

表1-1　公衆衛生看護学の概念整理

公衆衛生看護学	内容
概念	コミュニティや特定集団の健康の向上を目指す看護活動
対象	個人，家族，集団，地域と広範囲（住民，組織，集団構成員，社会的弱者，マイノリティ）
主な職種	行政，学校，産業の場に勤務する保健師
活動の目的	地域で生活するすべての人々のヘルスケアの獲得・増強のための支援（健康増進，1次・2次・3次予防）
対象把握の方法	相談，住民や関係機関からの連絡，地区踏査，事業・地区活動からのスクリーニング
かかわるニーズ	個人・集団に顕在・潜在する健康課題，新興・再興の健康課題，予防を要するさまざまな健康レベルの健康課題
情報収集とアセスメントの内容	地域特性の情報，保健衛生統計，健診データ，個人・集団面接のデータ等を用いた地域アセスメント，地域・組織・集団の健康にかかわる課題のアセスメント
設定するゴール	公衆衛生の普及向上，健康格差是正，体制づくり・施策化・社会資源整備 ポピュレーションアプローチ（ハイリスクアプローチとの併用），地域総合調整機能を果たす
ヘルスケア提供組織のなかでの看護の展開	予防や継続的支援のための平常時からの支援体制整備，新たな仲間や組織・ネットワークづくり，コミュニティエンパワメント 保健・医療・福祉・介護サービス提供にかかる制度や政策的課題の分析，質改善のための課題の明確化およびその対策
特定の健康課題をもつ人への看護	地域社会（地区，組織），学校，施設，職域（企業，事業所）の場における生涯を通じた健康づくりと予防を支援する
協働・連携と役割	ヘルスケア提供組織とそれを取り巻く関係機関や，地域の人々との協働・連携の推進 ヘルスケアチームの一員としての役割に加え，公正性・質保証の役割・機能
社会資源の知識と活用	地域にある社会資源（フォーマル・インフォーマル）を知ったうえで，社会資源管理・開発

出典／日本地域看護学会：平成21〜23年度日本地域看護学会教育委員会報告，地域看護学と公衆衛生看護学の定義に関する資料，日地看学誌16（2），2013，p.76-87.，宇座美代子，他：公衆衛生看護学とは　その概念，日本地域看護学会誌，14（1），2011，p.14-16をもとに作成.

C ▷ 日本地域看護学会（日本地域看護学会教育委員会）

　保健師教育の基盤となる科目「公衆衛生看護学」は，「地域看護学」と称された時代があった。1996（平成8）年の第3次改正から2011（平成23）年の第5次改正までの間（第2章－図2-4参照）で，日本公衆衛生看護学会が2012（平成24）年に発足する前である。この間に，平成21〜23年度日本地域看護学会教育委員会は公衆衛生看護学の概念整理を試みている（表1-1）。

　また，公衆衛生看護学を「産業，学校などの特定集団や地域住民全体を含むすべての人々を対象に，疾病・障害の予防，健康の維持増進を目的として行われる看護活動である。看護学，社会科学，公衆衛生学による知識を用いて，個人・家族・集団・組織のそれぞれに個別でかかわると共に，社会資源を開発し，システム化や施策化などを行う技術であり，学問である」と定義している[13]。

▶3　公衆衛生看護の基本理念

A ▷ 公衆衛生の理念

　公衆衛生看護は，公衆衛生（public health）と密接な関係にある。公衆衛生において対処する問題や重点，方法論は社会の変化に伴って変化してきているが，

基本となるものは1920年に出されたウィンスロー（Winslow, C.E.A.）の定義「公衆衛生とは，地域社会の組織化された努力を通じて，疾病を予防し，寿命を延長し，健康と能率を向上させようとする科学であり技術である」に示されている[14]。そして，努力する方向は，環境衛生や伝染病のコントロール，個人衛生（personal hygiene）*についての教育，疾病の早期診断と治療のための医療および看護サービスの組織化，そして，健康を維持するために必要な生活水準をすべての人に保障するような社会制度の開発であり，すべての市民が健康と長寿の基本的権利を実現できるように，これらの便益・利点を組織することである。

1946年，ニューヨークで開催された国際保健会議おいて採択された世界保健機関（WHO）憲章の前文に「健康の定義」が示された。それは「健康とは，病気ではないとか，弱っていないということではなく，肉体的にも，精神的にも，そして社会的にも，すべてが満たされた状態にあること」[15]をいう。その後，1948年に，すべての人々の健康を増進し保護するため互いに他の国々と協力する目的で世界保健機関（World Health Organization；WHO）が設立された。

1950年代にはレベル（Leavell, H.R.）とクラーク（Clark, E.G.）らによって「一次予防」「二次予防」「三次予防」の概念が提唱され，健康増進が一次予防に位置づけられた[16]。一方，WHOの初期の活動は，感染症の予防・対策が中心であり，マラリアやコレラ，天然痘対策などに成果を上げた[17]。また，治療法の開発がめざましく，臨床医学に大きな関心が向けられた。しかし，人々が支払う医療費の増加や，臨床医学のアプローチでは貧しい人たちの健康状態が改善されず，発展途上国の保健衛生指標が改善されないという問題が顕在化し，改めて公衆衛生のあり方が問われることとなった[18], [19]。

このような背景のなか，1974年にカナダのラロンド（Lalonde, M.）厚生大臣による報告書（ラロンド報告）が発表され，健康に影響を与える要因は生物学的要因だけではなく，環境要因やライフスタイル，そして保健医療サービスも含まれるとされた。従来，健康は生物医学的モデルで説明されるような単一病因に規定されているととらえられることが一般的であったが，これ以降，社会環境を含む多くの要因が健康に影響を与えると考えられるようになった。包括的な健康観が提示されたことにより，公衆衛生活動もそれまでの疾病予防から健康増進へと重点を移し，地域住民参加型，エンパワメント（自己解決する力を引き出す支援）重視のプライマリヘルスケア（primary health care；PHC）の流れが生まれた[20], [21]。

1. プライマリヘルスケア

1977年，WHOは世界保健総会において「すべての人々に健康を（Health for All）」を基本目標として掲げ，1978年の**アルマ・アタ宣言**において，すべての人々の健康を保護し，促進するために，プライマリヘルスケアの推進を全世界に向けて要請した。**プライマリヘルスケア**とは，「地域に住む個人や家族があまねく受けられる基本的保健および医療的ケアのことであり，住民の積極的な参加とその国でまかなえる費用で運営されるもの」である[22]。当初，開発途上国向けの健

＊個人衛生
衛生とは「生を衛る」ことである。公衆衛生が「公衆（人びと）の生を衛る」ことを示すのに対し，個人衛生は「個人が自分の生・健康を衛る」ことを指す。栄養や清潔，生活習慣などを含めてセルフケアの概念に近く，health nursingとして教育される。一方，食品衛生においては，食品の安全を守るために特に厳しく求められ，従業員向けにチェック項目などが準備されている。

康戦略として提唱されたプライマリヘルスケアは，健康は基本的な人権であるとし，限られた資源を有効に活用しながら住民の主体的な参加によって人々の健康を獲得していこうとする画期的なものであった。

2. ヘルスプロモーション

1986年，WHOはカナダの首都オタワで開催された第1回ヘルスプロモーション会議において**オタワ憲章**を採択し，**ヘルスプロモーション**を提唱した。ヘルスプロモーションは，「人々が自らの健康をコントロールし，改善することができるようにするプロセス」と定義づけられ，「身体的，精神的，社会的に完全に良好な状態に到達するためには，個人や集団が望みを確認・実現し，ニーズを満たし，環境を改善し，環境に対処することができなければならない。それゆえ健康は，生きる目的ではなく，毎日の生活の資源である」と強調されている[23]。そして，健康づくりの目標を，「すべての人々があらゆる生活舞台—学習・労働・余暇そして愛の場—で健康を享受することのできる公正な社会の創造」[24]としている。また，実現のための活動方法として，①健康的な公共政策づくり，②支援的環境の整備，③コミュニティ活動の強化，④個人技術の向上，⑤ヘルスサービスの方向転換という5項目を掲げ，これらの有機的な連携が具体的な「健康づくり」に発展していくとした。さらに，活動を成功させるための3つのプロセスとして，唱道（advocate），能力の付与（enable），調停（mediate）が示された。

2005年に採択された**バンコク憲章**では，ヘルスプロモーションが21世紀の健康戦略として再提唱され，「ヘルスプロモーションとは，人々が自らの健康とその決定要因をコントロールし，改善することができるようにするプロセスである」とし，健康の社会的決定要因が加えられた[25]。

日本では，1980年代後半からヘルスプロモーションの概念が導入され，健康づくり施策に生かされている。ヘルスプロモーションは，国が主導する国民健康づくり運動である「健康日本21」や「健康日本21（第二次）」，さらには健康増進計画の基盤をなす概念となっている。

B ▷ 公衆衛生看護の基盤となる概念

公衆衛生看護は，公衆衛生の向上と人々の健康増進を目指す看護活動である。社会的公正，すなわち社会環境に介入することによって健康の不平等を是正するとともに，プライマリヘルスケアやヘルスプロモーションの考え方に基づいて，人間の生存権・生活権を保障することを基本理念とする。このなかで，重要な概念について次に述べる。

❶ 社会的公正

公衆衛生看護活動は社会的公正の理念に基づいている。地域で展開されている

多くの実践活動は，すべての人間，特に社会から最も疎外されやすく，傷つきやすい社会的弱者の権利が促進され，保護されたときに目標が達成される[26]。公衆衛生看護活動においては，すべての住民の健康や安寧，または，その人らしく能力を開花できる状態（潜在能力アプローチ）[27]などの結果が平等になるように意識しながら，アセスメントや支援の展開，評価を行う。保健師は，健康格差の是正に敏感になる必要がある。

❷ ポジティブヘルス

疾病や障害をなくすという従来の健康概念である「ネガティブヘルス」に対して，「ポジティブヘルス」という新しい健康概念がある[28]。ポジティブヘルスとは，単に疾病をなくすだけでなく，良い状態を増進し，よりよく生きる，生きがいを感じる「生き方」を目指す。ヘルスプロモーションはポジティブヘルスの健康対策である。一方，疾病予防はネガティブヘルスの健康対策である。

❸ 疾病予防

疾病予防は，ネガティブヘルスに基づく考え方であるが，現在も予防の観点による検診などは重要な健康対策であることも事実である。疾病予防で有名な「一次予防」「二次予防」「三次予防」という概念は，アメリカのレベルとクラークが疾病の自然史に基づいて病気を予防する段階として示した[29]。一次予防は，まだ発病していない健康な人が病気にならないようにする予防であり，健康づくりや特定の病気を予防する。二次予防は，病気を早期に発見し，治療できるようにする予防である。そして三次予防は，病気になっても障害を最小限にするための治療や，障害があっても残った能力を伸ばすリハビリテーションである。

❹ 健康の社会的決定要因

健康を決定づけるものは，遺伝などの生物学的要因だけでなく，心理学的，社会的，経済的，環境的要因もある。これらを含めた，健康を決定づける要因である「健康の社会的決定要因」を考慮して健康にアプローチする必要がある。WHOは10のテーマ（①社会格差，②ストレス，③幼少期，④社会的排除，⑤労働，⑥失業，⑦社会的支援，⑧薬物依存，⑨食品，⑩交通）を重要な要因として取り上げている[30]。これらの健康の社会的決定要因を意識して公衆衛生看護活動を考える必要がある。

❺ 共生

グローバル化と個人化の時代により，共生社会が求められるようになった。共生とは，「民族，言語，宗教，国籍，地域，ジェンダー，セクシャリティ，世代，病気・障害などをふくむ，様々な違いを有する人々が，それぞれの文化やアイデンティティの多元性を互いに認め合い，対等な関係を築きながら，ともに生きること」を指す[31]。公衆衛生看護活動においては，マイノリティに差別偏見が生じないよう住民が共生するコミュニティを目指す。

引用文献

1) Wald, L. D.：The house on henry street, Henry Holt & Company, New York, 1915. リリアン・ウォルド著, 阿部里美訳：ヘンリー・ストリートの家；リリアン・ウォルド～地域看護の母～自伝, 日本看護協会出版会, 2004.

2) Buhler-Wilkerson, K.：Public health then and now；bringing care to the people；Lillian Wald's Legacy to Public Health Nursing, American Journal of Public Health, 83：1778-1786, 1993.

3) Fee, E., Bu, L.：The origins of public health nursing：the Henry Street visiting nurse service, American Journal of Public Health, 100（7）：1206-1207, 2010.

4) 前掲1).

5) Florence Nightingale：Sick-Nursing and Health-Nursing〈Seymer, L. R.：Selected writings of Florence Nightingale〉, Macmillan Company, New York , 1954. 薄井坦子, 他訳：病人の看護と健康を守る看護〈ナイチンゲール著作集第2巻〉, 現代社, 1974, p.125-155.

6) Florence Nightingale：Rural hygiene；Health teaching in towns and villages〈Seymer, L. R.：Selected writings of Florence Nightingale〉, Macmillan Company, New York , 1954. 小玉香津子, 他訳：町や村での健康教育〈ナイチンゲール著作集第2巻〉, 現代社, 1974, p.157-183.

7) APHA Public Health Nursing Section：The definition and practice of public health nursing 2013. https://www.apha.org/-/media/files/pdf/membergroups/phn/nursingdefinition.ashx（最終アクセス日：2021/11/29）

8) 日本公衆衛生看護学会：日本公衆衛生看護学会による公衆衛生看護関連の用語の定義. https://japhn.jp/wp/wp-content/uploads/2017/04/def_phn_ja_en.pdf（最終アクセス日：2021/11/29）

9) 荒木田美香子, 他：日本公衆衛生看護学会が考える「公衆衛生看護学の体系（2017）」の提案, 日本公衆衛生看護学会誌, 6（3）：303-310, 2017. https://japhn.jp/wp/wp-content/uploads/2018/10/phn_system_ja_vol6no3.pdf（最終アクセス日：2021/11/29）

10) 日本公衆衛生看護学会：「すべての人が健康に暮らせる社会の創造を目指す」公衆衛生看護学の体系（JAPHN 2017年度版）. https://japhn.jp/wp/wp-content/uploads/2018/04/phn_system_ja_180404.pdf（最終アクセス日：2021/11/29）

11) 前掲9).

12) 前掲9).

13) 宇座美代子, 他：公衆衛生看護学とは　その概念, 日本地域看護学会誌, 14（1）：14-16, 2011.

14) Winslow, C.E.A.：Definition of public health, cited from Public Health Resources of AAPHP (ASSOCIATION OF ACCREDITED PUBLIC HEALTH PROGRAMS). http://www.aaphps.org/public-health-resources.html（最終アクセス日：2021/11/29）

15) World Health Organization：What is the WHO definition of health? Official Records of WHO, no. 2, 1946, p. 100. 日本WHO協会：健康の定義について. https://www.japan-who.or.jp/commodity/kenko.html（最終アクセス日：2021/11/29）.

16) Leavell, H.R., Clark, E.G.：Textbook of preventive medicine, 3rd edition, McGraw Hill, New York, 1953.

17) 川口雄次：WHOの活動とその理念, 公衆衛生, 61(9)：612-618, 1997.

18) 前掲17).

19) 厚生労働省：健康日本21（総論）, https://www.mhlw.go.jp/www1/topics/kenko21_11/s0.html（最終アクセス日：2021/11/29）

20) 近藤克則：健康格差社会への処方箋, 医学書院, 2017.

21) 前掲19).

22) 市村久美子, 島内憲夫編, 島内憲夫, 他著：ヘルスプロモーション〈新体系看護学全書別巻〉, メヂカルフレンド社, 2020, p.12.

23) 島内憲夫, 鈴木美奈子訳：ヘルスプロモーション；WHO：オタワ憲章〈21世紀の健康戦略シリーズ〉, 新装版, 垣内出版, 2013, p.79-80.

24) 前掲23).

25) 前掲23).

26) エリザベスT.アンダーソン, ジュディス・マクファーレイン著, 金川克子・早川和生監訳：コミュニティ　アズ　パートナー；地域看護学の理論と実際, 医学書院, 2007.

27) 赤林朗, 児玉聡編：公衆衛生倫理〈入門・医療倫理Ⅲ〉, 勁草書房, 2015.

28) 藤城有美子：心身健康科学から見たPositive HealthとNegative Health, 心身健康科学, 6（2）：19-23, 2010.

29) Leavell, H.R., Clark, E.G.：Preventive medicine for the doctor in his community；an epidemiologic approach, 3rd edition, McGraw Hill, New York, 1965, p.21.

30) WHO健康都市研究協力センター, 日本健康都市学会訳：健康の社会的決定要因；確かな事実の探求, 第2版, 健康都市推進東京会議, 2004.

31) 河森正人, 他：共生学が創る世界, 大阪大学出版会, 2016.

第2章

公衆衛生看護の歴史

▶1 欧米の公衆衛生看護の歴史

　近代の公衆衛生は18世紀半ば頃，社会防衛活動としてイギリスで始まった。産業革命と都市への人口集中で社会問題化した貧困と不衛生は，コレラ，発疹チフス，痘そうなどの流行を繰り返す要因であった。疾病や死亡による労働力の損失は経済的関心を呼び，人口動態統計が開発された。

A ▷ イギリスの公衆衛生看護の歴史

1. 公衆衛生看護の萌芽期

　1848年，**エドウィン・チャドウィック**（Chadwick, E)起草による世界最初の総合的衛生立法である公衆衛生法（The Public Health Act）が成立した。イギリス全土を覆う貧困・疾病・不衛生の実態を全国調査によって明らかにした彼は，公衆衛生は全地域・全人口を対象としなければならないと考え，中央に保健総局，地方に保健局・保健医官を置く体制を整えた。また，上下水道，住居衛生，産業廃棄物や水質汚濁の監視など，都市環境衛生の改善を推し進め，食品衛生，疾病登録の導入と防疫対策で社会の健康を向上させた。

　1859年，リバプールで**ウィリアム・ラスボーン**（Rathbone, W.）によって始められた地区訪問看護事業は，各地区に1人の看護婦と1人の訪問婦（lady visitor）を配置し，訪問看護，衛生教育，社会事業を担う新しい公衆衛生のあり方を示した。家庭の健康と衛生教育を重視していた**フローレンス・ナイチンゲール**（Naghtingale, F.）はこの活動を支援し，貧困者のための福祉政策を提言した。

　妊産婦や乳幼児の保護で母子保健の向上に活躍した**ヘルスビジター**（health visitor）と病人の訪問看護を行う**ディストリクトナース**（district nurse）は，全国の自治体で，保健医官や環境衛生監視員と共に公衆衛生を担う基幹職種となっていく。その後，イギリスは予防接種や学校保健の対人保健サービスを発展させ，巡回訪問・健康相談・衛生教育などの方法論が開花・定着した。

2. 福祉国家建設と公衆衛生看護の発展

　1942年の**ベヴァリッジ報告「ゆりかごから墓場まで」**で全国民の生活を国が保障する方式が示され，第二次世界大戦後の1946年，「National Health Service Act」の成立により保健医療は基本的に国営化された。1948年，**国民保健医療サービス制度**（National Health Service；**NHS**）の創設で，すべての国民は貧富や地域に関係なく保健医療サービスを公平に利用できるようになった。NHSでは，公衆衛生活動の基盤である地方自治体に保健医療サービスが組み込まれ，保健所の設

置，母子の保護，助産サービス，保健指導，家庭看護，予防接種，患者移送，精神衛生，ホームヘルプサービスなど，地域の中で保健医療福祉が完結する体制が整えられた。

公衆衛生看護事業はヘルスビジターによる保健指導とディストリクトナースによる家庭看護に大別され，NHS下の地方自治体に所属する者とボランティア団体などの民間組織に属する者があった。ヘルスビジターの主な活動対象は，妊産婦，乳幼児，学童，結核患者とその家族である。母子保健活動は，病院や自宅で産褥経過をみる**地域助産婦**（district midwife）との連携が深く，産後10日～1か月でヘルスビジターに引き継がれ，訪問やクリニックで保健指導を行う。児童に対しては，学校医と密接に関係を保ち，健康観察，健康教育，救急処置など全般的な健康管理を行い，学校と家庭の間の連携を図る役割を果たした。ディストリクトナースは，在宅で治療を要する病人に対し，一般的な看護や処置，リハビリテーションなどを行った。都市部ではヘルスビジターと区別して活動したが，地方では両者の仕事を兼務し，助産婦の仕事を併せもつ場合もあった[1]。

3. NHSの機能不全と公衆衛生看護活動の拡大

1980年代，NHSの財政圧迫が深刻な問題となり，政権交代による方針転換で大胆な福祉支出の削減が行われた。これによりNHSは機能不全に陥り，医療従事者の国外流出や数か月の診療待ちが常態化し，財政赤字は未解消であった。1990年のコミュニティケア法制定以後，ヘルスビジターはソーシャルワーカーと連携した高齢者や障害者の訪問活動も行うようになった。1997年の政権交代後に新政府は経済再建とNHSの立て直しに取り組み，中央政府から現場により近い部署への権限移譲が行われ，看護師がリーダーとなる "Nurse-led" と称するケアのしくみが拡大した。

1999年に開始されたSure Start*プロジェクトでは，ヘルスビジターが立案をけん引し，支援を受けていない貧困の孤立家族を支援するネットワークに尽力した。重点目標（表2-1）のうち，入院率，喫煙率の低下，母乳育児率の上昇が早期に認められる成果をあげた[2]。スクールナースは学校のカリキュラムの中で健康増進活動を増やし，小学校の全児童に果物を無料支給するなど，10歳代の妊娠を減らし，地区保健当局の保護下にある小児の生存率を高める戦略に貢献した[3]。

* **Sure Start**
子どもの貧困と社会的排除の撲滅，小児生存率の向上を目的とし，就学前の子ども（イギリスの義務教育は5歳から）とその親を対象とする。地域プログラムとチルドレンズセンターによるワンストップ機能で，幼児教育・保育，保健，家族支援を一体的に提供する。

表2-1　**Sure Startにおけるヘルスビジターの重点目標**

・低出生体重児の数の減少
・10歳代の妊娠の減少
・妊娠中の喫煙率の低下
・母乳育児率の上昇
・事故，胃腸炎，呼吸器疾患による小児入院率の低下
・文盲率の低下（識字率の向上）
・失業者数の減少
・小児虐待予防プログラムによる保護児童数の減少

出典／マギー・イアノー著，中岡彩訳：イギリスの地域スペシャリストの役割，インターナショナルナーシングレビュー，23（3），2003，p.52-54をもとに作成.

4. 新たな組織や資格制度の下，社会のニーズに立ち向かう

　2000年のNHS改革により公衆衛生組織の再構築が進み，ヘルスビジターやスクールナースの役割が著しく拡大した。イギリスでの看護師登録は，従来は看護師と助産師の2種類であったが，2004年に看護師・助産師・**地域公衆衛生専門看護師**（specialist community public health nurse；SCPHN）の3部門となった。SCPHNには，**ヘルスビジター**，**スクールナース**，**産業保健師**，**家族看護師**が含まれ，看護師取得後，数年の実践経験を経て公衆衛生看護の課程に入学し，実践的に学ぶ。多様な保健医療福祉のニーズを把握し，住民集団特性（貧困，人種，年齢，性別，疾病特性，環境）と地域住民の声を基に優先ニーズを定め，組織的に高水準の看護を実践する力が求められた。

　2013年，パブリック・ヘルス・イングランド（Public Health England；PHE）創設で，公衆衛生はNHSから独立した組織体制となり，健康づくりや健康支援活動，健康危機管理の主体は地方自治体であることが明確に示された[4]。NHSが70周年を迎えた2018年，患者団体，専門家団体，一般市民などの幅広いコンセンサスを得て，長期計画「NHS long term plan」が作成された。ホームレスへのアウトリーチ支援，妊婦の禁煙支援，学習障害や自閉症の人々へのより手厚い支援，重度精神障害者の就労支援，がん検診未受診者の受診率向上など，**健康の社会的決定要因**（Social Determinants of Health；SDH）に目を向け，ニーズの高い集団に対して働きかけることで健康格差の是正に努めることも盛り込まれている[5]。

B ▶ アメリカの公衆衛生看護の歴史

1. 公衆衛生看護の萌芽

　産業革命・都市化・工業化など，近代化の過程で公衆衛生が芽生えたのはアメリカにおいても同様である。修道女たちによって天然痘・黄熱・マラリアなどに感染した子どものケアを母親に指導することが行われていたが，やがて，看護の専門教育を受けた者が社会に出て活動するようになった。1889年にシカゴの**セツルメント**＊が着手した地区看護と家庭訪問事業は，全米の各都市で展開された。

　1893年，**リリアン・D・ウォルド**（Wald, L.D.）はニューヨーク市のヘンリー街でセツルメントを始め，住民の生活に深く入り，住民の意識変革にかかわる新しい看護婦像を示した。猩紅熱，ジフテリア，麻疹などの伝染病や結核患者の看護およびその家族への衛生教育，母子への育児支援，外科的処置の必要な患者の手当て，死に逝く人のケア，無知な人々に対する知識の伝達など，活動は多岐にわたっていた。また，当時の衛生局との交渉により移民への生活援助や住環境の整備，学校に訪問看護婦を派遣して健康診断や健康教育を行うなど，社会変革を促すような政治活動も行った。ウォルドは，訪問看護の技術向上や普及のための教育，組織化にも尽力し，1912年に全米公衆衛生看護協会（National Organization

＊**セツルメント**
貧しい人が多く住む区域に定住し，住民と親しくふれ合って，その生活の向上に努める社会改良運動。

for Public Health Nursing）を結成し初代会長を務め，関係雑誌を創刊した。

2. 公衆衛生の理念の確立と大不況を越えて

　アメリカは予防医学の進歩に支えられ，1910年以降は地方衛生機構の確立と対人保健サービスの充実によって国民の健康水準を向上させた。1920年に**チャールズ・ウィンスロー**（Winslow, C.E.A.）が示した公衆衛生の定義「公衆衛生とは，地域社会の組織的な努力を通じて，疾病の予防，寿命の延長，肉体的・精神的健康と能率の増進を図る科学であり，技術である」は，現在も世界で広く引用され，世界保健機関（World Health Organization；WHO）の**プライマリヘルスケア**や**ヘルスプロモーション**の理念に引き継がれている。

　アメリカでは州の権限が強く，カウンティ（county：郡，州と基礎自治体［市町村］の間の地方行政区分）によって独自の保健サービスが行われる。1929〜1930年代の大不況（いわゆる世界恐慌）により，地方政府の財政状態が急激に悪化したことから公衆衛生活動は停滞したが，疾病が生活不安の大きな要因であること，生活不安要因への対応は予防を軸とするのが最も効率的でコストが安いという認識が一般化したこと，そして州や地方政府が連邦政府による公衆衛生事業の強化を望んだことから，1935年に成立した社会保障法に公衆衛生の規定が盛り込まれた[6]。母子保健，児童福祉，障害児サービス，地域精神保健など数多くのプロジェクトが実現し，学校，保健所，社会サービス機関における公衆衛生看護の活躍の場が拡大した。

3. 様々な所属や形態で独自に活動する

　教会や民間団体による保健活動は創造的に行われ，教会ナース（parish nurse）は所属する教会のニーズに合わせて，健康教育，健康相談や血圧クリニック，知的障害や精神障害のある人の家庭訪問，アルコールや薬物依存のグループ活動支援などを行っていた[7]。一方，自治体で働く公衆衛生ナースは州やカウンティによってその活動が規定され，日本のように全国一律のサービスは提供していなかった。公的機関の公衆衛生ナースは結核や伝染病への対応，予防接種や母子保健に力を注ぎ，家庭訪問の中心は貧困層の高齢者や障害者であり*，地域によっては保育所やナーシングホームの監視なども行っていた[8]。

　アメリカには，看護師とは別に保健師の免許があるわけではない。学士課程の後に修士課程を修めた高度専門看護職がほかのナースの指導も行う。都市部の公衆衛生ナースは，クリニック，学校，コミュニティの開発と政策，感染症，環境対策の中から，単一の役割をもって活動した。一方，遠隔地や農村地区の公衆衛生ナースは，広範囲の地域で，妊産婦，小児，家族計画，高齢者対象のクリニック，学校，在宅ケア，コミュニティ政策，感染症，環境問題など，複数の仕事に従事した[9]。

＊アメリカでは，低所得者（貧困層）を対象とするメディケイド（Medicaid），高齢者や障害者，疾病患者を対象とするメディケア（Medicare）という社会保障制度が1965年に創立されており，家庭訪問の中心は貧困層である。

4. 公衆衛生看護の役割の拡大とパートナーシップ

アメリカ社会は資本主義の競争社会であり，ヘルスケアも競争原理の中に組み込まれており，社会保障制度や福祉の充実を重視している国ではない[10]。個人の選択の自由，独立に重点が置かれ，連邦政府は原則として個人の生活には干渉せず，最低限のセーフティネットとして機能している。移民やホームレスの増加，テロの危機，HIV/AIDS や新興・再興感染症，民族的・人種的問題など，次々と課題が現れるなか，民間団体の公衆衛生看護活動がますます活発となっている。HIV感染者への生活支援と一般住民への健康教育，エスニックマイノリティ（ethnic minority）*への受診援助，健康教育，社会資源の紹介，無保険者を受け入れる医療機関の開拓など，パートナーシップを理念とし，地域の人々と共に考え，協働する活動を推進している[11]。

＊エスニックマイノリティ
直訳すると民族的少数民。ある地域や社会における少数民族のこと。

2020年に新型コロナウイルス感染症（COVID-19）のパンデミックに襲われて以降，人種差別と偏見，社会経済的地位や障害による格差，医療にアクセスできない地域に暮らすことが原因で，多くの人々の健康が損なわれた。全米医学アカデミーによる2021年報告書「看護の未来2020〜2030年；健康の公平性を高める道筋を描く」[12]では，**健康の社会的決定要因**に取り組む必要性を訴え，コミュニティとのパートナーシップによって健康格差の改善に取り組む公衆衛生看護の重要性に言及した。特にスクールナースと公衆衛生ナースは，学区，自治体保健部門，医療機関等のいずれに所属していようと，食料や住まいなどの生活に課題を抱える人々へのケア提供，近隣やボランティアと協力した対処，集団をアセスメントし，広範な地域の健康課題解決に向けた組織化や連合の構築，政策分析や地方自治体の種々のレベルの会議への参画，分野やセクターを超えた取り組みが期待されている。

▶ 2　日本の公衆衛生看護の歴史

公衆衛生は，社会問題として顕在化した人間の健康に関する様々な問題に対処する社会的実践として発展してきた。きわめて技術的・実践的であるとともに，歴史的・社会的なものである。したがって，その対象と方法は社会の発展とともに変化する[13]。

A ▷ 日本の公衆衛生萌芽期

1. 欧米と異なる公衆衛生の推進

欧米諸国に共通するように，公衆衛生のめばえはコレラなど感染症流行への対

応であり，これは日本も同様である。しかし，都市への人口集中，労働貧困層の劣悪な生活条件に対する社会的な対応は大きく異なっている。イギリスやアメリカでは都市における上下水道施設，労働者の住宅，道路などの公共投資による強力な環境整備が行われたが，日本で環境衛生行政が前進するのは1900年代の半ばである。

　1885（明治18）年，疫学の父とよばれる薩摩の医師，高木兼寛は，海軍の栄養改善によって脚気対策に効果を上げ，東京にアメリカ式の看護婦教育所を開いた。同時期に農商務省医師の石原修らは，結核に罹患し帰郷した女工の出身市町村を中心に広く実態調査を行い，1911（明治44）年，工場労働者の健康保護を目的とした**工場法**の成立に寄与した。工場などでは公衆衛生を専攻した看護婦を採用し，結核対策などの感染症予防活動を行った。学校でも明治の終わり頃から看護婦を採用し，トラホーム撲滅のため学童の洗顔，家庭訪問による衛生指導・環境改善に取り組んだ。

　明治中期から大正にかけ，諸外国と比較し乳児死亡率が高かった日本は，保健衛生調査会を設置し全国実態調査を行い，1926（昭和元）年，欧米にならって**小児保健所計画**を示した。そのなかで，乳幼児の訪問活動を行う専門職として初めて**保健婦**の名称を用いている。1919（大正8）年に結核予防法が制定されたものの，患者の急増に対策が追いつかず，1937（昭和12）年に旧保健所法を制定，結核の予防や療養指導，国民の体力増強を目的として全国に約100か所の保健所網が整備された。また，保健所施行規則に保健所職員として保健婦が表記され，地区を担当することが示された。

　第2次世界大戦後，日本の公衆衛生改革は連合国最高司令官総司令部（GHQ）によって方針が示され，国と都道府県の公衆衛生体制の再編成がなされ，1947（昭和22）年に**新保健所法**，**予防接種法**，**精神衛生法**，**新結核予防法**，**栄養改善法**などの制定によって公衆衛生の形が整った。

2. 東京での公衆衛生看護のめばえ

　1901（明治34）年，宣教医ルドルフ・B・トイスラー（Teusler, R.B.）が開いた聖路加病院は，1927（昭和2）年に学校健康相談を開始し，1930（昭和5）年にはボストンで地区活動経験をもつ平野みどり*が加わり，**聖路加国際病院公衆衛生看護部**の教育を発展させた。1935（昭和10）年，東京市の京橋保健館設立に伴い公衆衛生看護婦23名を移動させ，のちの保健所保健婦の基礎を築いた。

　1923（大正12）年の**関東大震災**直後，**済生会**は産婆・看護婦を特訓し，バラック街を巡回して救護，衛生指導，妊産婦・乳児・老衰者の保護を行い，成果を上げた。この巡回看護事業は，日本初の組織化された地域看護活動である。1928（昭和3）年，**日本赤十字社**は井上なつゑ*らによる日本初の社会看護婦養成を開始した。

＊平野みどり
1898（明治31）〜1983（昭和58）。アメリカ留学で看護学と公衆衛生学を学び，家庭看護婦の実地経験を積む。帰国後，1927（昭和2）年より，聖路加国際病院内でクリスティン・M・ヌノー（Nuno, C. M.）らと共に公衆保健婦として活動し，日本の公衆衛生看護の基礎を築いた。第2次世界大戦後は，東京都衛生局看護課の初代課長として，看護学校や病院・保健所の監督・指導などに携わった。

＊井上なつゑ
1898（明治31）〜1980（昭和55）。1929（昭和4）年にロンドン大学ベットフォード女子専門学校公衆衛生看護学科を卒業。帰国後，日本赤十字社大阪支部病院看護婦長などを務める。1946（昭和21）年，日本産婆看護婦保健婦協会（現日本看護協会）の初代会長に就任，翌年には参議院議員を務め，その後も看護師の地位向上に尽力した。

3. 大阪での公衆衛生看護のめばえ

　乳幼児死亡率が最も高かった大阪では，1927（昭和2）年に**大阪乳幼児保護協会**が結成され，10年間で25か所の小児保健所が開設された。女子大学卒のソーシャルワーカーが病院で小児看護の特訓を受けた後，保健婦として担当地区の家庭訪問や育児相談を行い，乳児死亡率の半減に貢献した。その成果を受け，1937（昭和12）年に大阪府立社会衛生院が，公的機関として初の保健婦養成を開始した。

　民間では，1930（昭和5）年に大阪朝日新聞社会事業団が**公衆衛生訪問婦協会**を設立した。8年間のアメリカ留学中にセツルメント活動を経験していた保良せき*は，活動の場として大阪を選び，家庭訪問や方面委員（現在の民生委員）と連携した経済的生活支援など多彩な事業を行い，後進の指導にも尽力した。

　同社会事業団は，1935（昭和10）年，アメリカで近代看護学を学んだ真島智茂を関西や九州の農村保健婦*の指導者とした。彼女は乳房マッサージによる母乳分泌促進技術や肢体不自由児に対する理念を農村に普及させ，戦中・戦後は労働者の健康管理や安心して働ける環境づくりに奔走した。

4. 農村での公衆衛生看護のめばえ

　東北は結核のまん延と高い乳児死亡に悩まされていた。内閣は，都市で活躍を始めた公衆衛生看護事業の技術を農村へ導入する目的で1935（昭和10）年に**東北更新会**を発足させた。看護婦・産婆の有資格者を対象に農村保健婦の養成を行い，住宅改善，栄養改善，妊産婦・乳幼児保護，トラホーム撲滅の事業で効果を上げた。村民が保健婦を認知し，農村に公衆衛生看護を根づかせることに貢献した。

　1934（昭和9）年，皇太子誕生を記念して**恩賜財団愛育会**（愛育会）が創立され，指定村に駐在した保健婦が愛育婦人会を組織して活動を開始した。産婆と学校保健婦を兼務した保健婦もおり，熱心な教育指導，専門医の派遣相談，愛育会から村の指導者への絶え間ない働きかけで，短期間に成果を上げた。

　1939（昭和14）年，**産業組合**（現農業協同組合）は，自治体に代わり国民健康保険を代行するなかで保健婦設置を奨励し，高橋政子らの指導で養成講習を行った。予防から治療（組合病院）まで一貫したシステムのもと，農村保健婦は，子どもの事故が多い農繁期に季節保育所を開設するなど各村で活動を推進した。

B ▶ 社会の看護ニーズへの対応

1. 組織的な公衆衛生看護活動の始まり

❶ 国立公衆衛生院と保健館の誕生

　欧米では公衆衛生技術者の養成機関の充実に国をあげて取り組んでいたが，日

＊保良せき

1893（明治26）～1980（昭和55）。東京慈恵医院看護婦教育所を卒業，1921（大正10）年より渡米して公衆衛生看護を学び，ウォルドの指導を受けて訪問看護を実践した。帰国後，1930（昭和5）年に大阪朝日新聞社会事業団公衆衛生訪問婦協会を設立し，主任として大阪で訪問看護事業を展開。雑誌『看護婦』の発行，日本保健婦協会の設立，厚生省初代看護課長を務めるなど，看護教育や保健師事業の発展に貢献した。

＊農村保健婦

農産物価格暴落，失業による出稼ぎ労働者の帰農，凶作などにより，結核まん延や高い乳児死亡率に苦しむ農村に公衆衛生看護技術導入を図るため，中央社会事業協会（1921～），恩賜財団愛育会（1934～），東北更新会（1936～），全国協同組合保健協会（1940～）などが，農村保健婦の養成と再教育に着手，指定村に補助金を出して保健婦活動を支援した。済生会は北海道で全寮制による巡回看護婦養成（1935～）を開始し，無医村に駐在して活動する彼女たちを支援した。山形県は県単位としては全国初の農村保健婦講習会（1939～）を大規模に実施し，農民の健康をまもる活動を推進した。

本では国家の事情から，民間の有志による人材育成や社会事業による知識・技術の積み上げに頼る状況が長く続いた。1930（昭和5）年，関東大震災後の復興援助として，アメリカのロックフェラー財団から，公衆衛生院とその臨地訓練機関として都市と農村に保健館が寄贈された。**国立公衆衛生院**＊には6か月コースの看護学科が併設され，看護婦免状をもつ者に公衆衛生看護教育を行うなど，戦前戦後を通じ保健婦の継続教育のメッカとして今日に至っている[14]。

公衆衛生技術者の訓練機関となった東京市の**京橋保健館**では，聖路加病院公衆衛生看護部から身分移管した保健婦たちが，地区活動の経験を生かし，母子・結核患者の家庭訪問，各種健康相談，調査研究，研修生の臨地訓練指導に精力的に活動し，全国の保健所のモデルとなっていく（図2-1, 2）。

＊**国立公衆衛生院**
2000（平成12）年より国立保健医療科学院となった。

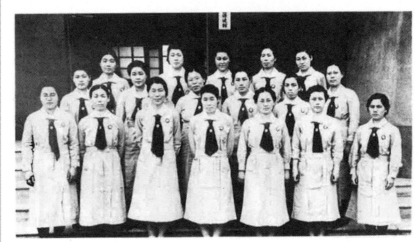

婦長　平井雅恵＊

出典／厚生省健康政策局計画課：ふみしめて五十年；保健婦活動の歴史，日本公衆衛生協会，1993, p.15.

図2-1　東京市京橋保健館の保健婦たち

＊**平井雅恵**
1904（明治37）～2005（平成17）。聖路加国際病院内でヌノーや平野と共に働き，その後1935（昭和10）年に設立された京橋保健館の保健指導部長として，聖路加で行っていた公衆衛生看護事業の大半を引き継ぐ。また，実習生の受け入れや現任教育など保健婦の人材育成に尽力し，1951（昭和26）年からは日本看護協会保健婦部会会長を務めた。

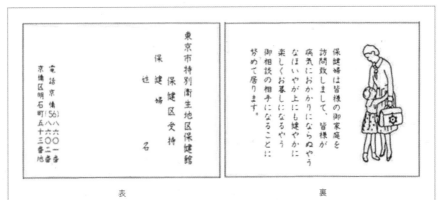

表　　　　　　　　　　　　裏

出典／厚生省健康政策局計画課：ふみしめて五十年；保健婦活動の歴史，日本公衆衛生協会，1993, p.16.

図2-2　家庭訪問に用いた保健婦の名刺

❷ 保健所保健婦と国保保健婦の誕生

　1937（昭和12)年に**保健所法**が制定され，施行規則の職員の項に保健婦が明記された。各県の保健婦は交替で上京し，京橋保健館などで半年間の研修を受けて地元に戻り，担当地区の地図作製，資源の書き込み，人口・出生・死亡・疾病の統計調査，健康相談をとおした家庭訪問の必要者の把握，訪問指導，町村に出向いての相談・研修など，自ら考え，幅広く活動した。

　1938（昭和13)年制定の**国民健康保険法**により，保険給付とは別に，健康の保持増進と病気の発生予防目的で保健婦が設置された。国民健康保険保健婦（**国保保健婦**）は村の健康相談所に駐在して急病や母子相談に対応し，学校で養護教諭の役割も果たし，予防接種，自転車で家庭訪問や衛生材料の配給，農繁期の託児所開設，住宅改善，迷信の打破など，仕事の範囲は驚くべき広さであった。

❸ 保健婦規則の制定

　疫病，貧困，農村の凶作に対し社会事業の一環として保健婦が誕生した時代に，保健婦に類する仕事をしていた者の名称は30種以上あり，業務も所属も様々であった[15]。1941（昭和16)年には**保健婦規則**で「保健婦の名称を用いて疾病予防の指導，母性・乳幼児の保健指導，傷病者の療養補導その他日常生活上必要な保健衛生指導を行う女子。18歳以上で地方長官の免許を受けた者」と規定された。しかし，第2次世界大戦の拡大や人口政策確立要綱で健兵健民政策の担い手として期待され，しばらくは無資格保健婦が存在した[16]。

2. 身分保証と新教育のもとで活動開花

❶ 占領下での公衆衛生の開花

　1946（昭和21)年，日本国憲法が公布され，1947（昭和22)年の保健所法全面改正により，保健所の業務に環境衛生，衛生試験，検査が加わり，結核，性病，口腔などの疾病治療の機能を備えた公衆衛生専門技術機関として生まれ変わった。保健婦は公衆衛生看護業務に専念するようGHQから覚書が出され，再教育も行われた。

　看護制度改革により，1948（昭和23)年に**保健婦助産婦看護婦法**が成立し，看護婦，保健婦，助産婦の3職種が位置づけられた。看護婦学校を国が指定し，入学資格は高卒以上，保健婦と助産婦の教育課程は，3年間の看護師教育に続く1年間の課程として体系化された。国家試験による資格取得で身分が保証され，新しい教育を受けた保健婦が社会に巣立った。

　しかし，1951（昭和26)年の法改正で，教育年限は6か月以上に短縮された。

❷ 無医村の人々の命と暮らしを支える

　第2次世界大戦直後の食糧不足，戦災都市の失業者対策，海外引き揚げ者や復

員軍人などの救済策を兼ねて国内開拓事業が始まり，1947（昭和22）年に**開拓保健婦**が設置された。厳しい生活環境のなか，過労，貧困，栄養失調，病気の悪循環に苦しむ開拓民が多く，保健婦は結核患者や妊産婦・乳幼児の健康管理，婦人会を育成し家族計画の学習会，養鶏・養豚の奨励や食生活改善，トイレや台所の生活改善運動に奮闘する。1970（昭和45）年の開拓制度廃止により，開拓保健婦は農林省から厚生省に移管され，保健所保健婦となった。

　面積が広大で人口がまばらな地方では，県保健所の活動は隅々まで行き渡らないため，戦前から保健所保健婦の市町村駐在が全国で推進されていた。高知県では，市町村の理解が十分でないなか，1948（昭和23）年に県下全域に**保健婦駐在制**を整備し，経験豊富な県保健所の保健婦が進んで山間へき地駐在に赴任したことで確固たる制度となった。沖縄では，四国から赴任したGHQ看護指導官ワニタ・ワーターワース（Watterworth, J.）が公衆衛生看護婦を育成し，小規模離島に派遣した。単独あるいは子ども連れで離島へき地に駐在した公衆衛生看護婦は，結核患者や障害者の訪問，偏見除去の住民教育，母子保健指導，健康相談，生活改善，医師常駐の訴えなど孤軍奮闘し，住民から「公看さん」と親しまれた。

　駐在制度の存続には，高知県の上村聖恵や沖縄県の金城妙子のように，情熱や信念をもって本庁からへき地の保健婦を見守り育て，社会にその活動の意義を発信し続けるリーダーの存在があった。全国の保健婦駐在制は，1994（平成6）年の地域保健法の制定で廃止となる。

C　高度経済成長と疾病構造変化への対応

1. 生存権をまもる活動

❶ まもられるべき命の再確認

　1945（昭和20）年8月6日と9日，アメリカ軍により投下された原子爆弾の熱線・爆風・放射線エネルギーで広島と長崎の街は焼き尽くされ，推定20万人が死亡した。被爆者は，健康障害，発病の不安，PTSD，生き残った罪悪感，就職や結婚への偏見差別に苦しみ続けなければならなかった。市の保健婦は，被爆者手帳発行による保健医療福祉サービス提供や実態調査を行い，精神衛生相談，支え合いネットワークづくり，生きがい講座，語り継ぎによる平和学習，市民への放射線知識の普及などを推進した。

　ハンセン病は感染力が弱い伝染病であったが，明治以来，隔離政策を取った日本では，保健所・市町村職員・警察官が療養所入所を勧めるために患者宅をたびたび訪問し，家の消毒を行った。このような対応が恐い病気だと人々を恐れさせ，偏見や差別を助長した可能性がある。1943（昭和18）年頃に治療薬が開発され治癒する病気となったが，施設隔離を前提とする法の廃止は半世紀遅れ，病者・家族の人権は著しく損なわれた。保健婦は帰郷事業や社会復帰支援，正しい知識の

普及で偏見除去に努めたが，後世に教訓を残した。

❷ 公害の被害者をまもる

　昭和30年代に入り，重化学工業が急速に発展し，工業都市に人口が集中した頃から，スモッグや洗濯物の汚れ，住民の眼・鼻・咽頭・気管支疾患が増加した。四日市保健所は1973（昭和48）年に公害係，翌年に公害対策課を設置し，汚染地区の全戸訪問調査を実施したところ，全住民の85％に健康被害があり，2.5％が喘息発作を経験していた。市は単独救済（医療費無料化）を開始し，保健婦による認定患者訪問や健康相談，公害検診が施策化された。

　1974（昭和49）年の**公害健康被害補償法**施行で，大気汚染，水質汚濁，水俣病などの健康被害が認定され，療育やリハビリテーション事業など新たな活動が始まった。

　1955（昭和30）年夏，岡山県を中心とした西日本一帯で，発熱・皮膚症状の奇病が人工栄養児に発生した。乳児約1万3000人がヒ素中毒となり，130人以上が死亡した森永ヒ素ミルク中毒事件である。当時，保健所では赤ちゃんコンクールが開かれ，保健婦は粉ミルクを勧める育児指導を行っていた。事件発生を受け，保健所は乳児の家庭訪問を実施して被害児を把握したが，この事件は集団食中毒事件として保健婦業務からは離れていった。高度経済成長期で食品の安全性や人権意識は低い時代である。翌年，岡山県で患児の検診が行われ，国は後遺症絶無と発表，事件は忘れ去られた。

　1968（昭和43）年，大阪市の養護教諭が重度脳性麻痺の被害児とかかわったことがきっかけで保健婦に相談し，聞き取り訪問が始まった。日本公衆衛生学会で報告された「14年目の訪問」は大きな反響をよんだ。**森永ヒ素ミルク中毒事件**被害者の親の会が発足，裁判で事実解明が進み，1973（昭和48）年に国と企業による恒久的救済で和解が成立し，ひかり協会*が設立された。

＊ひかり協会
1955（昭和30）年に発生した森永ヒ素ミルク中毒事件の被害者を恒久的に救済するための公益財団法人。1973（昭和48）年の国・被害者団体・加害企業の三者締結に基づき，1974（昭和49）年に設立された。

2. 地域における健康課題の変遷と活動

❶ 地域ぐるみの活動

　岩手県旧沢内村は，深澤晟雄村長が「生命行政」を掲げて住民の命を守ったことで広く知られる。当時，村では乳児死亡率が高かったため，乳幼児健診，姑の意識改革，生活改善，乳児医療費や老人医療費の無料化を行い，1962（昭和37）年に全国で初めて**乳児死亡率**ゼロを達成した。予防こそ最大の医療と考え，住民のなかに深く入り込んでいる保健婦を国保沢内病院に移し，包括的地域保健医療の先駆けとなった。

　長野県・佐久総合病院は，1947（昭和22）年から約50年間院長を務めた若月俊一医師を中心に，農民の生活環境や健康を守る活動で農村医学のメッカとなった。無医地区への出張診療，劇団による健康教育や病院祭で住民に衛生思想の普及を図り，院内に健康管理部（医師，保健婦，事務員）を設置し保健予防活動に力を

入れた。1959（昭和34）年から始まった八千穂村全村健康管理は，住民が所持する健康手帳と病院が管理する健康台帳を備え，衛生指導員の組織化，生活環境調査，出張検診と結果報告会，農民体操などを継続し，農夫症の改善や医療費削減の効果を上げた。

長野県松川町では，住民主体の組織活動による健康学習を推進した。健診結果をみる学習では，経年変化や他者と比較することで自分のからだの実態や変化を把握し，自ら生活行動を変容させるなど，個人の技術・実践能力を形成した。社会環境との関連を理解する学習では，地域課題の明確化と解決に向けて，公民館や住民組織が共同し合うしくみを作った。同県高甫村では全地区に保健補導員を置き，山羊や鶏の飼育による栄養改善や衛生教育，薬草の学習などに取り組み，町村合併時には須坂市全域に保健補導員の組織を拡大させた。

❷ 様々な健康課題への対応

地域における**健康課題の変遷**（図2-3）から，保健婦活動を考えてみよう。

昭和20年代の結核保健活動では，保健婦が結核僚友会を結成し，住民や村長の理解と協力を得て独自の結核予防を推進した村があった。昭和30年代は母子愛育班が妊産婦・乳幼児の命を守る活動を行い，**母子健康手帳**の活用で母子保健指導を充実させた。ポリオ（急性灰白髄炎）大流行時は全国の保健婦が一丸となって子どもに生ワクチンの投与を行い，子どもをポリオから守った。

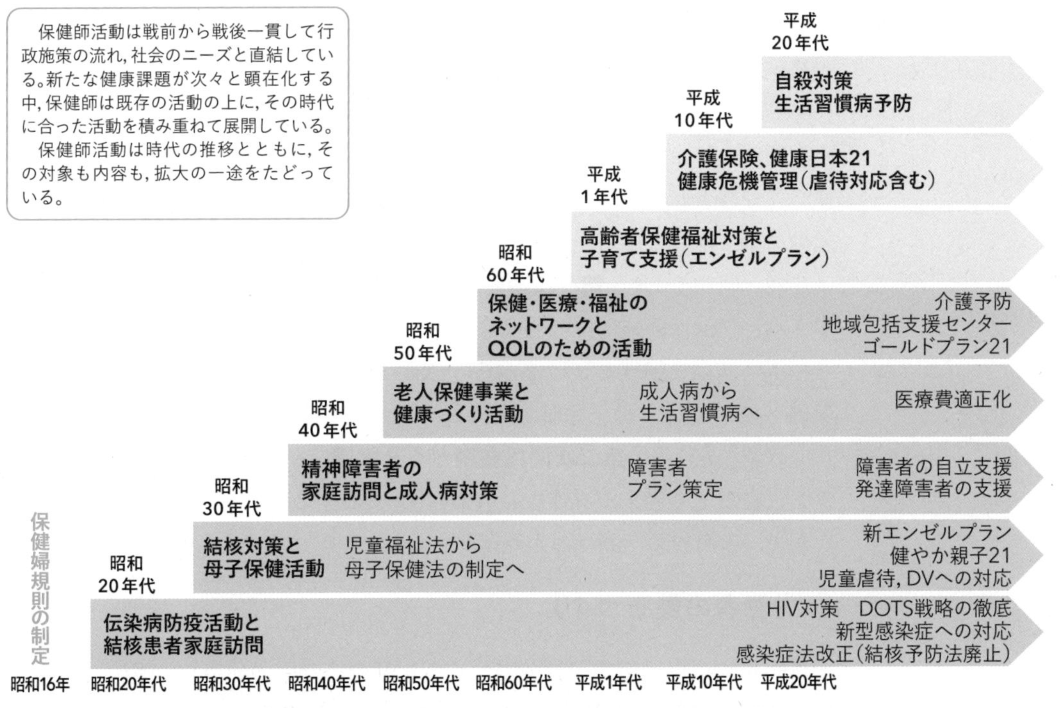

図2-3　保健師が取り組む健康課題の変遷

出典／日本看護協会：平成23年度厚生労働省先駆的保健活動交流推進事業「市町村保健活動のあり方に関する検討報告書」；保健師の実践力向上に係る保健活動の効率化・最適化への試み，2012，p.51.

　昭和30〜40年代には，精神障害者の在宅支援に取り組み，群馬で始まった統合失調症患者の生活臨床の考え方が全国で実践された。家族会の結成，作業所・職親＊探しなど精神障害者が人として地域で生きる支援を続けている。また，脳卒中後遺症で寝たきりとなった人の訪問看護，家庭看護教室，保健所でのリハビリテーション，友の会の結成などの活動が全国で行われた。治療法がないために病院から見放される難病患者の在宅看護に東京都の保健婦たちが取り組み，全国の保健所で難病保健活動が行われる道筋をつけた。

　難病，障害，精神保健の分野は，1970（昭和45）年の心身障害者対策基本法，1972（昭和47）年の難病対策要綱の制定など昭和40年代に相次いで法整備され，医療や福祉と連携する保健婦のコーディネート力が発揮された。保健婦は，それらの活動を通じて患者会・家族会を組織し，地域で住民と支え合う関係づくりを支援し，専門家やボランティアなど地域資源を活用したシステム化を図る技術を身につけていった。

D ▶ 社会保障制度改革と公衆衛生看護活動

1. 国民健康づくりの推進と地域保健の改革

❶ 市町村保健婦の誕生

　1958（昭和33）年に新**国民健康保険法**が成立し，市町村に国民健康保険の実施義務が課せられた。1960（昭和35）年の厚生省通知で市町村保健婦は人口3500人に1人の標準配置となり，保健所と協力して**共同保健計画**を進めることが示された。昭和40〜50年代は，血圧管理や減塩による高血圧対策で脳卒中予防，がん検診未受診者訪問や芝居形式の健康教育によるがん予防，寝たきり老人を起こす運動により地域の価値規範を変えていく活動などに精力的に取り組んだ。

　1978（昭和53）年，**第一次国民健康づくり対策**に市町村保健センターの設置が示され，国保保健婦は市町村保健婦に一元化され，すべての地域住民を対象とした幅広い活動を担うことになった。1983（昭和58）年の**老人保健法**に基づく成人保健への対応は，母子保健とともに市町村保健婦の大きな業務分野となった。1988（昭和63）年の**第二次国民健康づくり対策**，1989（平成元）年のゴールドプラン（寝たきり老人ゼロ作戦），1994（平成6）年の新ゴールドプラン策定と続くなかで，市町村の活動は対人保健サービスの提供に力点が移っていく。

❷ 労働者の健康づくり

　1980年代以降，産業保健分野では高年齢労働者の増加やIT革命による作業態様の急激な変化を背景に，労働者のストレス増加に伴う心の病が課題となった。1988（昭和63）年の**労働安全衛生法**改正により，労働者の心とからだの健康づくり（トータル・ヘルスプロモーション・プラン：THP）が始まり，産業医や保健

婦は，健康保持増進計画の策定，環境づくり，健康測定や保健指導，がんやうつなどで療養した労働者の段階的な復帰プログラム作成に着手するとともに，メンタルヘルスケアの実施・評価を担うようになった。

❸ 訪問看護制度創設

1991（平成3）年の老人訪問看護制度，1994（平成6）年の健康保険法等改正による訪問看護制度創設により，高齢者，難病児・者，障害児・者，医療的ケアの必要なすべての年齢の在宅療養者に対し，訪問看護が実施されることになった。その後，栄養士，歯科衛生士，理学療法士など多職種が家庭を訪問するようになり，以前のように保健婦が家庭訪問で看護処置，栄養指導，口腔ケア，リハビリテーションなどの直接的ケアを行う機会は大幅に減った。

❹ 地域保健法による保健所機能の変化

1994（平成6）年，保健所法改正で**地域保健法**と名称が変わり，「公衆衛生」に代わって「地域保健」という言葉が使われるようになった。全国の保健所は848か所から468か所（2022［令和4］年）と集約化が進み，広域の情報収集・調査研究，地域の特性を打ち出した事業企画・調整，専門的な技術支援などの役割機能が強化された。保健所保健婦は，精神保健，感染症，難病対策，母子保健・老人保健・健康日本21推進の市町村支援，保健医療福祉関係者の関係調整や人材育成の企画に取り組んでいく。

1990（平成2）年の福祉関係8法の改正で，高齢者や障害者への基本的な福祉サービスは市町村が実施主体となり，市町村には地域特性に応じた生活者主体のサービス提供がさらに求められることになった。1997（平成9）年からは，3歳児健康診査などの基本的な母子保健サービスの提供は市町村実施となり，都道府県から権限委譲された。保健と福祉のまちづくりを推進するなかで，市町村保健婦の活動分野は拡大していく。

2. 新たな健康課題と活動の拡大

様々な職種が行うサービスが住民に適切に統合された形で提供されるように，保健婦は人と人をつなぐ役割を担い，関係者の連携や調整の機能を果たすことを新しい業務として付加していく。さらに，住民や労働者，関係機関が参加した協議の場の設定・運営，各種の保健計画や保健福祉の事業計画およびその評価なども期待される役割となっていく。

2001（平成13）年，**保健師助産師看護師法**の改正で保健婦の名称は**保健師**となった（以下，保健師と記載）。

❶ 少子化対策，思春期保健，虐待予防

少子化や女性の社会進出など母子を取り巻く環境の変化のなか，1994（平成6）年のエンゼルプラン（今後の子育て支援のための施策の基本的方向），5年後の

新エンゼルプラン（重点的に推進すべき少子化対策の具体的実施計画）策定で，仕事と子育ての両立に向けた取り組みが進んだ。思春期の性感染症拡大や児童虐待など新たな問題が表面化し，2000（平成12）年の**健やか親子21**策定以降，保健師は育児不安への対応や子育てしやすい地域づくりの活動を進めた。また，児童虐待予防では妊娠・出産・子育てに関する相談体制の整備，児童福祉部門への保健師配置，学校等関係者とのネットワークづくりを進めた。

❷ 介護保険分野での活動

急激な高齢化と介護ニーズの増大，世帯構造の変化を踏まえ，介護保険法が1997（平成9）年に制定，2000（平成12）年に施行され，高齢者を社会で支え合うしくみである**介護保険制度**がスタートした。実施主体である市町村の保健師には要介護の認定調査やケアマネジメント，制度の推進が期待され，経験豊富な保健師が介護保険関連の仕事に就いた。その後，介護保険は予防重視へと転換し，2006（平成18）年に**地域包括支援センター**が設置され，高齢者相談支援の拠点となった。社会福祉士や主任介護支援専門員と共に，保健師は介護予防ケアマネジメント，地域支援事業などを総合的に行い，保健衛生部門と連携した高齢者健康づくり，認知症対策，フレイル予防の活動を推進した。

❸ ヘルスプロモーションの推進

生活習慣病の予防や生活改善などの課題について目標を選定し，国民が主体的に取り組める新たな健康づくり運動として策定された**健康日本21**や，2002（平成14）年の**健康増進法**は，ヘルスプロモーションを基本理念としている。人々が自らの健康とその決定要因をコントロールし，改善することができるように，市町村では，住民や関係者の参加で地域特性を生かした計画や評価項目を作り，地域活動の強化を図った。保健所には市町村支援，関係団体との連携調整などの役割が求められた。

❹ 生活習慣病予防・重症化予防

健康日本21の中間評価で，健康状態および生活習慣の改善がみられない結果を踏まえ，健診の見直しやターゲットを絞った保健指導，無関心層へのアプローチが検討され，2008（平成20）年から高齢者の医療の確保に関する法律（**高齢者医療確保法**）に基づく**特定健康診査・特定保健指導**が開始された。メタボリックシンドロームの考え方に基づき，内臓脂肪蓄積の程度とリスク要因数で差別化された保健指導が全国統一の方法で実施され，医療保険者が被保険者とその家族の健康に責任をもって取り組むこととなった。保健師は対象の明確化，評価指標の設定，健診機関や医療機関と連携した重症化予防，庁内の商工労働部や人事部，企業等と連携した生活習慣病予防活動に取り組んでおり，がん対策，肝炎対策，自殺対策などの法整備により，さらに活動は拡大している。

3. 公衆衛生看護管理の発展

❶ 市町村大合併と保健計画見直し

　市町村は，明治の市町村制施行に伴う大合併と昭和の大合併を経て，1999（平成11）年から平成の大合併を経験した。行財政改革と地方分権の推進で市町村数は半減した。この動きのなかで保健師は，すべての事業を見直し，予算・人員配置などの協議を重ね，行政事務や管理能力を磨くことになった。小規模地域で住民と密にかかわってきた保健師の活動は，広域的な地域のなかで見直され，効率的な保健活動へと変革を迫られた。保健所の協力を得て地域診断を行い，健康課題をとらえ直して新たな保健計画を策定した自治体もあり，公衆衛生看護管理者にとって，活動のあり方を再考し，リーダーシップを発揮する機会となった。

❷ 健康危機管理体制整備のなかで

　1995（平成7）年の阪神・淡路大震災以後，公衆衛生看護管理者は，災害マニュアルを作成し，災害発生時の緊急対応とともに平時から予防活動を行う体制を作ってきた。その後，新潟県中越地震，東日本大震災，熊本地震，西日本豪雨（平成30年7月豪雨）など自然災害が頻繁に発生し，災害対策は防災から減災へと変化し，自助・共助・公助の連携と協働が重視されるようになった。保健所には医療機関情報の収集，市町村支援，保健医療活動チームのコントロールが求められ，市町村には避難行動計画策定，受援体制整備，受援マネジメントが求められ，公衆衛生看護管理者の高い能力が必要とされた。

❸ 統括保健師の配置と人材育成

　団塊の世代の一斉退職による若い世代への突然の交代，技術の継承上の困難，欠員や定員削減など新たな問題が生まれ，自治体は，人材育成指針策定，計画的人材確保，保健師教育機関と連携した卒後教育整備に動いた。

　2013（平成25）年，厚生労働省健康局長通知「地域における保健師の保健活動について（**保健師活動指針**）」で，保健活動を組織横断的に総合調整・推進する部署と統括保健師の設置が自治体に求められた。自治体では多様な部署に保健師が配置され，100種類を超える事業を展開しており，各部署が把握した課題を共有し，効果的な活動につなげることが期待された。

　2016（平成28）年，国は「自治体保健師の標準的なキャリアラダー」を示すとともに，保健師の専門的知識・技術や行政運営能力等向上のため，研修に加えて，組織の人材育成計画に沿ったジョブローテーションなど，人事部門と協力した組織的な人材育成の推進を示した。

E ▸ 自律した専門職としての貢献

1. 地域包括ケアと公衆衛生看護活動

❶ 保健師の起業，地域と職域の連携

　2000（平成12）年以降，公衆衛生看護の強みを生かして起業する開業保健師が活躍を始めた。個人事業主として団体・会社を設立し，企業・自治体・市民に対し，健康相談・健診などの保健予防活動，カウンセリング，シンクタンク事業，人材育成研修など，創造的にサービスを開発し，活動を展開している。

　2014（平成26）年から医療費のレセプトデータと健診結果の照合による種々の分析が可能になり，医療保険者には**データヘルス計画**策定が求められ，自治体内の医療保険・衛生・介護保険部門の連携が進んだ。非正規労働の健康保険未加入者や健診未受診者が高齢化して地域保健に入ってくる前に介入するしくみを整備するには，職域との連携が必要である。中小企業で働く人々が加入する全国健康保険協会（協会けんぽ）は，健診結果の地域別・業種別分析，業態に見合った健康づくりの提案，生活習慣病の重症化予防やメンタルヘルスの支援など，地域保健との連携を推進している。

❷ 保健所の役割機能の維持拡大

　2011（平成23）年の東日本大震災，福島原子力発電所事故で大きく傷ついた国民は，支え合う社会の重要性を再認識した。翌2012（平成24）年，国は「地域保健対策の推進に関する基本的な指針」を改正し，地域住民が安心して暮らせる地域社会の実現を目指して，**地域包括ケアシステム**の構築，科学的な根拠に基づく地域保健対策の推進，地域に根ざした信頼や社会規範，ネットワークといった社会関係資本（**ソーシャルキャピタル**）を活用した住民との協働を総合的に推進する方針を示した。特に，保健所が公平・公正な立場で医療機関間の連携に調整機能を発揮し，管内市町村と協力して地域包括ケアシステムの強化に役割を果たすことを求めた。

　また，保健所には，地域で発生し得る健康危機に対して，迅速かつ適切な危機管理を行える**健康危機管理**体制の構築と強力なリーダーシップが期待されている。大規模な食中毒，広域感染症，管内市町村で自然災害発生となれば，保健所は全課が協力して解決に向かう体制をとるが，2020（令和2）年のCOVID-19対応では，未知の感染症に対する地域医療システムの限界も示した。感染症，食品衛生，生活衛生の問題は，自然災害と同様，不意に襲ってくるため，平時からの備えと余力のある人的・物的資源，疫学的調査研究ができる力が必須である。

❸ 住民や関係者と協働した地域づくり

　基礎自治体における地域包括ケアシステムは高齢者保健分野がリードし，在宅

緩和ケアや障害児者の支援に拡大され，あらゆる分野で住民や関係者との連携協働による地域づくりを推進している。母子保健分野においてもこんにちは赤ちゃん事業＊や子育て世代包括支援センター＊の整備，助産師・精神科看護師と連携した産後ケアや産後うつ予防，養護教諭・学校看護師・訪問看護師と連携した思春期保健活動や医療的ケア児の通学支援，関係者ネットワークによる児童虐待予防と保護など，地域特性に応じた地域包括ケアシステムの構築が急ピッチで進んでいる。

＊こんにちは赤ちゃん事業
子育て支援や児童虐待予防を目的に，2009（平成21）年の児童福祉法改正で創設された乳児家庭全戸訪問事業。

＊子育て世代包括支援センター
2017（平成29）年から，保健・医療・福祉・教育等の地域の関係者による切れ目のない支援を目指して市町村が設置した。母子保健法上の名称は母子健康包括支援センター。

2. 公衆衛生看護学の発展に向けて

❶ 職能団体，研究会，学会などの組織化

　1946（昭和21）年，日本産婆会，日本帝国看護婦協会，日本保健婦会の3団体が統合して日本産婆看護婦保健婦協会（現**日本看護協会**）を結成し，職能団体として政策提言，教育研修，労働環境改善などの活動を行ってきた。

　1969（昭和44）年，自治体で働く保健師の自主学習組織として誕生した**全国保健師活動研究会**は，集会を毎年開催し，保健師の手記出版や2001（平成13）年の保健師資料館の開設など，保健師活動に関する資料の保存に尽力している。1979（昭和54）年に発足した公衆衛生看護管理者による**全国保健師長会**は，活動の基盤強化と力量形成を目指し，国への要望や調査研究を実施している（2021（令和3）年の会員数5478人）。保健師教育を担う教員は1980（昭和55）年に**全国保健師教育機関協議会**を設立し，教員の研修，公衆衛生看護技術の体系化，モデル・コア・カリキュラムや保健師基礎教育評価基準の公表，国家試験問題の質向上，調査研究など，教育の質保証に取り組んできた。

　1997（平成9）年設立の**日本地域看護学会**は，学会誌の発行や毎年の学術集会開催により，地域看護を独立した一分野として看護界に根づかせた。2001（平成13）年発足の**日本保健師活動研究会**は，保健師の実践知を整理し，公衆衛生看護の概念化，活動領域別の標準化評価指標の開発・活用を進めている。2008（平成20）年結成の**日本産業保健師会**は，産業保健師の力量向上や活動基盤の強化を目指し研修や集会を開催している。2012（平成24）年には，公衆衛生看護の実践家と教育研究者が**日本公衆衛生看護学会**を設立し，公衆衛生看護のグランドデザインや公衆衛生看護学の体系化を図り，学会誌や学術集会で公衆衛生看護の活動と成果を社会に示している。そして，2013（平成25）年には起業した保健師による**日本開業保健師協会**が設立された。

　保健師の役割がクローズアップされ，取り組みが多様化するなか，2007（平成19）年，日本看護協会，全国保健師長会，全国保健師教育機関協議会，日本保健師活動研究会，日本産業保健師会の5団体が，**日本保健師連絡協議会**を結成，後に日本公衆衛生看護学会を加えて6団体となった。本協議会は，各団体との連携を図りながら，保健師の活動基盤と専門性の保証に向けて活動を行っている。

❷ 国家資格と教育課程の変化

　1948（昭和23）年制定の**保健師助産師看護師法**で，「保健師」とは厚生労働大臣の免許を受け，保健師の名称を用いて保健指導に従事することを業とする者（第2条）と定められた。1993（平成5）年に男性の保健指導業務が認められ，2006（平成18）年には保健師の免許登録要件に看護師国家試験合格が追加された（第7条）。

　保健師の教育は長年，公的機関が中心となり，看護教育3年後の1年課程として，都道府県が責任をもって保健師養成とその確保に取り組んできた。しかし，看護系大学の急増と1996（平成8）年の保健師助産師看護師法改正による看護師・保健師統合カリキュラム施行で，保健師1年課程は激減した。大学の看護基礎教育のなかで公衆衛生看護教育が薄められた結果，卒業生の質の低下が問題となり，2008（平成20）年改正で保健師教育は6か月から1年に変更された。2020（令和2）年現在，学士課程の保健師教育課程選択制での養成は約9割を占め，2011（平成23）年に始まった大学院修士課程，さらに2020（令和2）年に始まった大学専攻科での保健師養成も増えている。

　保健師の教育内容の変遷を図2-4に示す。1996（平成8）年には看護師教育に在

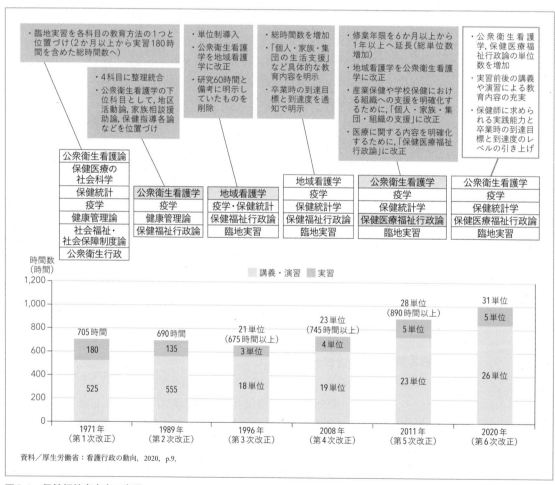

図2-4　保健師教育内容の変遷

宅看護の視点が強化され，保健師教育課程の公衆衛生看護学は地域看護学となった。2011（平成23）年，主要科目は再び**公衆衛生看護学**と改められ，実習単位増で実践能力の強化が図られた。2020（令和2）年の改正では，教育内容の充実，卒業時到達目標の到達度レベルの引き上げが行われた。同時に，看護師教育の在宅看護論が，地域・在宅看護論へと変更され，看護師にも地域看護の視点を教育することの必要性が示された。

引用文献

1) 野沢園子：デンマークおよびイギリスの公衆衛生看護活動；その実情と考え方，公衆衛生，29（9）：509-513，1965.
2) マギー・イアノー著，中岡彩訳：イギリスの地域スペシャリストの役割，インターナショナルナーシングレビュー，23（3）：52-55，2003.
3) 前掲2）.
4) 高鳥毛敏雄：イギリスにおける公衆衛生の歩みと新たな展開；パブリックヘルス・イングランド，公衆衛生，78（1）：6-13，2014.
5) 澤憲明：イギリスが手がける大がかりな医療制度改革，その全容は，2021．https://globe.asahi.com/article/14356741（最終アクセス日：2021/9/22）
6) 藤田伍一：アメリカにおける公衆衛生の展開過程，一橋論叢，94（3）：322-336，1985.
7) 鈴木良美：アメリカの地域保健活動レポート①；インディアナ州セントジョセフ郡の保健婦と教会ナースの活動，保健婦雑誌，58（1）：58-61，2002.
8) 前掲7）.
9) Magilvy, K.：米国における公衆衛生看護と在宅看護の現状と課題，日赤広島大紀要，5：59-63，2005.
10) 前掲9）.
11) 鈴木良美：アメリカの地域保健活動レポート②；エスニック・マイノリティを対象とした地域保健活動，保健婦雑誌，58（2）：142-145，2002.
12) National Academy of Medicine, National Academies: The future of nursing 2020-2030；charting a path to achieve health equity，2021.
13) 橋本正己：公衆衛生の歴史的発展と課題，季刊社会保障研究，3(2)：2-14，1967.
14) 名原壽子：日本における「保健師」誕生のプロセスと意義，保健の科学，50(3)：170-182，2008.
15) 前掲14）.
16) 前掲14）.

参考文献

・稲葉峯雄：草の根に生きる；愛媛の農村からの報告，岩波新書，1973.
・大国美智子：保健婦の歴史，医学書院，1973.
・奥山則子，他編：ふみしめて七十年；老人保健法施行後約30年間の激動の時代を支えた保健師活動の足跡，日本公衆衛生協会，2013.
・小栗史郎，他：保健婦の歩みと公衆衛生の歴史，医学書院，1985.
・菊地武雄：自分たちで生命を守った村，岩波新書，1968.
・木村哲也：駐在保健婦の時代1942-1997，医学書院，2012.
・厚生省健康政策局計画課監：ふみしめて五十年；保健婦活動の歴史，日本公衆衛生協会，1993.
・国立公衆衛生院：保健婦たちのあゆみ〈シリーズ日本の公衆衛生（VHSビデオ）〉，1997.
・自治体に働く保健婦のつどい編：公衆衛生における保健婦の役割；保健婦ハンドブック，日本看護協会出版会，1995.
・高橋政子：写真でみる日本近代看護の歴史；先駆者を訪ねて，医学書院，1984.
・多田羅浩三：公衆衛生の黎明期からこれまでの歩み，日本公衆衛生誌，65（6）：255-265，2018.
・特集／これからの公衆衛生看護，公衆衛生研究，49（2）：115-182，2000.
・特集／保健師が支えるもの，労働の科学，71（11）：4-44，2016.
・特集／『保健婦雑誌』52年の軌跡，保健婦雑誌，59（8），2003.
・日本看護協会監：保健婦業務要覧，第3版1960〜第9版1999，新版保健師業務要覧，第1版2005〜第4版2019.
・日本看護歴史学会編：検証；戦後看護の50年，メヂカルフレンド社，1998.
・若月俊一：村で病気とたたかう，岩波新書，1971.
・加藤文三，他編：日本人；いのちと健康の歴史，1〜5巻，農山漁村文化協会，2008.

表　日本の公衆衛生看護の歴史

年	社会情勢	保健医療福祉行政	公衆衛生看護関連事項
1897(明治30)	足尾銅山鉱毒被害	伝染病予防法制定，学校清潔方法公布	
1905(明治38)	紡績工場女工の結核罹患・過重労働		岐阜県に学校看護婦設置
1911(明治44)		工場法(年少・女子の労働者保護)制定	
1915(大正4)			看護婦規則制定
1916(大正5)		内務省に保健衛生調査会	工場看護婦
1919(大正8)	スペイン風邪大流行	旧結核予防法制定	
1922(大正11)		健康保険法制定	
1923(大正12)	関東大震災		済生会の震災被災者巡回訪問看護事業
1926(大正15／昭和元)		内務省「小児保健所計画」	左記の計画に「保健婦」名称登場
1927(昭和2)		大阪乳幼児保護協会(民間)	聖路加国際病院公衆衛生看護部設置
1928(昭和3)		大阪府下に小児保健所25か所(民間)	日本赤十字社社会看護婦養成開始
1929(昭和4)	世界大恐慌		
1930(昭和5)			聖路加国際病院，公衆衛生看護婦養成開始 大阪朝日新聞社会事業団公衆衛生訪問婦協会設立，公衆衛生看護婦養成
1934(昭和9)			恩賜財団愛育会・愛育班活動
1935(昭和10)		都市保健館・農村保健館	東北生活更新会発足
1937(昭和12)	日中戦争(〜1945年)	旧保健所法制定	保健所施行規則に「保健婦」明記
1938(昭和13)	国家総動員法，厚生省設置	旧国民健康保険法制定	国保保健婦誕生(〜1978年)
1939(昭和14)	第二次世界大戦開戦		産業組合(農協)保健婦設置
1940(昭和15)		国民体力法制定	第1回全国社会保健婦大会
1941(昭和16)	太平洋戦争(〜1945年)		旧保健婦規則制定
1942(昭和17)		国民医療法制定	妊産婦手帳制度
1945(昭和20)	広島・長崎に原爆，終戦，GHQ占領		新保健婦規則制定
1946(昭和21)	日本国憲法公布，WHO憲章採択	旧生活保護法制定	日本産婆看護婦保健婦協会結成
1947(昭和22)	第1次ベビーブーム(〜1949年) 労働省設置	新保健所法制定 児童福祉法制定 労働基準法制定	開拓保健婦制度創設(〜1970年) 母子手帳，乳幼児健康診査，妊産婦保健指導
1948(昭和23)	WHO設立	医療法制定 優生保護法制定 予防接種法制定	保健婦助産婦看護婦法制定 保健所保健婦駐在制度実施(〜1993年)
1949(昭和24)		身体障害者福祉法制定	
1950(昭和25)		新生活保護法制定 精神衛生法制定	
1951(昭和26)	日本WHO加盟	新結核予防法制定	保助看法改正：保健婦養成6か月に
1952(昭和27)		栄養改善法(2003年健康増進法)	第1回保健婦国家試験実施
1953(昭和28)	町村合併，環境衛生の整備		
1955(昭和30)	高度経済成長期(〜1972年頃まで) 森永ヒ素ミルク中毒事件発生	成人病予防対策	蚊とハエのいない生活実践運動
1958(昭和33)	イタイイタイ病，水俣病 下水道法制定	新国民健康保険法制定 学校保健法制定	未熟児訪問指導
1960(昭和35)	国民所得倍増計画，四日市ぜんそく	保健所型別再編成	
1961(昭和36)	ポリオ大流行，薬害サリドマイド禍	国民皆保険・皆年金制度実現	新生児訪問指導，三歳児健康診査
1963(昭和38)		老人福祉法制定	
1964(昭和39)	ライシャワー事件，東京オリンピック		
1965(昭和40)	第二水俣病	母子保健法制定 精神衛生法改正	
1967(昭和42)		公害対策基本法制定	
1970(昭和45)	高齢化社会突入(高齢化率7%以上)	心身障害者対策基本法制定	開拓保健婦→都道府県保健婦に移管
1971(昭和46)	第2次ベビーブーム(〜1974年)		
1972(昭和47)		労働安全衛生法制定 難病対策要綱	保健婦が衛生管理者として活動
1973(昭和48)	第1次オイルショック(〜1974年)	老人医療費支給制度「福祉元年」	
1974(昭和49)		公害健康被害補償法制定	
1977(昭和52)			1歳6か月児健康診査制度化
1978(昭和53)	アルマ・アタ宣言 (プライマリヘルスケア提唱)	第1次国民健康づくり対策策定 市町村保健センター基盤整備	国保保健婦→市町村保健婦へ一元化
1979(昭和54)			第1回全国地域保健師学術集会開催
1982(昭和57)	60歳定年定着	老人保健法制定	市町村による老人保健事業実施
1984(昭和59)	宇都宮病院事件，女性平均寿命80歳		

年	社会情勢	保健医療福祉行政	公衆衛生看護関連事項
1985(昭和60)	地方行政改革	医療法改正(医療計画推進)	二次医療圏＝保健所圏域
1986(昭和61)	**オタワ憲章(ヘルスプロモーション)**		
1987(昭和62)		精神衛生法改正→精神保健法	高齢者サービス調整チーム
1988(昭和63)		**第2次国民健康づくり対策**策定 **(アクティブ80ヘルスプラン)**	
1989(平成元)	東西冷戦終息，消費税スタート	**ゴールドプラン**策定	寝たきり老人ゼロ作戦
1990(平成2)	合計特殊出生率1.57ショック	福祉関係8法改正，老人保健福祉計画	
1991(平成3)	バブル経済崩壊	老人保健法改正：訪問看護制度創設 育児・介護休業法制定	
1992(平成4)			老人訪問看護ステーション
1993(平成5)		心身障害者対策基本法改正→**障害者基本法**	保助看法改正：保健士(男性に保健指導業務を認める)
1994(平成6)	高齢社会突入(高齢化率14%以上)	**地域保健法**制定，推進の基本的指針 新ゴールドプラン・エンゼルプラン策定	駐在保健婦制度の廃止
1995(平成7)	阪神・淡路大震災，地下鉄サリン事件 地方分権化	精神保健法改正→**精神保健福祉法** 健康危機管理体制の整備	被災地支援 保健婦分散配置・業務分担進む
1996(平成8)	堺市O157食中毒事件	優生保護法改正→**母体保護法**	保健婦教育主要科目は地域看護学に
1997(平成9)	京都議定書採択	**介護保険法**制定(2000年施行)	母子保健サービスの市町村移譲
1998(平成10)	和歌山毒物カレー事件	精神薄弱者福祉法改正→**知的障害者福祉法** **感染症法**制定 **被災者生活再建支援法**制定	地域における保健婦及び保健士の保健活動指針
1999(平成11)	平成の市町村合併(～2010年)	少子化対策推進基本方針・**新エンゼルプラン**策定 **ゴールドプラン21**策定	合併協議で保健分野をリード
2000(平成12)		第3次国民健康づくり対策策定(**健康日本21**) **健やか親子21**策定 **児童虐待防止法**制定	
2001(平成13)	厚生省改称→厚生労働省		保健婦助産婦看護婦法改正→**保健師助産師看護師法**(名称変更：保健師)
2002(平成14)		**健康増進法**制定	
2003(平成15)	SARS発生	次世代育成支援対策推進法制定 少子化社会対策基本法制定	地域における保健師の保健活動指針改正(施策立案・実施・評価)
2004(平成16)	新潟県中越地震	発達障害者支援法制定	
2005(平成17)		**障害者自立支援法**制定 **子ども・子育て応援プラン**施行	
2006(平成18)	医療制度改革関連法	老人保健法改正→**高齢者の医療の確保に関する法律** **自殺対策基本法**制定 **がん対策基本法**制定	地域包括支援センター設置 大規模災害における保健師活動マニュアル
2007(平成19)	超高齢社会突入(高齢化率21%以上)		
2008(平成20)	麻疹流行	医療制度改革(医療計画4疾病5事業) 後期高齢者医療制度施行	**特定健康診査・特定保健指導**の導入
2009(平成21)	新型インフルエンザ発生	学校保健法改正→**学校保健安全法**	こんにちは赤ちゃん事業
2010(平成22)		**子ども・子育てビジョン**施行	
2011(平成23)	東日本大震災，福島原子力発電所事故		保健師教育主要科目は公衆衛生看護学に
2012(平成24)	社会保障と税の一体改革，社会保障制度改革推進法制定	第4次国民健康づくり対策策定(**健康日本21[第二次]**) **オレンジプラン**策定 **障害者総合支援法**制定	地域保健対策推進に関する基本的な指針改正(ソーシャルキャピタルの活用) 生活習慣病重症化予防
2013(平成25)			地域における保健師の保健活動指針改正(統括保健師，人材育成)
2014(平成26)	広島豪雨災害，御嶽山噴火	医療介護総合確保推進法，難病法制定	地域保健対策推進に関する基本的な指針改正
2015(平成27)		健やか親子21(第二次)策定 **新オレンジプラン**策定	
2016(平成28)	熊本地震		自治体保健師の標準的キャリアラダー
2017(平成29)			子育て世代包括支援センター
2018(平成30)	西日本集中豪雨		
2019(平成31/令和元)	九州北部豪雨，北海道胆振東部地震	認知症施策推進大綱策定	
2020(令和2)	新型コロナウイルス感染症(COVID-19)世界的大流行	新型インフルエンザ等対策特別措置法による新型コロナ感染症対応	積極的疫学調査，自宅療養者の健康観察

公衆衛生看護の
対象と場

▶ 1 公衆衛生看護の対象

A ▷ 公衆衛生看護の対象

　公衆衛生看護の対象は，「あらゆるライフステージにある，すべての健康レベルの個人と家族，及びその人々が生活し活動する集団，組織，地域などのコミュニティ」[1) と定義されているとおり，地域で生活するすべての人々である。地域で生活する人々は，母子・成人・高齢者といった発達段階ごとの健康課題を有する人，また，難病や障害など特定の健康課題を有する人などである。

　地域の構成要素には様々な考え方があるが，個人，家族，近隣，グループ，組織（自治会，関係団体，企業，組合など）などがある。コミュニティ，ポピュレーションと表す場合もある（図3-1）。

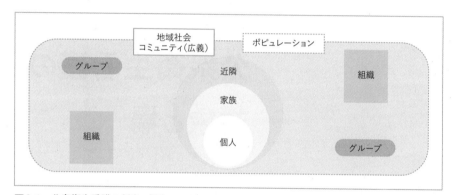

図3-1　公衆衛生看護の対象（例）

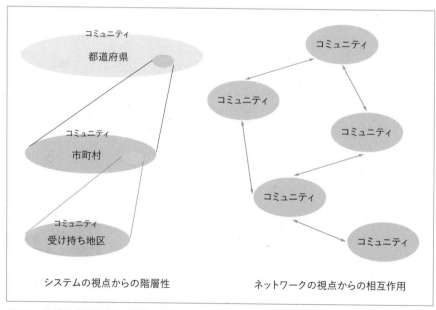

図3-2　地域社会を構成する単位の階層性と相互作用（例）

このように、公衆衛生看護は、個人と家族だけでなく、地域に生活するすべての人々を対象としており、保健師はこれらの人々を対象として、健康増進を目指した活動を展開している。

＊システム
複数の要素が有機的に関係しあい、全体としてまとまった機能を発揮している要素の集合体。組織。系統。仕組み[2]。

また、地域社会は1つのシステム＊としてとらえることもできる。理論生物学者のルートヴィヒ・V・ベルタランフィ（Von Bertalanffy, L.）は、一般システム理論を提唱し、「生物とはそれぞれの器官が外界と相互作用する開放系のシステムである」と定義した[3]。その考え方は生物だけではなく様々な事象をシステムとしてとらえることで、社会の課題解決に応用できるとした理論へと発展している。さらに、システムは様々な要素により重層的に構成され、各要素間で相互作用があるとされている。地域社会を構成する単位をシステムの要素とみなすと、その重層的な構造や相互作用が理解しやすい（図3-2）。

1. 個人

公衆衛生看護の対象は、あらゆる年齢層・健康レベルの人である。保健師が活動を展開するためには、まず、対象となる一人ひとりを理解することが重要である。対象を理解するため、ここでは日本の保健医療福祉制度の年齢区分として考えやすい「健康日本21」でのライフステージに沿って述べる[4]。ライフステージ（life stage, 発達段階）は人間の成長・発達に沿った段階であり、「健康日本21」では人間の生涯を、①幼年期、②少年期、③青年期、④壮年期、⑤中年期、⑥高年期に分けている（図3-3）。

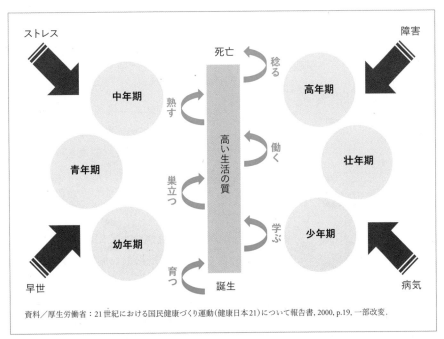

資料／厚生労働省：21世紀における国民健康づくり運動(健康日本21)について報告書, 2000, p.19. 一部改変.

図3-3　個人のライフステージに基づいた一人ひとりの健康実現

❶ ライフステージと健康課題

(1) 幼年期

　幼年期（0〜4歳）は乳児期（0〜1歳未満）と幼児期（1〜4歳）に分けられる。乳児期は，ライフステージのなかで身体的・精神的に最も著しい成長・発達を遂げる時期である。幼年期は，基本的な生活習慣の基礎を身につけ始める時期である。幼年期は，その後の人生にとって基盤となる重要な時期であり，両親や周囲の人々の育児と保護のもとに健康が維持され，生活が営まれる。幼年期の健康課題は，身体的・精神的に順調な成長・発達と生活習慣の基礎づくりを促すことである。

(2) 少年期

　少年期（5〜14歳）は，運動機能，精神機能が顕著に発達する時期である。また，最初の学校生活の場である小学校に入学し，生活習慣を身につけながら他者との関係や集団生活に適応する能力を習得する。さらに，個人差はあるが，中学生から高校生にかけて思春期となり，第2次性徴がみられ，身体的な発達が著しい一方で，精神的に不安定になることが多い時期である。少年期の健康課題は，身体的・精神的な発達を促し，社会性を身につけることと，自分の健康を管理できるように，家庭と学校との連携によって，望ましい生活習慣を確立していくことである。

(3) 青年期

　青年期（15〜24歳）は，身体的な発達が頂点に達し，精神的にも少しずつ安定する時期である。しかし，高校から大学，就職と，環境の変化が激しく，それらに適応できないと精神的に不安定になる場合もある。また，社会の一員として社会的な責任も担うようになる。青年期は身体的・精神的に充実し，社会的にも自立していく時期であるが，自己管理は十分でないことも多く，無理をする傾向もみられる。青年期の健康課題は，将来の生活習慣病の予防を意識して，自分の健康を管理できるようにすることである。

(4) 壮年期

　壮年期（25〜44歳）は，身体的・精神的な成長がほぼ完了し，社会人として役割や責任を担いつつ，自立していく時期である。また，結婚や仕事などの環境の変化が大きい。壮年期の健康課題は，健康を維持するための生活習慣を自分の生活に取り入れ，社会的・環境的変化に適応しながら，精神的な健康も含めて維持することである。

(5) 中年期

　中年期（45〜64歳）は，身体的な老化が現れ始めるが，通常は社会的に安定した時期である。中年期の健康課題は，健康を維持するための生活習慣を確立し，継続することである。さらに，社会的な役割や責任が増えるため，社会的なストレスに適応し，身体的・精神的に良好な状態を自己管理することである。

(6) 高年期

　高年期（65歳以上）は，加齢による身体的・精神的状態の変化が顕著となり，

それに伴って社会的役割にも変化がみられることが多い時期である。高年期の健康課題は，加齢による疾患や障害を自己管理しながら，できるだけ健康で自立した生活を送ることである。また，加齢による変化は個人差が大きいため，個人が自分に合った健康管理を選択し，継続できることが重要である。

❷ ライフステージの連続性

ライフステージの各段階は独立したものではなく，前の段階が次の段階に影響を与えるといった，連続性をもっている。一人ひとりが各段階で良好な生活状況や健康状態を維持し，各健康課題を達成するには，個人の能力だけでなく，周囲の環境や人々との関係性，相互作用も重要となる。保健師は，社会的に孤立しやすい人々や制度の狭間で支援が届きにくい人々など，潜在的な対象者を把握しながら，対象一人ひとりがそれぞれの状況のなかで，より充実した社会生活を営み，健康で自立した生活の期間をできるだけ長く保つことができるように，活動を展開していくことが必要である。そのための一つの方策として，生活習慣病を予防し，健康寿命（健康で自立して暮らすことができる期間）の延伸に向けた保健師の働きかけが期待されている。

2. 家族

❶ 家族とは

家族とは，「夫婦・親子・きょうだいなど少数の近親者を主要な成員とし，成員相互の深い感情的かかわりあいで結ばれた,幸福(well-being)追求の集団である」と定義されている[5]。

また，**世帯**とは，同居し家計を共にして共同で生活を営む一つの単位であり，単身者も含まれる。世帯には，血縁や婚姻で結びついていない人々，単に同居している人々も含まれる。

❷ 家族形態と機能の変遷

日本では，人口構成や社会状況の変化に伴って家族形態が変化しつつある。国勢調査によると，2019（令和元）年における日本の全世帯数は約5179万世帯であり，平均世帯人員は2.39人である（図3-4）。65歳以上の者のいる世帯の世帯構造は，単独世帯が28.8%，核家族世帯が52.3%，その他の世帯が9.5%となっている（図3-5）。傾向として，単独世帯や核家族世帯が増加する一方，三世代家族は減少するなど，家族の小規模化が進んでいる。また，単独世帯の増加により，家庭という場を共有するひとまとまりの家族から,別居して暮らす生活形態も含めて，細分化した家族へと家族形態が多様化している。

家族形態の変化は,家族の機能にも影響を及ぼしている。家族の小規模化に伴って，家族機能＊が十分に機能しない場合が生じてくる。たとえば，家族の1人が病気や障害を抱えたときに，家族の構成人数が少ない場合は，主介護者の負担を

＊**家族機能**
マリリン・F・フリードマン（Friedman, M. M.）は，家族の機能を，①情緒機能，②社会化と社会布置機能，③生殖機能，④経済機能，⑤ヘルスケア機能の5つに整理している[6]。

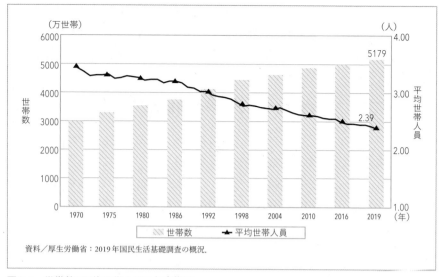

資料／厚生労働省：2019年国民生活基礎調査の概況.

図3-4　世帯数と平均世帯人員の年次推移

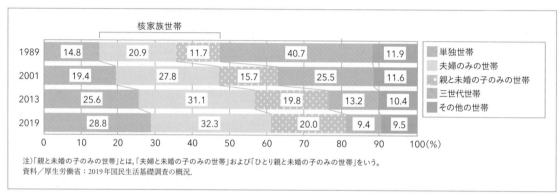

注）「親と未婚の子のみの世帯」とは、「夫婦と未婚の子のみの世帯」および「ひとり親と未婚の子のみの世帯」をいう。
資料／厚生労働省：2019年国民生活基礎調査の概況.

図3-5　65歳以上の者のいる世帯の世帯構造の年次推移

考慮しながら，別居家族の援助や理解を得なければならないこともある。また，高齢者世帯の場合，主介護者も高齢者である老々介護が多いため，主介護者へのケアも必要となる。

　家族には，もともと家族の構成員の病気や障害などに対し，家族全体で対応できる力（**セルフケア機能***）が備わっている。家族がそれらの力を十分に発揮できるように支援することが保健師の重要な役割である。

❸ 家族の発達段階

　個人に発達段階があるように，家族にも経時的な変化の過程がある。それは，**家族周期**（ファミリー・ライフ・サイクル）* として理解されてきた。個人と同様に，家族も連続的な発達段階を経ていく。代表的な家族の発達段階として，ルーベン・ヒル（Hill, R）や森岡の段階説があげられる[9]（表3-1）。表3-2に示すとおり，家族の発達段階にもまた，段階固有の発達課題がある。家族の構成員に健康面での問題や障害が生じたとき，保健師は，その問題や障害だけに注目するのではなく，発達段階や生活様式も考慮する必要がある。その問題や障害を抱えている本

* **セルフケア機能**
各家族成員がもてる力を最大限発揮し，協力して家族内部に生じた健康課題を達成，あるいは問題を解決できる機能[7]。

* **家族周期**
異なる世代，性別，発達段階からなる家族を，時間的流れのなかで変化する発達過程をたどる1つの生命体としてとらえようとする視点である[8]。

表3-1　ヒルと森岡の段階説

ヒルの9段階	森岡の8段階	（参考）個人のライフコース
① 子どものない新婚期	① 子どものない新婚期	① 幼年期
② 第1子出生〜3歳未満（若い親の時期）	② 育児期（第1子出生〜小学校入学）	② 少年期
③ 第1子3歳〜6歳未満（前学齢期）	③ 第1教育期（第1子小学校入学〜卒業）	③ 青年期
④ 第1子6歳〜12歳（学齢期）	④ 第2教育期（第1子中学校入学〜高校卒業）	④ 壮年期
⑤ 第1子13歳〜19歳（思春期の子をもつ時期）	⑤ 第1排出期（第1子高校卒業〜末子20歳未満）	⑤ 中年期
⑥ 第1子20歳〜離家（成人の子をもつ時期）	⑥ 第2排出期（末子20歳未満〜子ども全員結婚・独立）	⑥ 高年期
⑦ 第1子離家〜末子離家（子どもの独立期）	⑦ 向老期（子ども全員結婚・独立〜夫65歳未満）	
⑧ 末子離家〜夫退職（脱親役割期）	⑧ 退隠期（夫65歳〜死亡）	
⑨ 夫退職〜死亡（老いゆく家族）		

表3-2　森岡の発達段階と発達課題

発達段階	発達課題
①子どものない新婚期	夫婦という2者の信頼関係と生活基盤の確立や家族計画の見通しの設定
②育児期	乳幼児の養育や教育方針の調整，夫婦間での仕事の調整
③第1教育期	教育方針の調整と子どもの能力や適性の評価と見通し
④第2教育期	教育方針や子どもの進路の調整や決定，家族関係の調整
⑤第1排出期	子どもの就職や経済的・精神的自立への調整・支援
⑥第2排出期	子どもの結婚への支援，家族関係の調整
⑦向老期	安定した老後に向けての生活の見通しの検討や退職後の活動についての設計
⑧退隠期	配偶者との死別後の生活設計，同居・別居家族との関係調整

人だけでなく，家族一人ひとりに配慮し，家族員の相互の関係を理解し，家族全体を援助の対象としてとらえ，働きかけることが大切である。

❹ 家族理解のための理論・モデル

（1）家族システム理論

家族システム理論は，前述の一般システム理論に基づいて，家族をとらえた理論である。家族を，複数の個人が相互に関連し合って形成されている1つのシステムとみなすことで，家族員の関係性が，家族全体にどのような影響を及ぼしているのかなど，アセスメントの視点を導くものである。

（2）家族ストレス対処理論

家族ストレス対処理論は，ヒルやハミルトン・I・マッカバン（McCubbin, H. I.）らが，家族がストレス状況に置かれたときの対処過程や方法を明らかにした理論である。マッカバンらは，家族が家族員の病気や障害に対応するために，ストレッサーとなっている状況や状態を認識し，家族が有している資源，対処などの相互作用によってストレスに順応し，システムとしての家族の新たな均衡や調和をもたらすという，時間の経過も含めた家族のストレスからの回復の構造とプロセスのモデルを提唱した（二重ABCXモデル）。この理論に基づいてアセスメントすることで，ストレス状況のなかで家族が受けている影響を理解し，危機的状況を乗り越えるための課題を明確にして，具体的な支援方法を導いていく[10]。

保健師が活動を展開していくうえで，これらの理論やモデルを活用することができる。たとえば，家族の時間的な変化の一例として，親から独立し，結婚して夫婦2人で新しい家族をつくり，子どもを生み養育して，やがて子どもが独立し

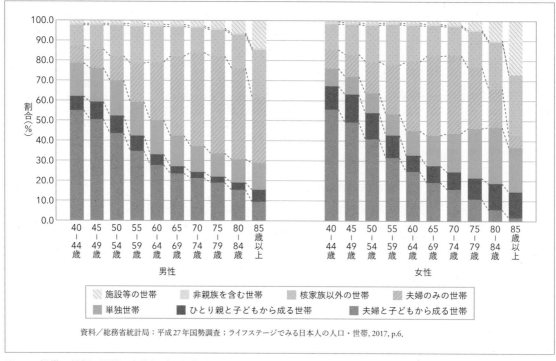

資料／総務省統計局：平成27年国勢調査；ライフステージでみる日本人の人口・世帯, 2017, p.6.

図3-6　世帯の種類・世帯の家族類型，年齢別世帯人員の割合

て老夫婦だけの家族となり，夫婦のどちらかが死亡して一人暮らしに戻るという過程があるが，これらを家族周期の考え方でアセスメントすることで，家族の発達課題の見通しをもって支援することができる。

　また，年齢層による家族形態の傾向から，地域全体の課題をアセスメントすることもできる。たとえば，国勢調査によると，日本の世帯の種類の割合では，男女共に60歳以上から夫婦のみの世帯が増加し，女性は男性に比べて75歳以降は施設などに入所する人の割合が増加している（図3-6）。家族機能が低下しやすい夫婦のみ世帯の高齢者の生活継続のための支援や，施設での看取りのための支援など，保健師として働きかけが必要な地域全体の課題を検討する手がかりとなる。

　地域で障害や病気を抱える人々とその家族を支えるためには，入院中の患者へのケアとは異なった視点が必要となる。たとえば，入院中は，治療は当然のこと，身の回りの世話や看護・介護は主に医療従事者らが実施し，1日24時間の生活が管理されている。しかし，在宅で療養する場合は，それらの大部分を家族が担うこととなる。家族である主介護者に健康課題があれば，療養者の生活にも影響する。病院の医療従事者らには交替する人員がいるが，家族が介護を交替することは困難なことが多い。そのため，本人のケアと同様に，その家族の身体的・精神的な健康管理にも配慮する。家族を，本人を取り巻く環境の一つととらえるのではなく，本人を含む家族全体を対象として，ケアやサービスを調整し，提供することが重要である。

3. 集団・グループ

「集団」の概念は看護学では明確に定義されていないが，社会学では「もっとも緩やかな定義は，人々の何らかの集合」であり，「必ずしもそこに含まれている人々の間に共通の所属意識や規範が存在していることを前提にはしない」と定義されている[11]。一方，「グループ」は，類似性や関係性のある個人のあつまりとみなすことが多く，心理学者のクルト・レヴィン（Lewin, K. Z.）は，相互依存的な関係にある個人のあつまりと定義している[12]。

保健師の地区活動では，主に，①地区の近隣関係から形成されたグループ，②特定の目的をもつグループ，③①と②が混在したグループが想定される。また，「近隣」は一般的に一定の区域を表し，公衆衛生看護活動では，その区域に暮らしている人々を含めた生活基盤の最小単位を表すことが多い。具体的には，自治会・町内会・町会の1つの班（組）などがあるが，地域の特性によって地理的な範囲や位置づけは多様であり，過疎地域では近隣の集落が協力・連携して高齢者のみの世帯の生活を支援している場合もある。

地区の近隣関係から形成されたグループの規模や内容は幅広く，たとえば，同世代の子どもをもつ母親のグループや，地区の環境美化活動（清掃など）を行うボランティアグループなどがある。

特定の目的をもつグループには，参加する当事者が主体的に活動するセルフヘルプグループ（精神障害者の家族会，認知症高齢者を介護する家族の会，障害児をもつ親の会，アルコール依存症の患者会など）と，行政機関の保健師などの専門職が多くかかわりながら継続していくグループ（健康診断後の育児教室や育児相談をきっかけとした乳幼児の保護者の育児グループなど）がある。これらは，参加者が抱える健康課題について，同じような課題を抱える人々と共に解決し，受容することを目的としたグループである。

グループには，リーダー役や各メンバーの役割分担など，緩やかなしくみが整備されている場合もある。グループの目標や規模によっては，目標達成のための計画や役割分担に加え，メンバーの配置や階層を有する組織が形成される。グループの組織化は，グループ内の関係性をより強固にすることもある。保健師が地区活動を展開するうえでは，担当地区のグループの種類や内容，経緯などの情報を十分に把握し，地域の社会資源として活用することが大切である。保健師は，支援を必要とする人をグループにつなげる，グループが地域に働きかけるときに支援するなど，グループを対象として働きかけている。多様なグループは地域の健康推進に大きな役割を果たしている。

4. 組織

地域には，公私を問わず様々な組織が存在する。組織（organization）とは，広義には，ある機能を遂行するように制御されている諸要素の集合とされ，特定の目標を達成するために人々の諸活動を調整し，統括するシステムとも定義される。

組織理論の基礎をつくったアメリカの経営学者チェスター・I・バーナード（Barnard, C.I.）[13]は, 組織が成立するための基本的な3要素（①伝達［コミュニケーション］, ②貢献する意欲, ③共通の目的）を示し, 組織の継続には目的達成と, 組織に関与する人々の満足感が必要だとしている。

　自治会や町内会, 町会などの地縁に基づいて組織化された団体は, 地区組織, 地縁組織, 住民組織などとよばれる。そのほかにも, 母子保健推進員や健康推進員, 食生活改善推進員など, 地域の人々の協力のもとに市町村や都道府県が条例や規則などを定めて設置する組織もある。

　「集団」「グループ」「組織」を明確に区別することは難しい。この順で部分的な階層性が生じる場合もあれば,「集団」「グループ」が「組織」に包含される場合もある。

5. 地域, コミュニティ

　ここで使用する「地域」は, 地理的な区画の範囲を示すだけでなく, その場所に暮らすすべての人々が含まれる。一般システム理論の考え方から地域をイメージすると, 地域に暮らす人々が中心に配置され, 様々な社会資源がそれを囲んでいる（図3-7）。

　また,「コミュニティ（community）」は, 一般的には, 市町村や地区など, 特定の地域社会を示すが, 社会学では「共同体」や「人と人との間に存在する基底的な共同性を示す概念」[14]と定義される。公衆衛生看護では, 共通の目的や相互関係のある人々の集団や組織ととらえ, 人々の日常生活の基盤の一つである生活共同体[15]としてとらえることも重要とされる。

　行政機関に所属する保健師の支援の対象は, 地域に生活する人々と社会資源などの生活環境を含む地域全体であるが, そのほかにも, 行政区画や特定の目的をもつ人々のあつまり, 家族とその近隣住民という居住地区など, 様々なコミュニティを対象とする。

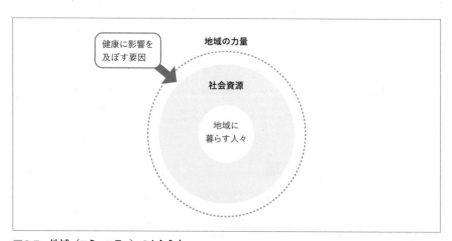

図3-7　地域（コミュニティ）のとらえ方

たとえば，行政機関の地区担当保健師は，地域に生活する人々の実態を把握し，社会状況の変化によって生じる健康課題や生活課題を，そこで生活する人々が参画しながら組織的に解決することを支援する。地区担当保健師は，地域に生活する人々を中心に，それらを取り巻く様々な環境とともに，地域をひとまとまりとしてとらえている。同様に，職域の看護職は，事業所や会社，組織全体をひとまとまりとしてとらえつつ，働く人々一人ひとりを支援する。

地域をひとまとまりとしてとらえることは，地域住民やサービス利用者の個別性を把握し，ケアを提供する基本的な技術を基盤としながら，同時に地域やコミュニティ全体をアセスメントし，分析・評価することでもある。この個別への支援と地域全体へのアプローチが連動することで，地域住民やサービス利用者，労働者に提供されているケアやサービスの質を向上させることができる。

6. ポピュレーション

ポピュレーション（population）は，「人口」「全住民，人々」「母集団」などと訳され，疫学では「人口，母集団，一括して考えられるべき特定の国や地域のすべての居住者」[16]と定義される。この用語は，ポピュレーションアプローチという予防的な働きかけの一つの方法として使用されることが多い。たとえば，保健師の実践活動であるポピュレーションアプローチは，「集団全体を対象とする取り組み」[17]である。イギリスの疫学者であるジェフリー・ローズ（Rose, G.）[18]が，ポピュレーションストラテジー，ハイリスクストラテジーという考え方で新しい予防医学のあり方を示した後，日本では，「21世紀における国民健康づくり運動（健康日本21）について」の報告書[19]のなかで，高リスクアプローチ（high risk approach）と集団アプローチ（population approach）を適切に組み合わせることの重要性が示された。その後，カタカナ表記での「ポピュレーションアプローチ」「ハイリスクアプローチ」が一般的に使用されるようになった。一般的に，ポピュレーションアプローチは集団全体への支援であり，ハイリスクアプローチは特定の疾患に罹患する危険性の高い集団への支援である[20]。

一人ひとりがより健康的に生活や仕事に取り組めるように働きかけることで，より健康的な人々が増え，その集団全体の健康度が高まる。すると，より健康的な人々が地域に暮らす人々の一員として，地域や学校などのボランティアのような人的資源として活躍する機会が増える。ポピュレーションアプローチはヘルスプロモーションの「人々が自らの健康とその決定要因をコントロールし，改善することができるようにするプロセス」[21]という考え方に基づくものである。

B ▷ 多職種・他機関との調整と連携

公衆衛生看護では，支援が必要な人々やその家族を中心として，保健・医療・福祉の専門職や事務職，近隣や関係する人々と協力して多職種・多機関で支援す

＊ **ヘルスケアチーム**
WHOは，多職種連携としてのヘルスケアチームを「健康に関するコミュニティのニーズによって決定された共通のゴール・目的をもち，ゴール達成に向かってメンバー各自が自己の能力と技能を発揮し，かつ他者のもつ機能と調整しながら寄与していくグループである」[22]と定義している。

る場合も多い。多職種・多機関による支援は，健康や生活の課題が多様化・複雑化した場合や，対象となる人々の療養や生活の場の変化に対応し，継続的に一貫性のあるケアやサービスを提供するために重要である。また，多面的なアセスメントが可能となり，課題の解決に向けた現状分析や，対象となる人々の保持している力を引き出すことも容易となる。多職種から構成されるヘルスケアチーム＊が，地域住民の健康と生活を支えるために活動することによって，保健・医療・福祉の連携が推進される。

さらに，少子化や核家族化などの社会状況の変化によって，妊娠・出産，育児の支援などを基盤としながらも，より広範で緊密な支援の必要性も高まっている。親子保健や学校保健でも，課題は複雑化・深刻化している。育児不安や育児困難，虐待予防，引きこもりへの対応など，市町村保健センター，保健所，子育て世代包括支援センター，子ども家庭センター，保育所，児童相談所，学校，そのほかの教育機関，福祉・医療施設の専門職などとの連携による支援や，継続的で一貫性のある支援のためのシステム構築の必要性が，ますます高まっている。加えて，高齢化の進展により，退職後の確実な健康管理も急務の課題となっている。生活習慣病予防や精神保健などに関する労働者の身体的・精神的な健康管理は，企業などの事業場では特定健診・保健指導やメンタルヘルス対策として展開されている。今後は，健康保険組合などで実施している退職後の人々に対する健康管理など，産業保健から成人保健，高齢者保健といった分野間でのより緊密な連携が期待されている[23]。

保健師などの地域の看護職は，地域社会を構成する要素の重層的な構造や相互作用を多面的な視点で理解し，それぞれの成り立ちや経緯を活用した働きかけや，新たな相互作用のきっかけづくりを担っている。

▶ 2 公衆衛生看護活動の場と機能

A ▷ 公衆衛生看護活動の場

公衆衛生看護活動が展開されている主な場として，行政，学校，職域がある。しかし，近年は，国や都道府県（本庁），保健所，市町村の行政機関，学校，企業などの事業所だけでなく，病院や診療所といった医療機関や訪問看護ステーション，福祉施設，NPOなどの民間の様々な組織，国外の組織など，多様化している（図3-8）。

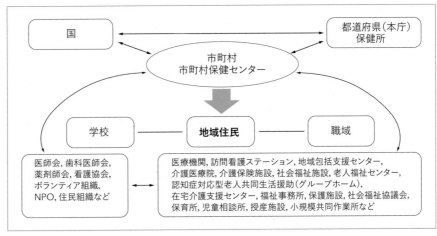

図3-8　公衆衛生看護活動の場

1. 公衆衛生看護活動の場の変遷

❶ 保健師の就業数と就業場所

　1960年代から就業保健師数は継続して増加傾向にあり，2020（令和2）年には約5万6000人となっている（図3-9）。人口10万対就業保健師数は全国で44.1人であり，最も少ない神奈川県は26.9人，最も多い長野県は82.6人と，都道府県によって3倍以上の格差が生じている（図3-10）。また，人口の多い大都市で少なくなっている。

　保健師の就業場所は市区町村が最も多く，保健所・都道府県（本庁）と合わせた行政機関が全体の70%以上を占めており，以下は病院，診療所といった医療機関，事業所の順となる（表3-3）。この割合と順位にあまり変化はない。

　自治体の保健師は，社会的な背景やニーズに応えるために，各行政機関での配置場所の分散と集約があった。社会的な背景については，保健衛生行政に関する主な法律・制度も理解する必要がある。2000年代でみると，たとえば，2000（平成12）年の介護保険法の施行から，介護保険制度の導入やその後の介護予防，地域包括ケアシステム構築などが，保健師の行政機関内での配置や業務に大きく影響したといえる。また，東日本大震災や新型コロナウイルス感染症（COVID-19）への対応などの広範囲で大規模な健康危機に対応するため，派遣や出向などの臨時的な配置変更が増加する場合もある。

❷ 1970年代の動き

　1947（昭和22）年から農林省の管轄のもとで，へき地農山村などの開拓地に駐在制として開拓保健婦が配置され，社会資源の限られた厳しい環境のなかで，開拓者が健康で安定した生活を営むために活動を展開していた。生活環境は非常に厳しく，無医村の開拓者にとって保健婦は唯一の医療専門職として貴重な存在であった[24]。なお，駐在保健婦活動は昭和初期から開始されており，愛育会の農

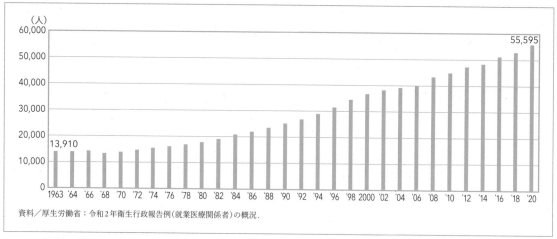

資料／厚生労働省：令和2年衛生行政報告例（就業医療関係者）の概況.

図3-9　就業保健師数の年次推移

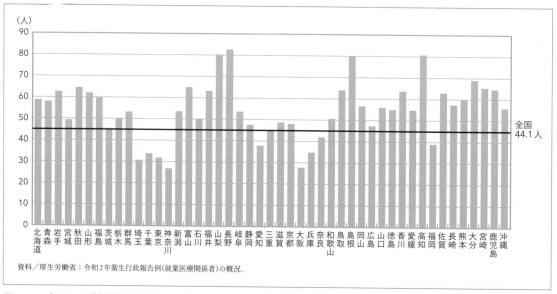

資料／厚生労働省：令和2年衛生行政報告例（就業医療関係者）の概況.

図3-10　人口10万対就業保健師数（2020（令和2）年末現在）

村での母子保健活動や，1933（昭和8）年から開始した聖路加病院公衆衛生看護部保健婦の神奈川県での活動がある[25]。

　1970（昭和45）年に，これらの261人の開拓保健婦は，発展的に保健所保健婦に移管された。また，沖縄県の公衆衛生看護婦172人が，沖縄の本土復帰に伴い，1972（昭和47）年に保健所保健婦にくわわった。市町村保健婦についても，国民健康保険組合に所属していた6008人の国民健康保険保健婦（国保保健婦）が，1978（昭和53）年に市町村保健婦と統合し，一元化された。これは，当時の厚生省が通知した「国民健康づくり地方推進事業及び婦人の健康づくり推進事業について」のなかで，市町村の健康づくりの基盤整備の一方策として配置替えが実施されたものである。

　これらの就業場所の集約によって，保健婦の主な就業場所は，保健所（都道府県，政令市等，特別区）と市町村に区分されることになり，就業保健婦の80%

表3-3　就業場所別にみた就業保健師等（実人数・常勤換算数[1]）（令和2（2020）年末現在）

	保健師		助産師		看護師	
	実人数	常勤換算数	実人数	常勤換算数	実人数	常勤換算数
	実人数・常勤換算数（人）					
総数	55595	51405.1	37940	34248.4	1280911	1172014.1
病院	3559	3329.7	23321	22217.2	883715	846036.3
診療所	2301	2088.1	8562	7382.9	169343	135240.4
助産所	4	3.8	2369	1955.6	267	218.4
訪問看護ステーション	307	255.0	37	28.5	62157	53404.2
介護保険施設等[2]	1603	1527.9	[3]…	[3]…	100701	82697.4
社会福祉施設	519	457.9	23	20.0	22021	18332.5
保健所	8523	7963.3	354	195.2	1543	918.5
都道府県	1429	1349.3	65	59.7	2099	1717.1
市区町村	30450	27967.8	1474	792.9	7544	4818.0
事業所	3789	3551.5	29	19.1	5176	4349.4
看護師等学校養成所または研究機関	1194	1159.2	1562	1487.9	17519	16868.1
その他	1917	1751.6	144	89.4	8826	7413.8
	構成割合（%）					
総数	100.0	100.0	100.0	100.0	100.0	100.0
病院	6.4	6.5	61.5	64.9	69.0	72.2
診療所	4.1	4.1	22.6	21.6	13.2	11.5
助産所	0.0	0.0	6.2	5.7	0.0	0.0
訪問看護ステーション	0.6	0.5	0.1	0.1	4.9	4.6
介護保険施設等[2]	2.9	3.0	[3]…	[3]…	7.9	7.1
社会福祉施設	0.9	0.9	0.1	0.1	1.7	1.6
保健所	15.3	15.5	0.9	0.6	0.1	0.1
都道府県	2.6	2.6	0.2	0.2	0.2	0.1
市区町村	54.8	54.4	3.9	2.3	0.6	0.4
事業所	6.8	6.9	0.1	0.1	0.4	0.4
看護師等学校養成所または研究機関	2.1	2.3	4.1	4.3	1.4	1.4
その他	3.4	3.4	0.4	0.3	0.7	0.6

注：1）常勤換算数とは，各就業者に常勤換算率を掛けた数値を足し上げたものである。
　　2）「介護保険施設等」とは，「介護老人保健施設」「介護医療院」「指定介護老人福祉施設」「居宅サービス事業所」「居宅介護支援事業所」等をいう。
　　3）「助産師」は，「介護保険施設等」について調査していない。

資料／厚生労働省：令和2年衛生行政報告例（就業医療関係者）の概況，2022，p.3.

以上が保健所と市町村の2つの場に所属することとなった。その後，1972（昭和47）年に，厚生大臣の諮問機関である保健所問題懇談会の基調報告で対人保健サービスの市町村移管が示され，保健所の再編成に関する政策を背景に，市町村の保健衛生行政を担う重要な専門職として市町村保健婦数は増加し，1980（昭和55）年には保健所保健婦数を上回った。また，国保を中心とした病院・診療所，事業所，学校養成所などに就業する保健婦も少しずつ増加していった。

❸ 1980年代の動き

　1980年代は，保健所と市町村の保健婦数が増加していった。増加した主な理由は，国民健康づくり対策の実施，老人保健法（現高齢者の医療の確保に関する法律）の施行，高齢者保健福祉推進十か年戦略（ゴールドプラン）の策定などが国の政策として推進され，市町村を基盤とした成人，高齢者の健康増進のための保健衛生行政の整備が強化されたことである。保健婦をはじめとする地域の保健・医療を担う専門職が，施策に基づき，それぞれの地域の特性に合わせて具体的な活動を展開した。特に，保健婦は，地域に生活する人々の生活習慣や価値観を把握し，地域に密着して継続的に働きかけ，生活習慣病予防や健康増進の考え方を地域に広めていった。

❹ 1990年代の動き

1990年代は，市町村保健婦数の増加が著しく，保健婦の就業場所が保健衛生分野から福祉・介護分野へ少しずつ分散していった時期である。日本は1994（平成6）年に高齢社会となり，その後も急激な高齢化が予測されたため，高齢者の健康と生活を支える地域のしくみが急速に整備された。特に，疾病や障害がある高齢者の療養や生活の場を，病院から在宅や地域の施設へ移行するための制度の整備が進められた。1991（平成3）年の老人保健法改正，1992（平成4）年の老人訪問看護制度創設，その後の年齢制限撤廃による訪問看護の拡大によって，訪問看護ステーションが新設された。さらに，新高齢者保健福祉推進十か年戦略（新ゴールドプラン）が実施され，介護老人福祉施設も増加していった。これまで地域で着実に活動を積み重ねてきた保健婦は，地域の多様な福祉・介護分野などでも広く活躍することとなった。特に，訪問看護ステーションや福祉関係施設の開設にあたっては，保健婦が大きな役割を担った例が多くみられた[26),27)]。

さらに，1994（平成6）年には，地域住民の健康の保持・増進を目的として，従来の保健所法を改正した地域保健法が制定され，1997（平成9）年から全面施行された。この法律により，母子保健事業の主たる実施主体が都道府県から市町村に移管された。保健所については，所管区域の見直しと統合が実施され，地域保健の広域的・専門的・技術的拠点として機能強化を図ることとなった。地域保健法の施行により，地域住民への直接サービスは主に市町村が担うこととなり，統合により設置数が減少した保健所は，より広域的・専門的な事業を実施することとなった。その結果，それまで微増であった保健所保健婦数は1996（平成8）年から保健所の統廃合などで減少し，市町村や事業所，介護老人保健施設などの保健婦数の増加が目立つようになった。

加えて，1995（平成7）年に発生した阪神・淡路大震災は，犠牲者6434名，避難者30万人以上の大災害であり，被災者への中長期的な支援が必須となり，全国規模の自治体保健婦による派遣支援が実施された。この経験を経て，各自治体での災害時の保健活動や支援方法などの検討と整備が進められた。

❺ 2000年代の動き

2000年代は保健医療福祉分野の法制度の改正や新たな法律の施行がある一方，市町村合併が急激に進み，自治体保健婦数は一時的に減少に転じ，非常に変化の著しい年代であった。

2000（平成12）年に介護保険法施行，2002（平成14）年に一部改正された保健師助産師看護師法（旧保健婦助産婦看護婦法）が施行され，保健婦（士）が保健師に，看護婦（士）が看護師に名称変更された。2003（平成15）年に健康増進法と少子化社会対策基本法（議員立法）が施行され，2005（平成17）年に次世代育成支援推進法，2006（平成18）年には障害者自立支援法（2013［平成25］年改正・改称，障害者総合支援法）も施行された。さらに，2006（平成18）年に自殺対策基本法，2007（平成19）年にがん対策基本法（議員立法）が施行された。また

2006（平成18）年には健康保険法，医療法，感染症法，介護保険法などが一部改正され，医療制度改革も実施された。さらに，2006（平成18）年からは地域包括支援センターが設置され，保健師等が配置されることとなった。2008（平成20）年には，老人保健法の改称・改正法として高齢者の医療の確保に関する法律が施行された。さらに，2009（平成21）年には，保健師助産師看護師法が改正され，看護師国家試験受験資格の条文に「大学」が明記され，保健師・助産師の教育年限が「6か月以上」から「1年以上」に変更となった。

加えて，平成の大合併といわれる市町村合併が進み，市町村数は1999（平成11）年3月の3232から2018（平成30）年10月の1718と約半数に減少した[28]。

市町村合併や保健所の統廃合により，保健所・市町村の保健師数は2002（平成14）～2010（平成22）年まで減少し，多様な部署への分散配置も進み，統括保健師の役割と責任がより重要となった。就業保健師の総数は毎年増加しているが，保健所と市町村に就業している保健師は，2002（平成14）年には全体の76%に減少した。就業場所は行政だけではなく，様々な場所に分散化しつつある。しかし，2008（平成20）年から開始された特定健診・特定保健指導の実施体制整備のために，市町村保健師・管理栄養士が増員され，その後はやや増加に転じている。

❻ 2010年代～現在の動き

2010年代は，2011（平成23）年の東北地方太平洋沖地震（東日本大震災），2016（平成28）年の熊本地震など大きな地震のほか，台風・豪雨など大規模な災害が頻発した。感染症では，2009（平成21）年の新型インフルエンザ感染症，2020（令和2）年以降のCOVID-19の世界的な大流行に見舞われた。健康危機に関する社会的なニーズに対応するため，全国規模の自治体保健師による派遣支援や潜在保健師の登録が求められた。また，福祉事務所に健康管理支援などのために保健師の配置が開始され，生活困窮者への健康相談や医療機関との連携が図られるようになった。さらに，2016（平成28）年の母子保健法改正により，子育て世代包括支援センター（母子健康包括支援センター）の市町村設置が努力義務とされ，保健師等が多職種と連携して切れ目のない子育て支援を展開している。

就業保健師数は，2010（平成22）年は4万5028人であったが2020（令和2）年は5万5595人と増加している。COVID-19拡大の対応のため，全国の保健所で人材がひっ迫しており，総務省は2021（令和3）～2022（令和4）年の2年間で約900人増員するため，自治体への財政支援を明らかにしている。

2. 行政機関

行政機関を活動の場としている保健師は，主に都道府県，市町村，政令市または特別区に所属している（地方公務員）。また，国の行政機関である厚生労働省で看護系技官として活躍している保健師もいる（国家公務員）。2020（令和2）年の都道府県・市町村*の保健師数は3万6161人である。

国の行政機関である厚生労働省の看護系技官は，本省では医政局，健康局，労

＊都道府県・市町村
都道府県・市町村は「地方自治体」「自治体」「地方公共団体」など，包括的に表現されることもある。自治体は「自治の機能を与えられた公の団体。自治団体。地方公共団体」[29]であり，地方自治法において都道府県・市町村は普通地方公共団体，特別区などは特別地方公共団体と分けられている。

第3章　公衆衛生看護の対象と場

2　公衆衛生看護活動の場と機能　　51

働基準局，子ども家庭局，社会・援護局，老健局，保険局などに配属されている。特に健康局健康課保健指導室は，自治体の保健師等の保健指導に関する企画・立案や人材育成の支援，大規模災害時の保健師の応援派遣の調整などを行っており，保健師が配置されている。また医政局看護課は，看護職全体の需給や基礎教育，国家試験や免許に関する業務を行っており，保健師が配置されている[30]。

都道府県，市町村，特別区などは，住民の福祉の増進を図る役割があり，地域住民の健康の保持・増進に寄与することを目的とした地域保健法第4条に，「地域保健対策の円滑な実施及び総合的な推進を図るため，地域保健対策の推進に関する基本的な指針（以下，基本指針）を定めなければならない」と規定されている。この「地域保健対策の推進に関する基本的な指針」（厚生労働省健康局長通知）は，2012（平成24）年に大幅に改正され，さらに2015（平成27）年には，中核市の指定要件が「人口30万以上の市」から「人口20万以上の市」に変更されたことに伴い，基本指針の保健所政令市に係る人口要件が見直された。

2012（平成24）年の改正時には，住民の生活スタイルの多様化や健康危機管理対応といった社会的背景の変化に対応するために，地域のソーシャルキャピタルを活用し，学校や企業などとの積極的な連携と自助・共助の支援としての公助の方針が盛り込まれた。この改正は，行政を主体とした取り組みだけでは対応が困難な状況となっていること，地域包括ケアシステムの構築や社会保障の維持・充実のための支え合う社会の回復が求められていること，東日本大震災の被災者の健康管理の様々な課題への対応など，社会的な背景の変化と国民のニーズの高度化・多様化を踏まえて検討された。これらは，様々な場で実践を展開している看護職に共通する課題であり，多職種で連携して取り組むことが必要である。

❶ 都道府県保健所

保健所は，都道府県，指定都市，中核市，その他政令で定める市または特別区が設置する保健衛生行政機関である（地域保健法第5条）。保健所は，地域保健の広域的・専門的・技術的拠点であり，市町村の保健サービスについて必要な技術的援助・助言を行う。2022（令和4）年は，本庁468施設となっている。対人保健分野として，感染症対策，エイズ・難病対策，精神保健対策，母子保健対策がある（図3-11, 12）。保健所は，保健師のほか，医師，歯科医師，薬剤師，獣医師，診療放射線技師，衛生検査技師，管理栄養士，栄養士，歯科衛生士，理学療法士，作業療法士，食品衛生監視員などの多様な専門職が各役割を担っている。2013（平成25）年に改定された「地域における保健師の保健活動について」（厚生労働省健康局長通知）には，保健師の活動指針が示されている（表3-4）。都道府県保健所等の保健師の主な業務は，生活習慣病対策，精神保健福祉対策，自殺予防対策，難病対策，結核・感染症対策，エイズ対策，肝炎対策，母子保健対策，虐待防止対策等についての広域的，専門的な保健サービス等の提供，災害を含めた健康危機の対応と体制づくり，調査研究，各種保健医療福祉計画の策定の参画，管内市町村との連携と技術的な助言，支援および連絡調整などである。

都道府県の保健師の活動状況は，保健福祉事業の割合が20%であり，地区管

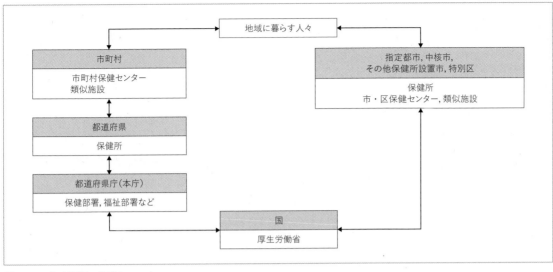

図3-11　行政機関の体系

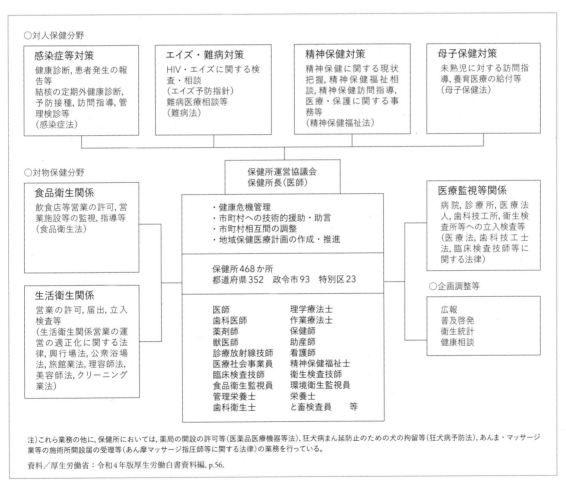

注)これら業務の他に,保健所においては,薬局の開設の許可等(医薬品医療機器等法),狂犬病まん延防止のための犬の拘留等(狂犬病予防法),あんま・マッサージ業等の施術所開設届の受理等(あん摩マッサージ指圧師等に関する法律)の業務を行っている。

資料／厚生労働省:令和4年版厚生労働白書資料編, p.56.

図3-12　保健所の活動

表3-4　活動領域に応じた保健活動の推進

○保健師の保健活動の基本的な方向性（所属する組織・部署に共通）

①地域診断に基づくPDCAサイクルの実施
②個別課題から地域課題への視点および活動の展開
③予防的介入の重視
④地区活動に立脚した活動の強化
⑤地区担当制の推進
⑥地域特性に応じた健康なまちづくりの推進
⑦部署横断的な保健活動の連携および協働
⑧地域のケアシステムの構築
⑨各種保健医療福祉計画の策定および実施
⑩人材育成

○活動領域に応じた保健活動の推進

1．都道府県保健所等の保健師

①所属内の他職種と協働し，管内市町村および医療機関等の協力を得て広域的に健康課題を把握し，その解決に取り組むこと。
②生活習慣病対策，精神保健福祉対策，自殺予防対策，難病対策，結核・感染症対策，エイズ対策，肝炎対策，母子保健対策，虐待防止対策等において広域的，専門的な保健サービス等を提供する際，災害を含めた健康危機への迅速かつ的確な対応が可能になるような体制づくりを行い，新たな健康課題に対して，先駆的な保健活動を実施し，その事業化および普及を図ること。
③生活衛生および食品衛生対策についても，関連する健康課題の解決を図り，医療施設等に対する指導等を行うこと。
④地域の健康情報の収集，分析および提供を行うとともに調査研究を実施して，各種保健医療福祉計画の策定に参画し，広域的に関係機関との調整を図りながら，管内市町村と重層的な連携体制を構築しつつ，保健，医療，福祉，介護等の包括的なシステムの構築に努め，ソーシャルキャピタルを活用した健康づくりの推進を図ること。
⑤市町村に対しては，広域的および専門的な立場から，技術的な助言，支援および連絡調整を積極的に行うよう努めること。

2．市町村の保健師

①市町村が住民の健康の保持増進を目的とする基礎的な役割を果たす地方公共団体と位置づけられ，住民の身近な健康問題に取り組むこととされていることから，健康増進，高齢者医療福祉，母子保健，児童福祉，精神保健福祉，障害福祉，女性保護等の各分野に係る保健サービス等を関係者と協働して企画および立案し，提供するとともに，その評価を行うこと。
②管内をいくつかの地区に分けて担当し，担当地区に責任を持って活動する地区担当制の推進に努めること。
③市町村が保険者として行う特定健康診査，特定保健指導，介護保険事業等に取り組むこと。
④住民の参画および関係機関等との連携のもとに，地域特性を反映した各種保健医療福祉計画を策定し，当該計画に基づいた保健事業等を実施すること。
⑤各種保健医療福祉計画の策定にとどまらず，防災計画，障害者プランおよびまちづくり計画等の策定に参画し，施策に結びつく活動を行うとともに，保健，医療，福祉，介護等と連携および調整し，地域のケアシステムの構築を図ること。

3．保健所設置市および特別区の保健師

上記1および2の活動を併せて行うこと（都道府県保健所等の機能のうち，市町村との関係に関する部分を除く）。

4．都道府県，保健所設置市，特別区および市町村の本庁の保健師

保健所，市町村等の保健活動に対して技術的および専門的側面からの指導および支援を行うとともに，当該地方公共団体の地域保健関連施策の企画，調整および評価を行うこと。

資料／厚生労働省：地域における保健師の保健活動について（平成25年4月19日）．

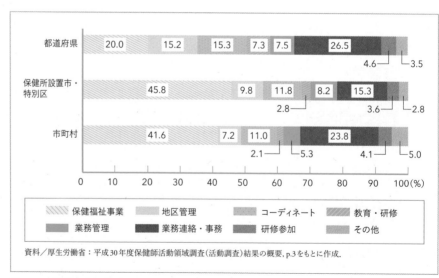

資料／厚生労働省：平成30年度保健師活動領域調査（活動調査）結果の概要, p.3をもとに作成.

図3-13　都道府県保健所と市区町村保健師の活動状況

理やコーディネート，教育・研修などの割合が多い（図3-13）。

❷ 市区町村（市町村，政令市・特別区）

　市町村の保健師は，住民に身近で利用頻度の高い保健サービス全般を担当し，乳幼児から高齢者まで地域住民全体の健康問題に取り組んでいる。また，市町村保健師の活動拠点となる市町村保健センターは，ほとんどの市町村に設置され，2022（令和4）年現在で2432施設となっている。

　市町村保健師の主な業務は，健康増進，高齢者医療福祉，母子保健，児童福祉，精神保健福祉，障害福祉，女性保護等の保健サービス等の企画，立案，実施と評価，地区担当制の推進，市町村が保険者として行う特定健康診査，特定保健指導，介護保険事業等，各種保健医療福祉計画の策定と保健事業等の実施，各種保健医療福祉計画およびまちづくり計画等の策定への参画，地域のケアシステムの構築などである（表3-4参照）。

　市町村保健師の活動状況は，保健福祉事業の割合が約40％を占め，地区管理の割合が少ない（図3-13参照）。

　また，政令市・特別区の保健師は，都道府県と市町村の機能と役割を組み合わせて活動している。政令市・特別区は市町村機能と保健所機能の両方を担うが，そこでの保健師の活動状況は，市町村保健師とほぼ同様である。

　市町村保健師は地区担当制と業務担当制，その併用といったしくみのなかで，受け持ち地区を担当し，地区活動＊を展開する。地区担当制は，保健師が一定の地区とその地区に居住するすべての住民を担当するしくみであり，業務担当制は母子保健，精神保健，高齢者保健などの分野別の事業を担当するしくみである。業務担当制のしくみは，同一の担当課内で係を区分している場合や，分散配置により担当部署（課，係など）が異なる場合など，自治体の組織体制によって多様である。

❸ 都道府県，政令市および特別区の本庁

　都道府県，政令市および特別区の本庁の地域保健関連施策の企画調整部門に配置された保健師（以下，本庁保健師）の活動の指針は表3-4のとおりである。本庁保健師の主な業務は，保健所，市町村等の保健活動に対して技術的および専門的側面からの指導・支援，当該地方公共団体の地域保健関連施策の企画，調整および評価などである。

3. 学校

❶ 学校保健の場と対象

　学校保健の場は学校であり，主な対象は児童生徒である。養護教諭は，児童生徒等の健康の保持増進を図ること，集団教育としての学校教育活動に必要な健康や安全への配慮を行うこと，自己や他者の健康の保持増進を図ることができるよ

＊地区活動
「健康の維持・増進，疾病の予防，在宅療養のケア，リハビリテーションなど，地域に生活する人々を対象として，健康のあらゆる段階において，人々がより健康に生活できるように，その生活や条件に基づいて援助すること」[31]であり，個人や家族への支援を通じて地域共通の課題を把握できる，地域共通の課題に働きかける過程で住民主体の活動を支援できる，などの特徴がある。

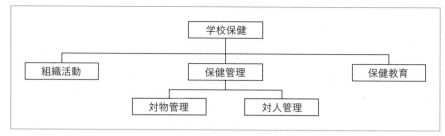

図3-14 学校保健の構成

うな能力を育成することなど，学校での保健管理と保健教育を担っている。学校保健は，図3-14のように構成されている。

❷ 養護教諭の職務・役割

養護教諭は，学校教育法第37条第12項に定められた教職員である。その職務は児童の養護をつかさどると規定されており，児童生徒の健康を保持増進するための活動を行う。保健師免許取得後の申請により，養護教諭2種免許を取得することができる。学校では保健室に常駐し，保健衛生業務を担当する。

養護教諭の主な職務内容は，①保健管理，②保健教育，③保健組織活動，④保健室経営，⑤健康相談である（表3-5）。健康相談は，保健管理だけでなく，児童

表3-5 養護教諭の主な職務内容

保健管理

○心身の健康管理：①救急処置（救急体制の整備と周知，救急処置および緊急時の対応），②健康診断（計画・実施・事後措置・評価），③個人および集団の健康問題の把握（健康観察，保健情報の収集および分析，保健室利用状況の分析・評価），④疾病の管理と予防（感染症・食中毒の予防と発生時の対応，疾病および障害のある児童生徒等の管理，経過観察を必要とする児童生徒等の管理），⑤その他
○学校環境衛生の管理：①学校環境衛生（学校環境衛生の日常的な点検への参画と実施，学校環境衛生検査への参画），②校舎内・校舎外の安全点検（施設設備の安全点検への参画と実施），③その他

保健教育

○体育科・保健体育科の保健に関する学習
○関連する教科における保健に関する学習
○特別活動（学級活動・ホームルーム活動，児童生徒会活動，学校行事）における保健に関する学習
○総合的な学習（探究）の時間における保健に関する学習
○日常生活における指導および子供の実態に応じた個別指導
○啓発活動：①児童生徒等，教職員，保護者，地域住民および関係機関等への啓発活動
○その他

保健組織活動

○教職員保健委員会への企画・運営への参画と実施
○PTA保健委員会活動への参画と連携
○児童生徒保健委員会の指導
○学校保健委員会，地域学校保健委員会等の企画・運営への参画と実施
○地域社会（地域の関係機関，大学等）との連携
○その他

保健室経営

○保健室経営計画の作成・実施・評価・改善
○保健室経営計画の教職員，保護者等への周知
○保健室の設備備品の管理
○諸帳簿等保健情報の管理
○その他

健康相談

○心身の健康課題への対応：健康相談の実施，心身の健康課題の早期発見・早期対応，支援計画の作成・実施・評価・改善，いじめや虐待，事件事故・災害等における心のケア
○児童生徒等の支援に当たっての関係者との連携：①教職員，保護者および校内組織との連携，②学校医，学校歯科医，学校薬剤師等の専門家との連携，③地域の医療機関等との連携
○その他

出典／日本学校保健会：学校保健の課題とその対応；養護教諭の職務等に関する調査結果から，令和2年度改訂，2021, p.97-99をもとに作成.

生徒の人間形成に役割を果たし，期待されている役割であることから項目が独立している。

1997（平成9）年度の保健体育審議会答申において，養護教諭はいじめなどの心の健康問題にいち早く気づける立場にあり，ヘルスカウンセリング*（健康相談活動）がいっそう重要な役割を担うことが示された（表3-6）。その後，2008（平成20）年の中央教育審議会答申では，養護教諭には学校保健活動の中核を担う役割が求められること，子どもを取り巻く状況の変化や多様化・複雑化した現代的な健康課題の解決に向けた重要な責務があることが示された。そして，児童生徒の身体的不調の背景に，いじめや不登校，虐待などの影響もあることから，児童生徒の健康課題の解決に向けた学校における支援の進め方が4つのステップにまとめられた[33]（表3-7）。そのなかで，養護教諭が連携の窓口としてコーディネーターの役割を果たすことや，多機関での連携の重要性が強調されている。その後，2009（平成21）年に学校保健法が学校保健安全法に改称・改正され，養護教諭の役割がさらに明確に示された。具体的には，第9条「保健指導」，第10条「地域の医療機関等との連携」が新たに加わり，第5条「学校保健計画の策定等」，第7条「保健室」の事項の充実が図られた。第9条では，養護教諭が中心となって担任や関係職員と相互に連携して保健指導をすることと，保護者に対しても必要な助言を行うことによって家庭との連携を図ることが明記された。第5条では，「学校保健安全計画」が「学校保健計画」と「学校安全計画」に区分され，児童生徒等および職員の健康診断，環境衛生検査に加えて，児童生徒等に対する指導が必須となった。さらに，第7条では，保健室が学校の管理運営や保健管理の重要な

＊ヘルスカウンセリング
「健康（精神健康を含む）にかかわる問題解決のための気づきや行動変容を支援し，自己成長を支えるカウンセリングのこと」であり，「家庭・地域・学校・企業や保健・医療・福祉施設というあらゆる生活の場に求められているもの」と定義される[32]。

表3-6　**養護教諭の新たな役割と求められる資質**

○**養護教諭の新たな役割**
　近年の心の健康問題等の深刻化に伴い，学校におけるカウンセリング等の機能の充実が求められるようになってきている。この中で，養護教諭は，児童生徒の身体的不調の背景に，いじめ等の心の健康問題がかかわっていること等のサインにいち早く気付くことのできる立場にあり，養護教諭のヘルスカウンセリング（健康相談活動）が一層重要な役割を持ってきている。養護教諭の行うヘルスカウンセリングは，養護教諭の職務の特質や保健室の機能を十分に生かし，児童生徒の様々な訴えに対して，常に心的な要因や背景を念頭に置いて，心身の観察，問題の背景の分析，解決のための支援，関係者との連携など，心や体の両面への対応を行う健康相談活動である。
　これらの心の健康問題等への対応については，「心身の健康に問題を持つ児童生徒の個別の指導」及び「健康な児童生徒の健康増進」という観点からの対応が必要であるが，過去においては必ずしもこれらの問題が顕在化していなかったことから，これらの職務を実施できる資質を十分に念頭に置いた養成および研修は行われていなかった。
　もとより心の健康問題等への対応は，養護教諭のみではなく，生徒指導の観点から教諭も担当するものであるが，養護教諭については，健康に関する現代的課題検討など近年の問題状況の変化に伴い，健康診断，保健指導，救急処置などの従来の職務に加えて，専門性と保健室の機能を最大限に生かして，心の健康問題にも対応した健康の保持増進を実践できる資質の向上を図る必要がある。

○**求められる資質**
　このような養護教諭の資質としては，①保健室を訪れた児童生徒に接した時に必要な「心の健康問題と身体症状」に関する知識理解，

これらの観察の仕方や受け止め方等についての確かな判断力と対応力（カウンセリング能力），②健康に関する現代的課題の解決のために個人又は集団の児童生徒の情報を収集し，健康課題をとらえる力量や解決のための指導力が必要である。その際，これらの養護教諭の資質については，いじめなどの心の健康問題等への対応の観点から，かなりの専門的な知識・技能が等しく求められることに留意すべきである。さらに，平成7年度に保健主事登用の途を開く制度改正が行われたこと等に伴い，企画力，実行力，調整能力等を身に付けることが望まれる。

○**資質の向上方策等**
　このような養護教諭の資質向上を図るため，養成課程及び現職研修を含めた一貫した資質の向上方策を検討していく必要があるが，養成課程については，養護教諭の役割の拡大に伴う資質を担保するため，養護教諭の専門性を生かしたカウンセリング能力の向上を図る内容などについて，質・量ともに抜本的に充実することを検討する必要がある。
　現職研修のうち，採用時の研修については，既に平成9年度より日数を大幅に拡充し，また，経験者研修についても新たに実施されたところであるが，今後は，情報処理能力の育成も含め研修内容の充実に努めるとともに，とりわけ経験者研修について，担当教諭とチームを組んだ教科指導や保健指導に関する実践的な指導力の向上，企画力・カウンセリング能力の向上などに関する内容を取り入れることを含め，格段の充実を図る必要がある。
　同時に，養護教諭が新たな役割を担うことに伴い，従来の職務はもとより，新たな心身の健康問題にも適切に対応できるよう，養護教諭の複数配置について一層の促進を図ることが必要である。

資料／文部科学省：1997（平成9）年9月22日保健体育審議会答申. 一部抜粋.

表3-7 児童生徒の課題解決の基本的な進め方

ステップ1	対象者の把握 ①体制整備：養護教諭は，関係機関との連携のための窓口として，コーディネーター的な役割を果たしていくことが重要である。 ②気付く・報告・対応：養護教諭は，日頃の状況などを把握し，児童生徒等の変化に気付いたら，管理職や学級担任等と情報を共有するとともに，他の教職員や児童生徒，保護者，学校医等からの情報も収集する。児童生徒の健康課題が明確なものについては，速やかに対応する。
ステップ2	課題の背景の把握 ①情報収集・分析：養護教諭は，収集・整理した情報を基に専門性を生かしながら，課題の背景について分析を行い，校内委員会に報告する。 ②校内委員会におけるアセスメント：養護教諭は，校内委員会のまとめ役を担当する教職員を補佐するとともに，児童生徒の課題の背景について組織で把握する際，専門性を生かし，意見を述べる。
ステップ3	支援方針・支援方法の検討と実施 ①支援方針・支援方法の検討：養護教諭は，健康面の支援については，専門性を生かし，具体的な手法や長期目標，短期目標等について助言する。 ②支援方針・支援方法の実施：養護教諭は，課題のある児童生徒の心身の状態を把握し，必要に応じ，健康相談や保健指導を行う。
ステップ4	児童生徒の状況確認及び支援方針・支援方法等の再検討と実施 養護教諭は，これまでの支援に基づく実施状況等について，児童生徒の課題が正確であったか，その他の原因は考えられないか，新たな要因が生じていないかなど，情報収集及び分析を行い，支援方針・支援方法を再検討するに当たり，児童生徒にとって有効なものになるか，専門性を生かし助言する。

資料／文部科学省：現代的健康課題を抱える子供たちへの支援：養護教諭の役割を中心として，2017，p.5をもとに作成．

役割を有することから，旧法の雑則から第7条に位置づけられた。学校保健安全法施行後の課題としては，複数配置の促進，研修の充実，養成カリキュラムの充実などがある[34]。

　さらに，学校と保健所，地域の医療機関，児童生徒の保護者を含む家庭などが役割を分担しながら，児童生徒の心身の健康保持・増進のために，より緊密に連携していくことが求められる。たとえば，メンタルヘルスに関する健康課題やアレルギー疾患などを有する児童生徒への支援については，医学的な知識が必要であり，学校だけで対応するには限界がある。そこで，養護教諭がコーディネーターの役割を担い，地域の医療機関や家庭と連携して，児童生徒に効果的に支援できるように体制を整備することも重要である。このように，養護教諭は学校と地域との連携を推進するための中心的な役割を担っている。

4. 職域

❶ 産業保健の場と対象

　産業保健の場は，企業，医療機関，教育機関，自治体，健康保険組合，全国健康保険協会（協会けんぽ），地域産業保健センター（労働者健康安全機構の運営）などと幅広い。対象は，働く人々（就業者，労働者）であり，生産年齢人口の15〜64歳にそのほとんどが含まれる。ライフステージでは青年期〜中年期であるが，近年は65歳以上の高年期の就業者も増加している[35]。

❷ 産業看護職の役割

　企業には，生産活動による利益を追求する目的があり，企業に働く労働者は生産活動に従事している。これらの労働者が健康で安全に労働に従事するために，労働安全衛生法により，事業者は事業場の規模に応じて，衛生管理者を選任しな

ければならない。保健師は，衛生管理者として資格を受けることができる。さらに，事業者は労働者に対して健康診断を実施しなければならないとされており，産業医や産業看護師，産業保健師が事業所に雇用され，その役割の一端を担うことが多い。看護職の選任は法的に規定されていないが，産業医の選任は労働安全衛生規則第13条に定められており，事業者は事業場の規模に応じて産業医を選任し，労働者の健康管理等を行わなければならない。労働者数50人以上3000人以下の規模の事業場は1名以上，労働者数3001人以上の規模の事業場は2名以上，また，常時1000人以上（特定の業務を扱う場合は常時500人以上）の労働者を使用する事業場では，専属の産業医を選任しなければならない。中小企業などで医療専門職が配置されていない場合は，地域産業保健センターが地域の医師会や病院，教育・研究機関等の協力のもとに，労働者の健康診断，健康相談，健康教育などを行っている。

　産業看護職の役割は，労働者の健康を管理し，それに影響する職場環境，労働条件などを確認・点検し，改善することである。労働者が置かれる環境や条件には，社会経済的背景が大きな影響を及ぼしている。高度経済成長期から，一般に「平成不況」といわれる不況期，そして，経済低成長期へと続く今日まで，それぞれの時代の必要性に応じて，看護職は様々な役割を担ってきた。高度経済成長期の前後は職業性疾病への対策が中心であったが，最近では精神面，特にストレス症状への対応と個別の健康づくりが重要視されており，メンタルヘルス対策，トータル・ヘルスプロモーション・プラン（THP）が進められている（図3-15）。

　THPは，1988（昭和63）年の労働安全衛生法改正に伴い，厚生労働省が提案した健康保持増進のための指針（健康づくり指針）に沿って，事業場における労働者の健康保持増進を図り，すべての労働者を対象に心とからだの健康づくりを推

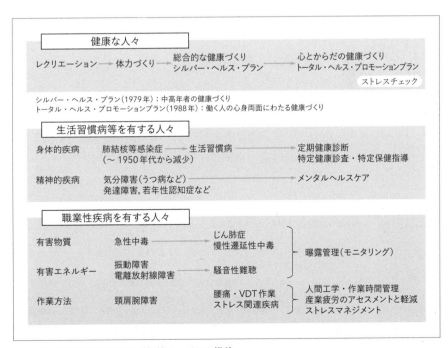

図3-15　職域での健康課題と保健サービスの推移

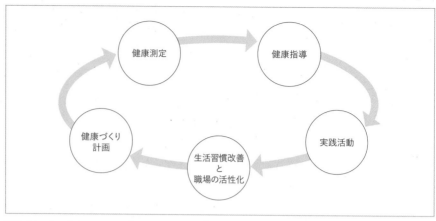

図3-16　トータル・ヘルスプロモーション・プラン

進することである。そして，組織の機能向上・活性化には，個々人の健康増進が重要であるとの視点から，個人のライフスタイルに合わせた健康づくりを支援する（図3-16）。

❸ 産業看護職の活動

　労働安全衛生法に規定されている事業者の義務として，作業環境管理，作業管理，健康管理がある。これらは労働衛生管理の基本として，「労働衛生の3管理」とよばれている。さらに，これらの3管理についての知識や技術を働く人々に伝え，仕事に伴う健康障害を予防するための労働衛生教育と，企業などの組織内での衛生管理体制を十分に整えるための総括管理がある。日本産業看護学会では，労働衛生の3管理に労働衛生教育と総括管理を加えて「労働衛生の5分野」と称している[36]（表3-8）。産業看護職は，所属する組織や他機関の産業保健関係者と連携して，これらの5分野に関する活動を展開している。

❹ 地域・職域連携

　前述した「地域保健対策の推進に関する基本的な指針」のなかでも，地域保健と産業保健の連携の強化が求められている*。この指針に沿って，都道府県および二次医療圏を単位として地域・職域連携推進協議会（図3-17）が設置され，地域・職域連携推進ガイドラインも策定・改訂されている[42]。地域・職域連携の

*具体的には，「地域保健と産業保健の連携を推進するため，保健所，市町村等が，医療機関等，健康保険組合，労働基準監督署，地域産業保健センター，事業者団体，商工会等の関係団体等から構成する連携推進協議会を設置し，組織間の連携を推進すること」と明記された。

表3-8　労働衛生の5分野

作業環境管理	作業環境中に存在する種々の有害要因を除去・低減することにより，作業環境を快適な状態に維持し，労働者の健康を確保する[37]。
作業管理	職場に存在する物理的，化学的有害要因や作業要因によって生じる健康障害を，これらの要因を適正管理することにより防止する。作業と人との調和をはかる[38]。
健康管理	健康診断，健康測定により業務による健康障害の予防，早期発見に努めるとともに労働者の健康の保持増進をはかる[39]。
労働衛生教育	労働障害や職業病の防止，快適な職場環境の形成，健康づくりなどの総合的な労働衛生対策を進めるためには，労働衛生管理体制，作業環境管理，作業管理，健康管理について，経営者・労働者ともに正しい理解が重要であり，この理解を深め実践させる[40]。
総括管理	作業環境管理，作業管理，健康管理を推進し，適切な労働衛生教育が行われるようにその体制を整え，そしてまた，労働衛生管理が企業内で効果的に展開されるようにする[41]。

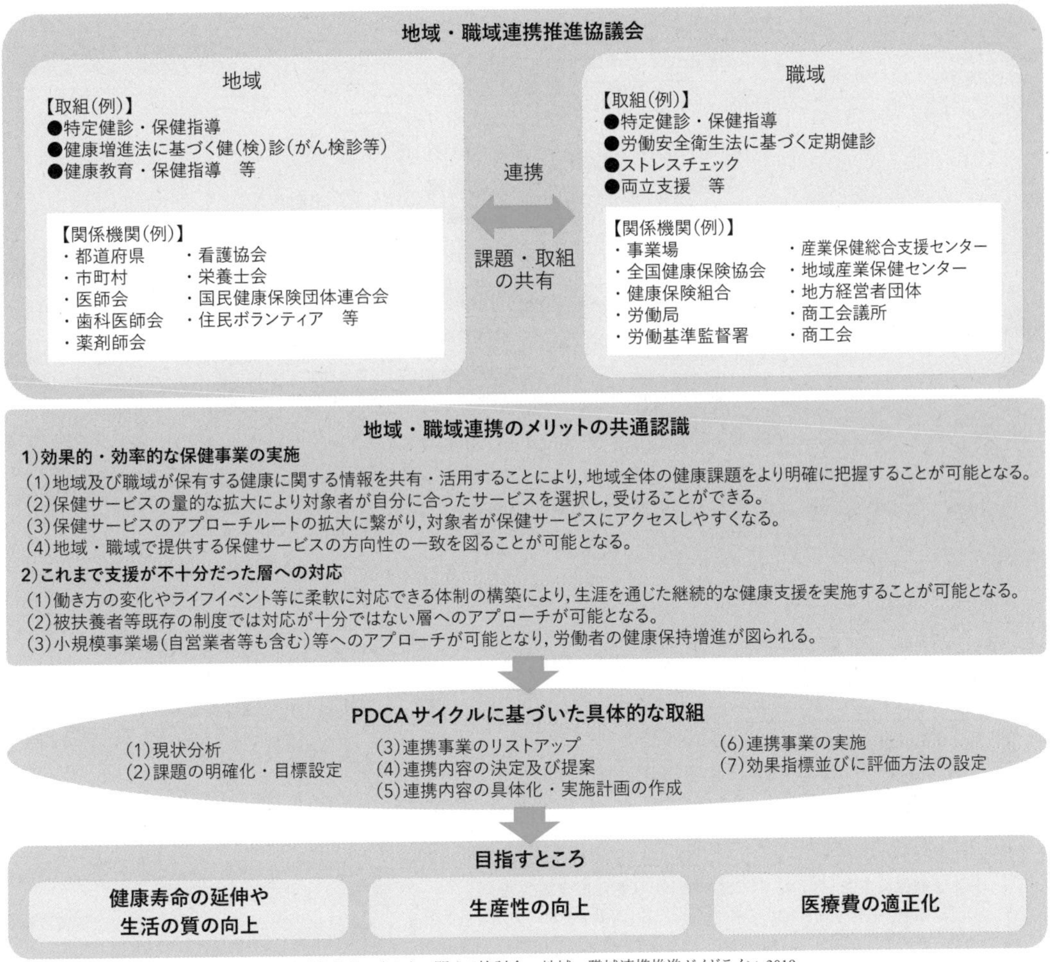

地域・職域連携推進協議会

地域

【取組（例）】
●特定健診・保健指導
●健康増進法に基づく健（検）診（がん検診等）
●健康教育・保健指導　等

【関係機関（例）】
・都道府県　　　・看護協会
・市町村　　　　・栄養士会
・医師会　　　　・国民健康保険団体連合会
・歯科医師会　　・住民ボランティア　等
・薬剤師会

職域

【取組（例）】
●特定健診・保健指導
●労働安全衛生法に基づく定期健診
●ストレスチェック
●両立支援　等

【関係機関（例）】
・事業場　　　　　・産業保健総合支援センター
・全国健康保険協会・地域産業保健センター
・健康保険組合　　・地方経営者団体
・労働局　　　　　・商工会議所
・労働基準監督署　・商工会

連携

課題・取組
の共有

地域・職域連携のメリットの共通認識

1）効果的・効率的な保健事業の実施
（1）地域及び職域が保有する健康に関する情報を共有・活用することにより，地域全体の健康課題をより明確に把握することが可能となる。
（2）保健サービスの量的な拡大により対象者が自分に合ったサービスを選択し，受けることができる。
（3）保健サービスのアプローチルートの拡大に繋がり，対象者が保健サービスにアクセスしやすくなる。
（4）地域・職域で提供する保健サービスの方向性の一致を図ることが可能となる。

2）これまで支援が不十分だった層への対応
（1）働き方の変化やライフイベント等に柔軟に対応できる体制の構築により，生涯を通じた継続的な健康支援を実施することが可能となる。
（2）被扶養者等既存の制度では対応が十分ではない層へのアプローチが可能となる。
（3）小規模事業場（自営業者等も含む）等へのアプローチが可能となり，労働者の健康保持増進が図られる。

PDCAサイクルに基づいた具体的な取組

（1）現状分析　　　　　　　（3）連携事業のリストアップ　　　　　（6）連携事業の実施
（2）課題の明確化・目標設定　（4）連携内容の決定及び提案　　　　　（7）効果指標並びに評価方法の設定
　　　　　　　　　　　　　（5）連携内容の具体化・実施計画の作成

目指すところ

| 健康寿命の延伸や
生活の質の向上 | 生産性の向上 | 医療費の適正化 |

資料／厚生労働省：これからの地域・職域連携推進の在り方に関する検討会：地域・職域連携推進ガイドライン, 2019.

図3-17　地域・職域連携推進事業

推進にあたっては，国と都道府県の役割分担と緊密な連携が求められている（図3-18）。健康診査に関する法制度から整理した地域・職域連携の対象を図3-19に示す。対象範囲は青年期〜老年期と非常に幅広く，労働者本人とその家族，年代によって，複数の法制度により定められている。働く人々の生涯を通じて継続した健康の維持・増進のために，産業看護職は多様な活動を担っている。

5. 医療施設・福祉施設

　障害者および児童の福祉部門や，介護保険部門に所属する保健師は増加している。医療機関などでは多くの看護職が活躍しているが，ここでは，人間ドックや外来での健康教育といった，病院における予防的な活動と医療施設と地域をつなぐ役割を担う保健師と，地域包括支援センターや福祉事務所，ホームホスピスなど，在宅療養者を含め，地域に暮らす人々の健康と生活を支えるための活動を主に行っている保健師について説明する。

・ガイドラインの普及
・財政的支援
・全国の事業や課題を把握
・全国会議等を通じた好事例の共有
・都道府県の重点方針等の情報の伝達
・二次医療圏ごとの事業や課題を把握し共有
・各二次医療圏協議会の情報交換・全国における好事例の周知を行う場の設定
・二次医療圏協議会の方針の伝達
・二次医療圏協議会の事業の協力依頼
国
都道府県
都道府県協議会
二次医療圏協議会
市町村
・実施した連携事業の報告
・抽出された課題の報告
・都道府県協議会に参画
・広域的な調整依頼
・実施した連携事業の報告
・抽出された課題の報告
・二次医療圏協議会に参画
・広域的な調整依頼
・生活習慣病対策に関する保健事業の実施主体として，連携事業を実施
保健所設置市・特別区単位で二次医療圏協議会を設定している場合は両方の役割を担う。

資料／厚生労働省健康局：これからの地域・職域連携推進の在り方に関する検討会：地域・職域連携推進ガイドライン, 2019.

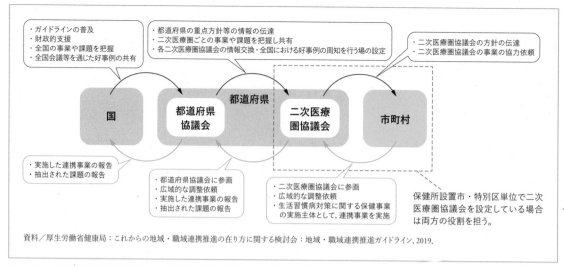

図3-18　地域・職域連携推進における国・都道府県・市町村の関係

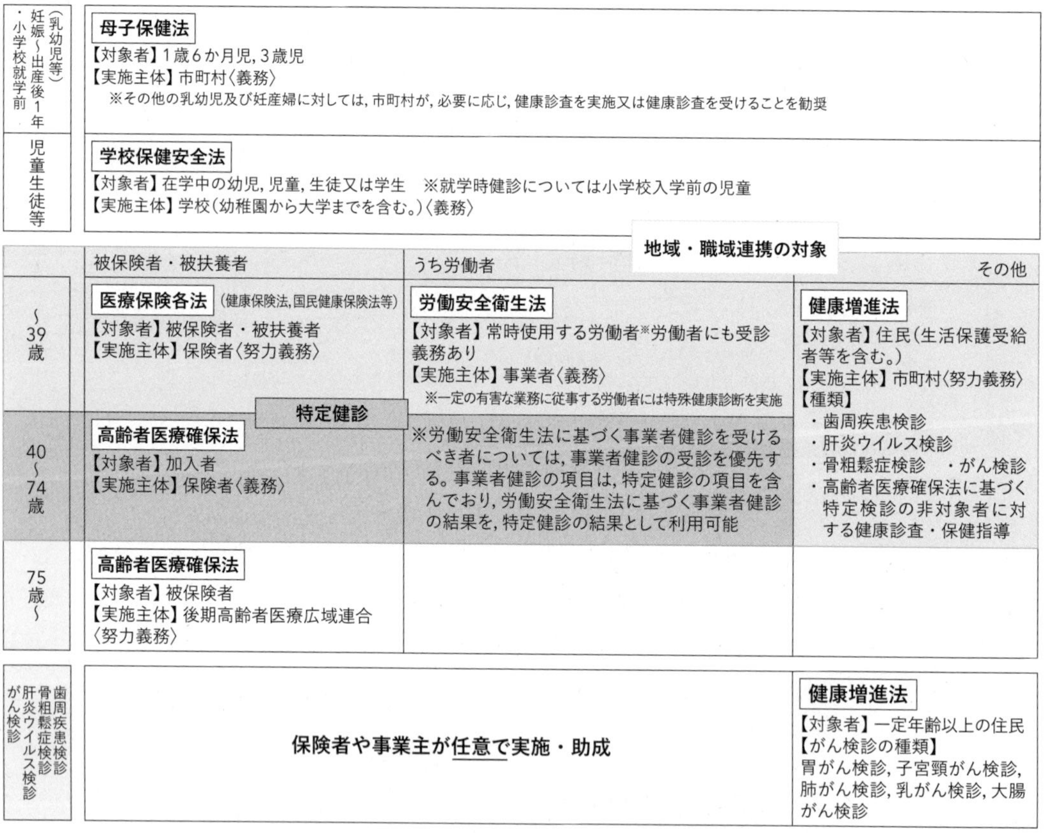

妊娠〜出産後1年（乳幼児等）・小学校就学前
母子保健法
【対象者】1歳6か月児，3歳児
【実施主体】市町村〈義務〉
※その他の乳幼児及び妊産婦に対しては，市町村が，必要に応じ，健康診査を実施又は健康診査を受けることを勧奨
児童生徒等
学校保健安全法
【対象者】在学中の幼児，児童，生徒又は学生　※就学時健診については小学校入学前の児童
【実施主体】学校（幼稚園から大学までを含む。）〈義務〉
地域・職域連携の対象
被保険者・被扶養者
うち労働者
その他
〜39歳
医療保険各法（健康保険法，国民健康保険法等）
【対象者】被保険者・被扶養者
【実施主体】保険者〈努力義務〉
労働安全衛生法
【対象者】常時使用する労働者※労働者にも受診義務あり
【実施主体】事業者〈義務〉
※一定の有害な業務に従事する労働者には特殊健康診断を実施
健康増進法
【対象者】住民（生活保護受給者等を含む。）
【実施主体】市町村〈努力義務〉
【種類】
・歯周疾患検診
・肝炎ウイルス検診
・骨粗鬆症検診　・がん検診
・高齢者医療確保法に基づく特定検診の非対象者に対する健康診査・保健指導
特定健診
40〜74歳
高齢者医療確保法
【対象者】加入者
【実施主体】保険者〈義務〉
※労働安全衛生法に基づく事業者健診を受けるべき者については，事業者健診の受診を優先する。事業者健診の項目は，特定健診の項目を含んでおり，労働安全衛生法に基づく事業者健診の結果を，特定健診の結果として利用可能
75歳〜
高齢者医療確保法
【対象者】被保険者
【実施主体】後期高齢者医療広域連合〈努力義務〉
歯周疾患検診
骨粗鬆症検診
肝炎ウイルス検診
がん検診
保険者や事業主が任意で実施・助成
健康増進法
【対象者】一定年齢以上の住民
【がん検診の種類】
胃がん検診，子宮頸がん検診，肺がん検診，乳がん検診，大腸がん検診

資料／厚生労働省健康局：これからの地域・職域連携推進の在り方に関する検討会：地域・職域連携推進ガイドライン, 2019.

図3-19　健診（検診）の法制度にみる地域・職域連携

戦後の一部の農村地域では，国民健康保険団体連合会（国保連）や全国厚生農業協同組合連合会（厚生連）の事業の一環として地域に密着した病院を設置しており，地域の公衆衛生活動の拠点として，様々な予防活動が展開されていた[43]。これらの病院の保健師は，地域に出向いて健診や健康教育などの予防活動を展開していた[44]。

現在の一般的な病院や診療所の保健師の主な機能と役割は，入院患者，外来患者に対する予防的なケアと，在宅療養者へのケアである。具体的な活動は，健康診断，個別の健康相談・保健指導，外来患者への健康教育，訪問看護，往診介助，在宅患者の家族会などへの支援，医療ソーシャルワーカー（MSW）との協力による患者の退院支援，在宅医療への支援，周辺地域への疾病や健康についての啓蒙活動などがある。病院や診療所は，提供する医療の質をより向上させるため，様々な取り組みを試みているところも多い。医療機関と地域をつなぐ，より幅広い活動が可能となる保健師の役割が期待されている。

6. 地域包括支援センター

地域包括支援センターの設置主体は市町村であるが，市町村から委託を受けた法人，たとえば社会福祉法人，医療法人，財団法人，民間事業者なども設置することができる。地域包括支援センターには，保健師（地域ケア，地域保健等に関する経験のある看護師，かつ高齢者に関する公衆衛生業務経験を1年以上有する者），社会福祉士，主任介護支援専門員の3職種が配置されている。

地域包括支援センターの主な役割は，高齢者とその家族が住み慣れた地域で生活を継続することができるように支えることである。地域包括支援センターの保健師は，総合相談支援業務として高齢者とその関係者から様々な相談を受け，適切なサービスにつなげること，介護予防支援事業などに関する業務を担当している。また，介護予防ケアマネジメントでは，高齢者とその家族に必要な情報を提供し，関係機関と連携しながら介護予防サービスを利用できるように支援している。保健師には，保健・医療専門職としての根拠に基づいたアセスメントに沿って高齢者とその家族を支援すること，そして，センターが管轄する地域全体を把握しながら人や施設，組織をつないでいくことが求められる。また，地域包括支援センターでは，地域の支援ネットワークの強化や住民主体の地域づくりを視野に入れ，関係機関と調整する役割が期待されている。

7. 国際

国際保健分野として，海外で活躍している保健師も増えている。たとえば，民間のボランティア組織として，国際協力機構（Japan International Cooperation Agency；JICA）の海外ボランティア派遣制度で，開発途上国の保健・医療を支援する業務を担う看護職がいる[45]。ほかにも，保健・医療分野の海外ボランティアの窓口としては，民間の非営利国際団体である国境なき医師団[46]，非政府組

織（Non-govermental Organization；NGO）のジャパンハート[47]などがある。保健師資格を国家資格として位置づけている国は，海外ではイギリスやアイルランドなど少数であるが，公衆衛生看護の専門技術を有する看護職の役割や定義を明確にしている国は多く，各国の制度のもとに医療機関の看護職とは異なった役割を人々に期待され，活動を展開している[48]。

　また，日本国内の在留外国人は約280万人（2021［令和3］年）であり，2012（平成24）〜2019（令和元）年は継続して増加している[49]。2020（令和2），2021（令和3）年はCOVID-19拡大の影響で減少したが，東京都，愛知県，大阪府，神奈川県，埼玉県と大都市圏を中心に青年期から壮年期の年代の外国人が増えている[50]。在留外国人の国籍は中国，ベトナム，韓国などが多く，言語的な課題や多様な文化的背景を有しており，行政機関の保健師は子育てや生活習慣病への対応など，個々のニーズに沿って，個別性を尊重して支援している。

B ▶ 公衆衛生看護活動の機能

　日本では近年，人口構成や世帯構造が著しく変化し，少子高齢化と，核家族世帯や単独世帯の増加に伴う家族の小規模化，家族形態の多様化が進んでいる。こうした社会の急速な高齢化と家族形態の変容は，病気や障害がある人々の生活に大きな影響を及ぼしている。さらに，医療費の増大に伴い入院期間の短縮が進み，在宅や福祉施設で治療や療養を継続する人も増えている。そして，病気や障害がある人の療養や生活の場は流動的で変化しやすくなってきており，病院・施設から在宅療養へ，または在宅療養から病院・施設へと，短期間で生活の場を移動することが日常的にみられるようになってきている。

　これらの社会的な背景から，人々の生活と健康を地域社会全体で支えるために，地域包括ケアシステムの構築が推進され，公衆衛生看護活動の機能として，一人ひとりへの支援が中断せずに一貫性をもって実施されることがますます重要となっている。これまでも，臨床的な立場からは「継続看護」という用語により，1969年の国際看護師協会大会（ICN）において「その人にとって必要なケアを，必要なときに，必要な場所で，適切な人によって受けることのできるシステムである」[51]と定義されてきた。同様に，地域では「切れ目のない支援」という用語が使用され，多機関の緊密な連携，多職種の顔の見える信頼関係と連携に基づいたケアやサービスが求められている。保健師は行政を中心に，学校，職域，医療施設・福祉施設と多様な場で活動を展開してきたが，今後はさらに実践の場が広がっていく可能性がある。たとえば，福祉事務所や児童相談所，子育て世代包括支援センターなどへの新たな配置や，感染症などの健康危機管理，防災，教育，環境衛生など，活躍が期待される分野は幅広い。また，個人事業主として株式会社やNPOなどを起業して活躍する開業保健師も少しずつ増えている[52),53]。新たな活躍の場が広がっている保健師の公衆衛生看護活動の継続性と一貫性は，今後ますます重要となる。

引用文献

1) 日本公衆衛生看護学会：日本公衆衛生看護学会による公衆衛生看護関連の用語の定義. https://japhn.jp/wp/wp-content/uploads/2017/04/def_phn_ja_en.pdf（最終アクセス日2021/11/26）

2) 新村出編：広辞苑, 第7版, 岩波書店, 2018, p.1283-1284.

3) ルードヴィヒ・フォン・ベルタランフィ著, 長野敬, 太田邦昌訳：一般システム理論；その基礎・発展・応用, みすず書房, 1973, p.29-30.

4) 健康日本21企画検討会, 健康日本21計画策定検討会：「21世紀における国民健康づくり運動（健康日本21）について」報告書, 2000.

5) 森岡清美, 望月嵩：新しい家族社会学, 四訂版, 培風館, 1997, p. 4.

6) Marilyn M. Friedman著, 野嶋佐由美監訳：家族看護学；理論とアセスメント, へるす出版, 1993, p.74.

7) 鈴木和子, 他：家族看護学；理論と実践, 第5版, 日本看護協会出版会, 2019, p.16.

8) 法橋尚宏：新しい家族看護学；理論・実践・研究, メヂカルフレンド社, 2010, p.67.

9) 前掲5）, p.69.

10) 前掲8）, p.72-76.

11) 大澤真幸, 他編：現代社会学事典, 弘文堂, 2012, p.629-631.

12) クルト・レヴィン著, 猪股佐登留訳：社会科学における場の理論, 増補版, 誠信書房, 1979, p.145-148.

13) チェスター・I・バーナード著, 山本安次郎, 他訳：新訳 経営者の役割, ダイヤモンド社, 1968, p.85-86.

14) 前掲11）, p 459-460.

15) 前掲1）.

16) Miquel Porta編, 日本疫学会翻訳：疫学辞典第5版, 日本公衆衛生協会, 2010, p.243.

17) 日本看護協会：わかる, できる保健師のためのポピュレーションアプローチ必携, 平成29年度厚生労働省保険支援指導事業保健指導技術開発事業, 日本看護協会. 2018. https://www.nurse.or.jp/home/publication/pdf/hokenshido/2018/wakaru_dekiru_population_approach.pdf（最終アクセス日2021/11/26）

18) Rose, G.著, 曽田研二, 田中平三監訳：予防医学のストラテジー；生活習慣病対策と健康増進, 医学書院, 1998, p.14-15.

19) 前掲4）.

20) 前掲4）.

21) WHO：Milestones in health promotion；statements from global conference, 2009, p.1-5.

22) これからの地域・職域連携推進の在り方に関する検討会：地域・職域連携推進ガイドライン, 2019. https://www.mhlw.go.jp/content/10901000/000549871.pdf（最終アクセス日2021/11/26）

23) WHO: Framework for action on interprofessional education and collaborative practice, 2010. https://apps.who.int/iris/bitstream/handle/10665/70185/WHO_HRH_HPN_10.3_eng.pdf ;jsessionid=48C4B34F4C5F0D1A1CE4D7CFFBB8112E?sequence=1（最終アクセス日2021/11/26）

24) 名原壽子：歴史にみる保健師が支えてきたもの, 労働の科学, 71（11）：644-651, 2016.

25) 前掲24）.

26) 望月弘子：訪問看護ステーションと保健婦の役割, 保健婦雑誌, 48（10）：827-832, 医学書院, 1992.

27) 今林政代：訪問看護ステーション体制に向けて；モデル事業を実施した立場から, 保健婦雑誌, 48（10）：833-840, 医学書院, 1992.

28) 総務省：広域行政・市町村合併, 市町村数の変遷. https://www.soumu.go.jp/kouiki/kouiki.html（最終アクセス日2021/11/26）

29) 前掲2）, p.1297.

30) 厚生労働省 看護系技官採用情報. https://www.mhlw.go.jp/general/saiyo/kangokei/（最終アクセス日2021/11/26）

31) 見藤隆子, 他総編集：看護学事典, 日本看護協会出版会, 2003, p.449.

32) 宗像恒次編著：看護に役立つヘルスカウンセリング, メヂカルフレンド社, 1999, p. 8.

33) 文部科学省：現代的健康課題を抱える子供たちへの支援；養護教諭の役割を中心として, 2017. https://www.mext.go.jp/a_menu/kenko/hoken/__icsFiles/afieldfile/2017/05/01/1384974_1.pdf（最終アクセス日2021/11/26）

34) 日本学校保健会：学校保健の課題とその対応；養護教諭の職務等に関する調査結果から 令和2年度改訂, 2021.

35) 内閣府：令和3年版高齢社会白書, 2021. https://www8.cao.go.jp/kourei/whitepaper/w-2021/zenbun/pdf/1s2s_01.pdf（最終アクセス日2021/11/26）

36) 河野啓子：産業看護学, 第2版, 日本看護協会出版会, 2019, p.15.

37) 森晃爾総編集：産業保健マニュアル, 改訂8版, 南光堂, 2021, p.118.

38) 中村好一, 佐伯圭吾編：公衆衛生マニュアル2021, 南光堂, 2021, p.212.

39) 前掲38）.

40) 前掲38）.

41) 前掲36）, p.16.

42) 前掲22）.

43) 山口昇：御調町の保健活動と地域医療計画, 公衆衛生, 52（4）：234-238, 1988.

44) 宮地文子, 他：佐久地域における昭和30年代から60年代の保健活動, 佐久大学看護研究雑誌, 8（1）：71-79, 2016.

45）国際協力機構：JICA海外協力隊WEB説明会看護系職種篇（看護師・助産師・保健師）；命に寄り添う活動をしたいとお考えの方，2020．https://www.jica.go.jp/volunteer/seminar/web/pdf/10.pdf（最終アクセス日2021/11/26）

46）国境なき医師団ホームページ．https://www.msf.or.jp/（最終アクセス日2021/11/26）

47）ジャパンハートホームページ．https://www.japanheart.org/（最終アクセス日2021/11/26）

48）日本看護協会：諸外国の看護基礎教育と規制について，2008．https://www.nurse.or.jp/nursing/international/working/pdf/kyoikukisei.pdf（最終アクセス日2021/11/26）

49）法務省：国籍・地域別在留外国人の推移，2021．http://www.moj.go.jp/isa/content/001370057.pdf（最終アクセス日2022/11/16）

50）前掲49）．

51）日本看護科学学会看護学学術用語検討員会第9・10期委員会：看護学を構成する重要な用語集，日本看護協会出版会，2011，p.21．https://www.jans.or.jp/uploads/files/committee/2011_yougo.pdf（最終アクセス日2021/11/26）

52）徳永京子，他：開業を希望する保健師のニーズと人材育成，開業保健師研究，1（1）：26-29，2020．

53）渡部一恵：開業保健師として「鳥取県の介護等の支援コーディネーター派遣事業」の取組みを通しての一考察，開業保健師研究，2（1）：27-28，2021．

第 4 章

予防の概念と
健康に影響する
社会的要因

▶ 1 予防の概念と方法

A ▷ 一次予防，二次予防，三次予防

　疾病はその進行段階から，いくつかのステージに分けることができる（図4-1）。健康な段階（感受性期），疾病が発症し徐々に進行しているが，まだ自覚症状がない段階（発症前期），症状が発現し，対処によって転帰が異なる段階（臨床的疾病期），である。

　疾病予防を考えた場合，まずは感受性期に疾病の発現自体を防止することが大切である。これを**一次予防**とよぶ。たとえば，特定の疾病の発現リスクを高める要因を取り除き，低める要因を強化すること（特異的予防），特定の疾病に限定せず，不特定多数の疾病発現の予防を目的に心身の機能を向上させること（健康増進）があげられる。

　発症前期には，潜在的に発現している疾病の早期発見・早期治療が重要である。これは**二次予防**とよばれ，がん検診や人間ドック，特定健診などが含まれる。この時期に対処して発症を抑制できれば，臨床期への移行を阻止することができる。

　臨床的疾病期には，すでに疾病の症状が出現しているため，悪化を防止する必要がある。また，治療を受けた人に対して，再発防止や社会復帰を目的としたかかわりも必要である。これらを**三次予防**とよぶ。疾病への治療，合併症の予防，

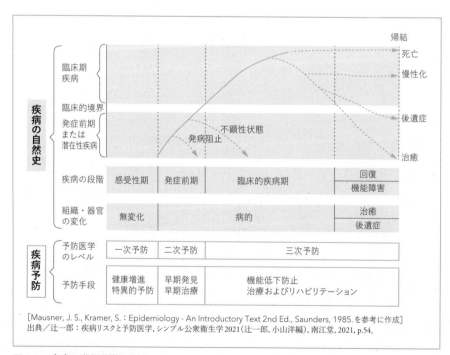

[Mausner, J. S., Kramer, S.：Epidemiology - An Introductory Text 2nd Ed., Saunders, 1985. を参考に作成]
出典／辻一郎：疾病リスクと予防医学, シンプル公衆衛生学2021（辻一郎，小山洋編），南江堂, 2021, p.54.

図4-1　疾病の進行段階と予防

服薬指導，リハビリテーションなどが含まれる。三次予防は，臨床的疾病期における進行のカーブを，少しでも治癒の方向に回復させようとするものである。

かつては，予防医学といえば二次予防，三次予防に重点が置かれていた。しかし，生活習慣病の台頭により，疾病が発現・進行した後に対処するのではなく，より早期の段階から発現を予防すること，すなわち一次予防の重要性が認識されるようになった。現在では，一次予防のターゲットは幼少期まで拡大され，子どもの頃から正しい生活習慣を身につけることを目指した教育がなされている。

B ハイリスクアプローチ，ポピュレーションアプローチ

疾患を発症するリスクが高い集団を特定し，その集団のリスクを減らす対策を集中的に講じる方法を**ハイリスクアプローチ**とよぶ。リスクが高い集団に絞り込んで，より効果の期待できる対策を実施できる点で効率が良い方法といえる。

それに対して，集団全体のリスクを減らす方法を**ポピュレーションアプローチ**とよぶ。ハイリスクか，ハイリスクでないかにかかわらず，集団全体のリスクを減じる方向にシフトさせる働きかけである。一部の人ではなく，対象集団に属する全員に恩恵がある点が特徴としてあげられる。図4-2 にハイリスクアプローチ，ポピュレーションアプローチのねらいを示す。また，表4-1 にそれぞれの主なメリット，デメリットをあげる。

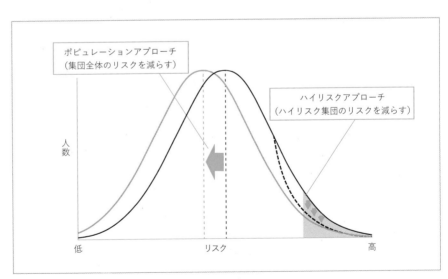

図4-2　ハイリスクアプローチとポピュレーションアプローチのねらい

表4-1　ハイリスクアプローチとポピュレーションアプローチの主なメリット，デメリット

	ハイリスクアプローチ	ポピュレーションアプローチ
メリット	・対象集団が明確で，対策を絞りやすい ・動機づけがしやすく，個人への効果が高い	・集団に属する全員に恩恵がある ・ハイリスク集団をスクリーニングする手間がない
デメリット	・ハイリスク集団のスクリーニングのコストがかかる ・ハイリスク集団以外の疾患発症や重症化は防げない	・個人への効果が小さい ・動機づけがしにくい

これまでの予防医学は，ハイリスクアプローチが中心であった。たとえば，健診結果に基づく保健指導や精密検査などである。そのようななか，**予防医学のパラドックス**という考え方が打ち出され，ポピュレーションアプローチが重視されるようになった。これは，イギリスのジェフリー・ローズ（Rose, G.）が提唱し，「小さなリスクを負った大多数の集団から発生する患者数は，大きなリスクを抱えた少数のハイリスク集団からの患者数よりも多い」というものである。

　たとえば，図4-3は脳卒中のリスク因子である血圧値の分布と脳卒中発症の確率を示したものである。当然，ハイリスクの群が脳卒中を発症する確率は高い（40%）が，脳卒中を発症する人数はそれほど多くはない（100人×0.4＝40人）。一方，脳卒中発症確率が20%と低い正常高値の群は脳卒中を発症する人数が500人×0.2＝100人となり，ハイリスクの群よりも脳卒中発症者数が多くなる。

　ハイリスク者とそうでない者の分別は，通常一定の基準に基づいて行われる（例：収縮期血圧140mmHg以上を高血圧のハイリスク集団とみなす）。しかし，基準値未満なら本当にリスクがないかといえばそうではない。基準値で分類すると，収縮期血圧139mmHgの人はハイリスクにはならないが，139mmHgの人と140mmHgの人の状態像は，実質的にはほぼ変わらない。ハイリスク集団の同定はあくまで便宜的なものにすぎない。

　予防医学のパラドックスの考え方は，予防医療を考えるうえではリスクの程度（**相対リスク**：その要因があることで，どのくらい罹患しやすくなるのか）のみでなく，集団全体への影響（**寄与リスク**：その要因があることで，集団の罹患率がどのくらい増えるのか）という視点も重視すべきであることを示している。ハイリスクアプローチは，相対リスクを重視した二次予防，三次予防，ポピュレーションアプローチは，寄与リスクを重視した一次予防と考えられる。対象とする集団の特徴や対処したい疾患やリスクの種類，そして2つのアプローチの特徴を踏まえ，どちらかを選択するのか，あるいは適切に組み合わせていくのかを判断することが大切である。

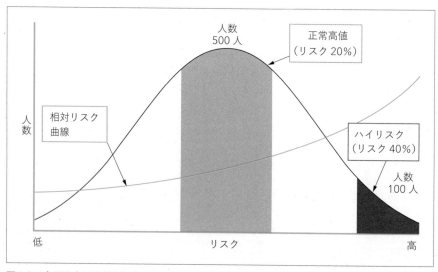

図4-3　血圧分布と脳卒中発症リスク

▶2 人口構造の変化と健康課題

A ▷ 少子高齢化に伴う課題

　2019年の世界人口は約77億1000万人で，人口が最も多いのは中国（約14億3000万人），次いでインド（約13億7000万人），アメリカ（3億3000万人）である。インドとアメリカには大きな差があり，中国とインドの人口を合わせただけで，世界人口の約36%を占める[1]。

　日本の人口は第11位で，1億2617万人（男6141万人，女6476万人）である。戦後からの人口変化は，2008（平成20）年以降，年々減少している（図4-4）。

　図4-5は，年齢3区分別人口と高齢化率の推移である。2021（令和3）年の**年少人口**割合*は11.8%，　**生産年齢人口**割合*は59.4%，　**老年人口**割合*は28.9%（75歳以上の者が占める割合14.9%）である。年少人口割合と生産年齢人口割合は過去最低，老年人口割合と75歳以上の者が占める割合は過去最高になった。2010（平成22）年と比較すると，年少人口割合と生産年齢人口割合は1.3%と4.4%低下しているのに対し，老年人口割合は5.9%上昇している。この傾向は今後さらに顕著になり，2065年には，年少人口割合は10.2%まで低下し，老年人口割合は38.4%まで上昇すると推計されている。

　出生率が低下し，年少人口が減少することを**少子化**とよぶ。1人の女性が一生の間に産む子どもの数に相当する指標である**合計特殊出生率***については，2021

＊年少人口割合
0〜14歳の者が人口に占める割合。

＊生産年齢人口割合
15〜64歳の者が人口に占める割合。

＊老年人口割合
65歳以上の者が人口に占める割合。高齢化率とよぶことが多い。

＊合計特殊出生率
15〜49歳までの女性の年齢別出生率を合計したものであり，1人の女性がその年齢別出生率で一生の間に生む子どもの数に相当する。合計特殊出生率が2未満であると，その集団の将来人口は減少していくことを示す。

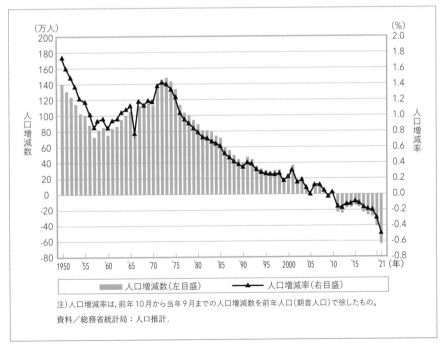

注）人口増減率は，前年10月から当年9月までの人口増減数を前年人口（期首人口）で徐したもの。
資料／総務省統計局：人口推計.

図4-4　人口増減数，人口増減率の推移

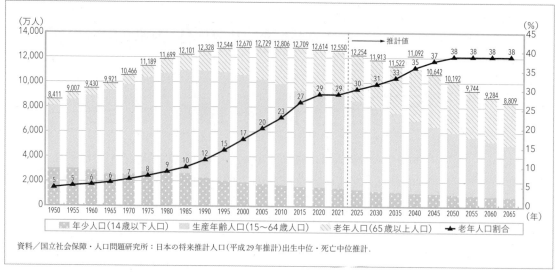

資料／国立社会保障・人口問題研究所：日本の将来推計人口（平成29年推計）出生中位・死亡中位推計.

図4-5　年齢3区分別人口，高齢化率の推移と将来推計

＊粗死亡率
人口10万人当たりの年間
死亡者数。

（令和3）年は1.30（概数）であり，近年減少傾向にある。低下の傾向にある先進
国の中でも，日本の値は特に低い。また，老年人口割合が増加することを**高齢化**
とよぶ。単純な死亡率（粗死亡率＊）は老年人口の増加に伴って上昇している。
しかし，人口集団の年齢構成の影響を取り除いた**年齢調整死亡率**は近年低下傾向
にあり，日本は昔に比べて長く生きるようになったと解釈できる。以上のことか
ら，日本は少子化と高齢化が同時に生じている少子高齢社会といえる。社会の発
展と近代化によって，多産多死から少産少死へと変化していくことを**人口転換**と
いうが，日本の人口構造の変遷においてそれが顕著に表れている。

　少子化によって将来的な労働力の減少が，高齢化によって医療費や介護費の増
大が懸念される。つまり，少子高齢社会であることによって，社会保障制度の持
続可能性の問題が生じる。現在の日本の社会保障制度は，若い世代が多く負担し，
高齢世代を支えるしくみである。今後さらに，支える者が減少し，支えられる者
が増加すれば，バランスが崩れ，制度の維持は難しくなる。

B ▶ 人口の偏在に伴う課題

　日本は国土の約7割を山地が占めているため，可住地が少なく，人口が密集し
やすいという特徴がある。2018（平成30）年の市区町村の人口密度をまとめた総
務省の統計では，三大都市圏（東京圏，名古屋圏，大阪圏）の人口は約6614万
人で，総人口の約52.3％を占める²⁾。一方，日本の国土の約6割を占める過疎地
域＊の人口は，総人口の1割にも満たない。このような都市圏（過密地域）と過
疎地域の差は年々大きくなっている。

　こうした都市圏には医療資源が集中する傾向がある一方，それ以外の地域では
医療資源の量や種類が乏しい状況にある。人口の偏在に起因する**医療資源の格差**

＊過疎地域
総務省は，「人口の著しい
減少に伴って地域社会に
おける活力が低下し，生
産機能及び生活環境の整
備等が他の地域に比較し
て低位にある地域」と定義
している。

が生じている。

▶3 社会構造・社会情勢の変化と健康課題

A ▷ 社会構造の変化

　私たちが身を置くコミュニティは，それを構成する人々の構成，態度や行動に影響を受け，時々刻々と変化していく。また，それに伴い健康課題も移り変わる。

1. 家族形態・機能の変化

　少子高齢化の影響を受け，世帯構成は変化している。かつての三世代世帯に代わり日本の典型的な世帯構成となっていた，両親と子どもで構成される**核家族世帯**は大幅に減少し，一方で**単身世帯**と**夫婦のみ世帯**が増加している。単身世帯と夫婦のみ世帯が増加した背景には，子どもをもたない夫婦や未婚者が増加していることがあげられる。

　加えて，高齢化の影響が大きい。図4-6は，65歳以上の者がいる世帯の世帯構成の推移を示したグラフである。1990（平成2）年と比較すると，近年は高齢者の独居，あるいは高齢者を含む夫婦のみの世帯数が4倍以上に増えていることがわかる。特に，高齢で独居の世帯数は今後も増加すると推計されている。

　独居と健康との関連は，少々複雑である。横断研究では，独居高齢者のほうがそうでない高齢者よりも健康状態が良いという報告は多い[3]。しかし，縦断研究では，独居高齢者のほうが将来の健康状態が低下しやすいとの報告が優勢である[4],[5]。これは，今は一人暮らしできるくらいに健康である（健康だから一人暮らしができる）ものの，長い目でみると独居は不健康のリスクであることを示している。独居高齢者が増加することを考えると，地域でのサポート体制の構築が必要である。

　また，晩婚化によって出産年齢が上がっていることから，育児と親の介護が同じ時期に重なってしまい，大きな負担を背負うケースが増えている。これを**ダブルケア**とよぶ。ダブルケアの負担が大きくなっている要因には，兄弟数が少ないこと，親族間のかかわりが希薄になっていることによって，きょうだいや親族内でのサポートを期待しにくいことがあげられる。

2. 近隣・人間関係の希薄化

　家族構成だけでなく，近隣関係も変化している。時代とともに，日本人の**近所**

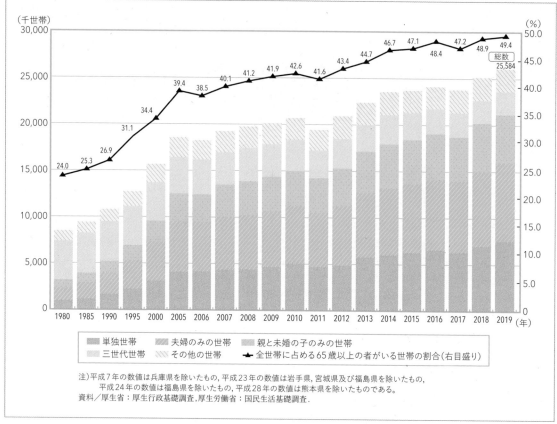

図4-6　65歳以上の者がいる世帯数・構成割合，全世帯に占める65歳以上の者がいる世帯割合

づきあいは希薄化の一途をたどっている（**図4-7**）。都市部は近所づきあいが少なく，地方部では活発という違いはあるが，近所づきあいが希薄化している傾向は，都市部でも地方部でも同じである。

その理由として，人口減少によってコミュニティ自体が縮小していること，共働き世帯や単身世帯の増加により地域とかかわる機会をもつ人が減ったことなどがあげられる。また，プライバシーを重視する傾向が高まったことも一因と考えられる。**図4-8**は望ましい近所づきあいについての考え方の変遷であるが，前出の**図4-7**の近所づきあいの程度の変遷とパターンがきれいに一致している。近所づきあい減少の背景には，近所づきあいに求める内容そのものが変化しているという点を理解しておく必要がある。

近隣関係の希薄化によって，社会的孤立という問題も起きている。特に，新型コロナウイルス感染症（COVID-19）の流行によって，人との接触が制限されることになり，社会的孤立は一層増加している。社会的孤立は，身体的にも精神的にも不健康を引き起こし，また，孤独死に至る原因にもなり得る。

3. 労働・雇用形態の変化と多様化

近年，**働き方**は多様化している。パート・アルバイト，契約社員，派遣労働者

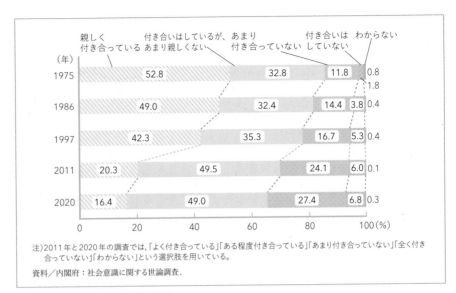

注)2011年と2020年の調査では、「よく付き合っている」「ある程度付き合っている」「あまり付き合っていない」「全く付き合っていない」「わからない」という選択肢を用いている。

資料／内閣府：社会意識に関する世論調査.

図4-7　近所づきあいの程度の推移

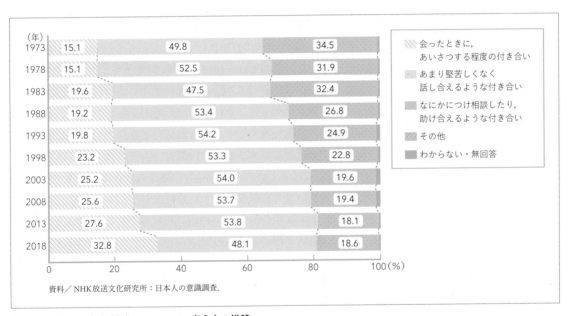

資料／NHK放送文化研究所：日本人の意識調査.

図4-8　望ましい近所づきあいについての考え方の推移

などの**非正規雇用者**の増加は，近年の労働市場の特徴である（図4-9）。非正規雇用者は，複数の職を掛け持ちしたり，派遣社員として様々な仕事や職場を気軽に経験したりすることなどが可能である。その反面，正規雇用者との賃金格差，雇用の不安定さ（解雇や雇止めのリスク）といったデメリットも存在する。

　健康という文脈では，非正規雇用者は，正規雇用者と比較してストレスが高く，死亡率が高い傾向がある。自由な働き方が選べる一方，健康面にはネガティブな影響があるといえる。

　近年の労働市場は，女性と高齢者の占める割合が増加していることも特徴である。1985（昭和60）年には53.0％だった15〜64歳の女性の就業率は，2021（令和

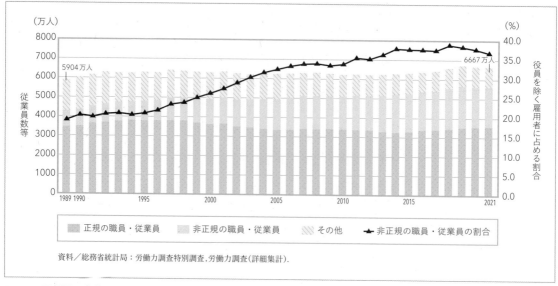

資料／総務省統計局：労働力調査特別調査, 労働力調査(詳細集計).

図4-9　正規雇用者数，非正規雇用者数と非正規雇用者割合の推移

3)年には71.3%まで上昇している。**労働力人口**（15歳以上の働く意欲のある人）に占める女性の割合は，1985（昭和60)年には39.7%だったものが，2021（令和3)年には44.6%になっている。日本では，2015（平成27)年公布，2019（令和元)年に改正された女性の職業生活における活躍の推進に関する法律（女性活躍推進法）に代表されるように，男女共同参画，女性の活躍促進が国をあげて推進されている。女性の活躍推進は，日本のみならず世界の潮流である。

　高齢者の労働市場での活躍もめざましい。内閣府の調査では，収入がある仕事をしている60歳以上の高齢者のうち，約4割が「働けるうちはいつまでも」働きたいと回答しており，高い就労意欲をもっていることがうかがわれる。労働力人口に占める65歳以上の高齢者の割合は，1985（昭和60)年には5.0%だったが，2021（令和3)年には13.5%に増加している。

　一方，経済の動向によって労働市場は影響を受ける。労働力人口のうち，完全失業者（職がなく，求職活動をしている人）が占める割合を**完全失業率**というが，バブル経済が崩壊した1990年代初頭以降や，2007年の世界経済不況（いわゆるリーマンショック）以降は大きく上昇した。最近では，COVID-19の影響で景気が冷え込み，完全失業率は再び上昇した。

B ▶ 社会情勢の変化

　社会がどこに向かい，どのように動いていくか。社会情勢は，それに関心があろうがなかろうが，私たちの暮らしや健康に多大な影響を与える。

1. 社会経済的格差

＊ジニ係数

所得などの分布の均等度を示す指標であり、国際比較や時系列比較に用いられる。0に近ければ所得格差が小さく、1に近ければ所得格差が大きいことを示す。

＊先進国首脳会議（G7）

アメリカ、イギリス、フランス、ドイツ、日本、イタリア、カナダで構成される。

世の中には様々な格差が存在する。その一つが、社会経済的格差である。たとえば、所得格差は所得に関する格差であり、代表的な指標として**ジニ係数**＊がある。厚生労働省の統計では、2000（平成12）年前後からジニ係数は上昇しているが、2014（平成26）年を境にやや下降している（1996［平成8］年→2014［平成26］年→2017［平成29］年：0.441→0.570→0.559）。ただし、国際的にみると日本の所得格差は小さいとはいえず、先進国首脳会議（G7）＊のメンバー国の中ではアメリカ、イギリスに次いで高い[6]。

貧困というと、衣食住がままならず、路上で生活しているようなイメージかもしれないが、それは**絶対的貧困**という。人間として最低限の生活を維持することが困難な状態（例：家がない、食べ物が手に入れられない）である。先進国である日本では、こうした絶対的貧困はほとんどみられない。

一方、衣食住がそろっていても、ほかの人と比較して平均的な水準の生活が送れないと、健康もおびやかされてしまう。その国の文化水準、生活水準と比較して困窮した状態を**相対的貧困**という。具体的には、世帯の所得がその国の全世帯の等価可処分所得（世帯家計収入から税金や社会保険料などの非消費支出を差し引いた金額を、世帯員数の平方根で割った値）の中間値の半分に満たない状態を示す。相対的貧困は、だれにでも起こり得る。たとえば、災害や病気で仕事ができなくなる、家庭の事情で離別して収入が減るなどの状態が続けば、生活が立ちゆかなくなる。日本では、特に子どもの貧困に対応するため、2013（平成25）年に子どもの貧困対策の推進に関する法律が公布された。

日本の相対的貧困率は1980年代から徐々に上昇してきたが、2012（平成24）年あたりから下降か横ばいに転じている（図4-10）。しかし、諸外国と比較すると

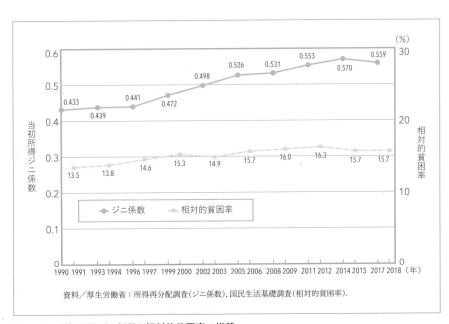

資料／厚生労働省：所得再分配調査（ジニ係数）、国民生活基礎調査（相対的貧困率）.

図4-10　当初所得ジニ係数と相対的貧困率の推移

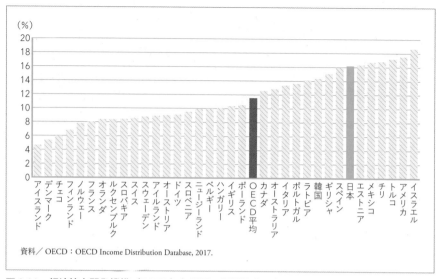

（％）

資料／OECD : OECD Income Distribution Database, 2017.

図4-11　経済協力開発機構（OECD）加盟国の相対的貧困率の比較

高く，先進国中ではアメリカに次いで高い状況である（図4-11）。

2. 科学技術の発展，グローバリゼーション，多様性

インターネットやスマートフォンなどの普及と**情報通信技術**（Information and Communication Technology；**ICT**）の発展によって，世界がネットワークでつながり，どこにいても瞬時にあらゆる場所の情報を知ることができるようになった。第5期科学技術基本計画では，日本が目指す未来社会の姿として**Society 5.0***が提唱されている。

医療・保健・福祉の分野では，健康情報やカルテ情報などを含む**パーソナル・ヘルス・レコード**（personal health record；**PHR**）をデータとして一元化し，本人の健康管理，疾病管理に生かすしくみの構築が進められている。治療やケアにかかわる専門機関や政策立案する行政機関が迅速に効率的にデータにアクセスできるようになり，様々な場面での利活用が期待できる。ただし，個人情報保護やセキュリティ確保のしくみも同時に考えていかなければならない。

加えて，規制緩和や自由競争による国際関係の変化により，様々な分野で国や地域を越えた人・物の行き来や結び付きが深まっている。これを**グローバリゼーション（グローバル化）**という。たとえば，福祉分野の労働力不足から，外国人介護人材を受け入れる流れがある。受け入れには多くの課題があるが，福祉分野のグローバリゼーションの例といえる。

グローバリゼーションが進むことで，様々な国や地域の文化・価値観に触れることになり，人々の価値観に対する見識が広がる。また，様々な生活様式を知ることになる。文化，価値観，生活様式が多様化するのである。しかし一方で，昨今のCOVID-19のように，グローバリゼーションが進むと感染症が容易にまん延してしまうという側面もある。

* **Society 5.0**
「サイバー空間（仮想空間）とフィジカル空間（現実空間）を高度に融合させたシステムにより，経済発展と社会的課題の解決を両立する，人間中心の社会」[7]を指す。狩猟社会（Society 1.0），農耕社会（Society 2.0），工業社会（Society 3.0），情報社会（Society 4.0）に続く，新たな社会の形である。

多様化が進むと，社会や社会を構成する人々が多様性を受容できるかが問われる。多様性を受容できないと，差別や偏見といった問題が発生することがある。**ソーシャルインクルージョン**（社会的に弱い立場にある人々も含め，一人ひとりを社会の一員として取り込み，支え合う考え方），**地域共生**（多様な人々が，相互に尊重し，認め合い，分け隔てなく参加できるようになること）が進んだ社会を目指していく必要がある。医療・保健・福祉のサービスを提供するうえでも，他者が基盤とする文化，価値観，生活様式を理解することがいっそう重要になる。

3. 社会保障制度，医療制度

前述したように，日本は老年人口が増加する一方で，年少人口，生産年齢人口は減少し，少子高齢化が進展していくと推計されている（図4-5参照）。これは，社会保障制度の維持という点で2つの問題があげられる。

1つ目は，社会保障にかかわる支出増大の問題である。図4-12は，戦後の日本の社会保障給付費の推移を示している。65歳以上の高齢者には病気をもつ人や介護が必要な人が多く，高齢者の人口が増えると，医療や介護にかかる費用が増大する。また，年金を受給する人も増えるため，年金給付費用も増大する。

2つ目は，社会保障を支える側と支えられる側とのバランスの問題である。人口構成（図4-5参照）をみてみると，1970（昭和45）年には，生産年齢人口と老年人口の比は10：1であった。つまり，高齢者1人を約10人の現役世代で支えればよかったわけである。しかし近年では，その比は2.1：1となり，高齢者1人を約2人の現役世代で支える形となっている。2065年には，1人の高齢者をたった1.3人の現役世代で支えることになる。現役世代は，医療や介護の保険料や年金を納めている。現在の社会保障費を負担している支える側が減少し，社会保障費の給

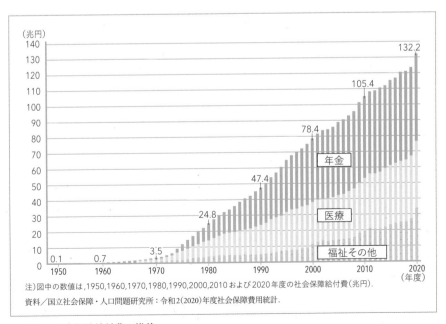

注）図中の数値は，1950，1960，1970，1980，1990，2000，2010および2020年度の社会保障給付費（兆円）.
資料／国立社会保障・人口問題研究所：令和2(2020)年度社会保障費用統計.

図4-12　社会保障給付費の推移

付を受けている支えられる側が増加すれば，制度を持続することが難しくなる。

　現行の社会保障制度は1970年代に整えられたものである。しかし，当時と今とでは人口構造が大きく変化しているため，現状および将来を見据えた社会保障制度の見直しが必要になり，2012（平成24）年，社会保障の充実と安定化に向け，安定財源の確保と財政健全化を目指し，**社会保障と税の一体改革**が始まった。

　社会保障と税の一体改革は，社会保障制度を支える側（主に現役世代）と支えられる側（主に高齢世代）という構図ではなく，互いが社会保障の負担も受給もするような**全世代型の社会保障制度**を目指している。たとえば，子育て支援などを充実させ，現役世代が社会保障の恩恵を受けられるようにすることや，年齢による一律での負担や給付基準を設けるのではなく，負担能力に応じた基準にすることなどが含まれる。高齢者が就労できる年齢を引き上げ，働く機会を広げる動きも活発である。これは，高齢者の社会参加の場を拡大するとともに，社会保障制度を支える側の層を拡大するねらいがある。

　社会保障制度改革の動きと連動して，**医療保険制度改革**の動きも出ている。これまで1割負担だった75歳以上の後期高齢者の自己負担割合は，2022（令和4）年から原則2割に引き上げることになった。また，大病院への患者集中を防ぐため，紹介状がない場合の受診時定額負担の拡大，かかりつけ医の機能強化などが議論されている。

　医療保険制度，年金制度，介護保険制度などを含む社会保障制度は，制度化された相互扶助システムであり，**共助**と言い表される。なお，**自助**（自分で自分を助けること。市場サービスの購入も含む），**互助**（個人的な関係性を持つ者どうしが助け合い，互いに解決し合うこと。費用負担が制度的に裏付けられていない自発的な支え合い），**公助**（税による公の負担。自助，互助，共助では対応できないことに対し最終的に必要な生活保障を行う社会福祉制度のこと）の4つの概念で，助け合い・支え合いのしくみを表現することがある。特に，住み慣れた地域で自分らしい生活を最後まで続けることができるように地域内で助け合う体制である**地域包括ケアシステム**を構築するうえで，自助・互助・共助・公助が地域で一体的に機能することが目指されている。

4. 男女共同参画社会の推進

　男女共同参画社会とは，「男女が，社会の対等な構成員として，自らの意思によって社会のあらゆる分野における活動に参画する機会が確保され，もって男女が均等に政治的，経済的，社会的及び文化的利益を享受することができ，かつ，共に責任を担うべき社会」（男女共同参画社会基本法第2条第1号）である。日本国憲法に男女平等がうたわれているにもかかわらず，日本では今なお「男性は仕事，女性は家庭」「男性は強く，女性は優しく」など，「男だから」「女だから」という価値観で物事が決められる場面が少なくない。その結果，政策・意思決定過程への女性の参画率の低さ，男女間の賃金格差，育児・家事へ参画する男性割合の低さなど，多くの問題を生み出している。諸外国では，女性の参画を後押しする

＊ **クオータ制**

人種, 民族, 宗教, 性別などを基準として, 議員や閣僚などの一定数を, 社会的・構造的に現在不利益を受けている者に割り当てる制度。

ために, 議員や管理職人事にクオータ制＊が導入されている。

実際, 年齢を横軸にして労働力人口に占める女性の割合をみてみると, M字カーブを描いている。つまり, 結婚・出産期にあたる年代にいったん低下し, 育児が落ち着いた時期に再び上昇する傾向がある。しかし近年は, 男性の育児休業取得率の上昇（2010［平成22］年1.4%→2021［令和3］年14.0%）などを背景に, このM字の谷は浅くなってきている。ただし, この年代の女性の非正規雇用割合が高まったことで, M字の谷が浅くなっているとの指摘もあり, 背景は複雑である。

少子高齢化など, 私たちの生活をめぐる状況が変化していくなかで, 性別による**固定的な役割意識**にとらわれず, あらゆる分野でそれぞれの個性や能力が発揮できるような社会づくりが求められている。

5. 地方分権の推進

地方分権とは, 国がもっている地方に関する権限や必要な財源を地方自治体に移し, 住民に身近な行政サービスをその地域で決められるようにすることである。人々の価値観や生活様式が多様化し, 解決すべき課題は地域によって異なる。そのため, 国が画一的にサービスや対策を考えるのではなく, 地域の実情をよく把握している地方自治体が主体的に決定して取り組むしくみが求められる。そのための法整備として, 2000（平成12）年, 地方分権を推進するために必要な法改正を行うことを定めた地方分権の推進を図るための関係法律の整備等に関する法律（地方分権一括法）が施行された。

住民主体, 地域主体の保健活動をよりいっそう推進するうえでは有効な取り組みである。一方, 地方自治体の負担が増え, 提供される保健サービスの低下が起こる可能性や, 地方自治体間での格差が生じる可能性がある。それへの対処として, 地方自治体の財政格差を調整するために, 税金を国が再配分する**地方交付税制度**がある。また, 真に有効な地方分権を進めるには, 地方自治体と住民が協力し, その地域で必要な事柄を決定していくことが重要である。

▶4　疾病構造の変化と健康課題

A ▷ 生活習慣病

2021（令和3）年の日本の死因の第1位はがんであり, 心疾患, 老衰, 脳血管疾患, 肺炎が続く。日本では長く, がん, 心疾患, 脳血管疾患が**3大死因**として上位を占めてきた（**図4-13**）。これらは**生活習慣病**とよばれるものであり, 食生活, 運動, 休養, 喫煙, 飲酒などの生活習慣が発症や進行に関与する疾患の総称である。

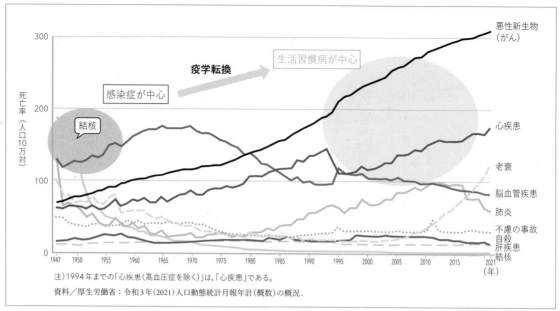

資料／厚生労働省：令和3年（2021）人口動態統計月報年計（概数）の概況.

図4-13 日本における死因別死亡率の推移

かつて日本では結核が死因の第1位であった。主要死因が，結核のような感染症から生活習慣病に変化していくことを**疫学転換**という。疫学転換とは，経済発展，人口構成の変化，衛生状態の改善などに伴い，主要死因や罹患率の高い疾患が感染症から慢性疾患（非感染性疾患［non-communicable diseases；NCDs］）へと転換することをいう。たとえば，第2次世界大戦直後の国民全体が貧しい時代には，肥満や糖尿病は裕福な人がなる「贅沢病」といわれていた。しかし，国民の生活がある程度豊かになった現代では，肥満や糖尿病は社会経済的状態が低い層ほど有病率が高い疾病になっている。

B 精神疾患（メンタルヘルス，認知症）

精神疾患は生活習慣病とならんで現代に特徴的な疾患であり，近年患者数は増加し続けている。精神疾患を有する総患者数は，2017（平成29）年に400万人を超え，2002（平成14）年と比べると約1.6倍になっている（図4-14）。最も患者数が多いのは，躁うつ病を含む**気分障害**（感情障害）であり，その数は増加傾向にある。また，**認知症**をもつ者の数も年々増加しており（図4-15），2050年には高齢者の4〜5人に1人が認知症をもつと推計されている。

C 感染症

2020年に世界中でパンデミックが起こった**COVID-19**は，これまでの疾病構造や死因統計に影響を与えている。COVID-19のような感染症は，**新興感染症**と

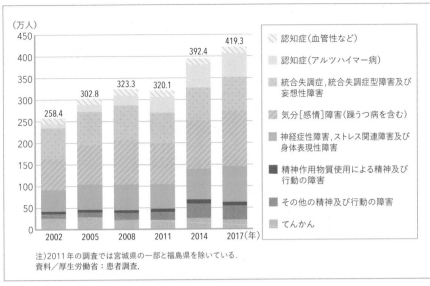

注)2011年の調査では宮城県の一部と福島県を除いている.
資料／厚生労働省：患者調査.

図4-14　精神疾患を有する総患者数の推移

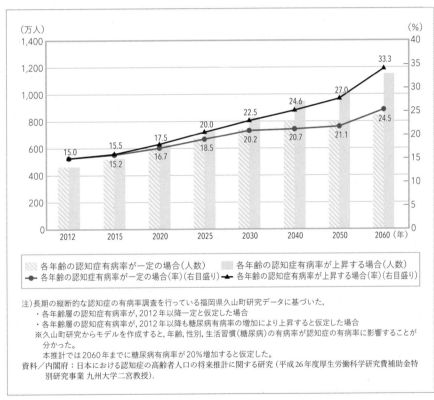

注)長期の縦断的な認知症の有病率調査を行っている福岡県久山町研究データに基づいた.
・各年齢層の認知症有病率が, 2012年以降一定と仮定した場合
・各年齢層の認知症有病率が, 2012年以降も糖尿病有病率の増加により上昇すると仮定した場合
※久山町研究からモデルを作成すると, 年齢, 性別, 生活習慣(糖尿病)の有病率が認知症の有病率に影響することが
　分かった.
　本推計では2060年までに糖尿病有病率が20%増加すると仮定した.
資料／内閣府：日本における認知症の高齢者人口の将来推計に関する研究(平成26年度厚生労働科学研究費補助金特
　別研究事業 九州大学二宮教授).

図4-15　65歳以上の認知症をもつ者の推定数と推定有病率

よばれ，かつて知られていなかった，新しく認識された感染症である。局地的あるいは国際的に公衆衛生上問題となる感染症であり，たとえば，重症急性呼吸器症候群（SARS），エボラ出血熱，後天性免疫不全症候群（AIDS）などが含まれる。

　一方，近い将来克服されると考えられていたものの，再び流行する傾向が出ている感染症のことを**再興感染症**とよぶ。前出の**図4-13**にあるように，結核はすで

に日本の主要死因ではないものの，依然として日本の重大な感染症である。国際的にみても，日本の結核の罹患率は先進国中で最も高く，対策を緩めることはできない。

▶5 健康格差と健康の社会的決定要因

A ▷ 健康格差

人口構造の変化，社会構造・社会情勢の変化，疾病構造の変化によって，**健康格差**が生じる。健康格差とは，住んでいる地域や社会経済的状態など，各人が置かれた社会的背景によって健康状態の違いやばらつきがあることを指す。**図4-16**は，2019（令和元）年の都道府県別の男女の健康寿命である。最も健康寿命が長い都道府県と短い都道府県では，男女共に2〜3歳の差がある。日本国内であっても，住んでいる地域が違うだけで，これだけの差が生じているのである。また，所得によって健康行動にも違いがみられる。国民健康・栄養調査の結果によると，所得が低いほうが，1日の歩数が少なく，喫煙者，健診未受診者，肥満者が多い傾向がある。

私たちは様々な場所に住み，教育機会，仕事，収入などの入手できる資源も人それぞれである。そのため健康指標にも，程度の違いはあれ，何らかの格差は存在する。その格差が「どの程度か」「是正する必要があるものか（受容できるものか）」「是正可能なものか」という視点で優先順位をつけていくことが重要である。

B ▷ 健康格差対策

前述のように，どのような社会であっても何らかの健康格差は存在する。重要なのは，その健康格差への介入が必要かを見きわめることである。健康格差を縮小する対策を講じるのであれば，次のような視点が有効である。

❶様々な人や組織を巻き込み，連携体制を強化する

私たちの健康に影響を及ぼすのは，遺伝子や生活習慣だけではなく，教育や住居など，一見すると健康に直接的に関係がないような要因にまで及ぶ（**図4-18**参照）。私たちの健康に影響を及ぼしている以上，健康格差対策においてそれらの要因を無視することはできない。しかし，保健医療福祉部門だけでは対処しきれないのも事実である。そのため，健康格差対策では，保健医療福祉以外の部門をいかに巻き込み，連携するかが鍵になる。また，これは行政組織内だけの話では

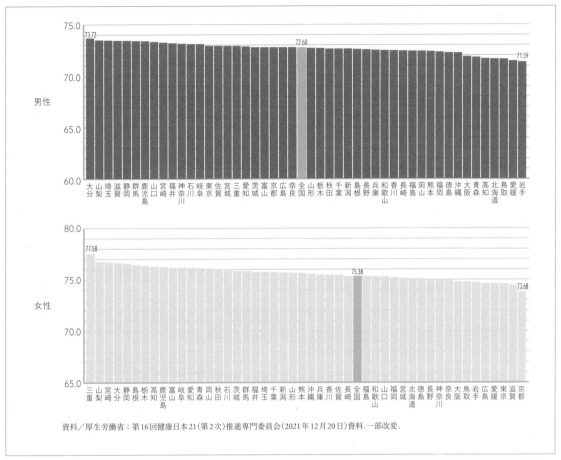

男性

女性

資料／厚生労働省：第16回健康日本21（第2次）推進専門委員会（2021年12月20日）資料.一部改変.

図4-16　都道府県別の健康寿命

ない。地域住民，NPO，民間組織，大学や研究機関など，産学官民が手を組み，取り組みを進めていくことが重要である。

❷ 健康格差の現状を見える化し，課題を共有する

だれもが健康格差の現状を理解し，対策の必要性を認識できることは，健康格差対策の重要なステップである。様々な人や組織を巻き込んでも，皆が違う方向を向いてしまっていてはうまくいかない。地域の健康格差の現状をわかりやすく「見える化」し，そこから取り組むべき優先課題を同定し，皆で共有することによって，次の具体的なアクションがみえてくる。

❸ 新しいポピュレーションアプローチを行う

ポピュレーションアプローチは，集団全体のリスクを減らす方法である。しかし，ポピュレーションアプローチによって健康格差が拡大してしまうこともある。ポスターによる運動啓発キャンペーンは，ポピュレーションアプローチの例としてよくあげられる。しかし，こうした方法では，健康に関心の高い層はよく反応する（ポスターに気づき，運動の重要性を再認識する）ものの，健康に無関心な層はポスターを見ることもなく（健康に関心がないので，そもそもこうしたポス

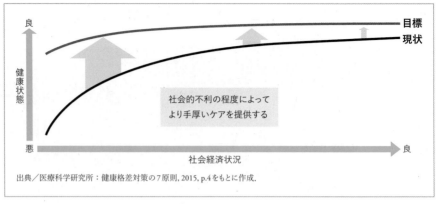

出典／医療科学研究所：健康格差対策の7原則, 2015, p.4をもとに作成.

図4-17 傾斜をつけたユニバーサルアプローチの考え方

ターに気づくこともない），反応が薄いことが多い。健康関心層の健康状態は改善するものの，健康無関心層は変化がなく，結果として健康格差が拡大する可能性があるというわけである。

　これに対しては，健康無関心層をターゲットにしたポピュレーションアプローチを行い，全体の底上げを行う方法が提案されている。**ナッジ**（Nudge）はその例である（第2巻参照）。また，集団全体のリスクが減じるような方法を取ると同時に，たとえば社会的弱者（ひとり親世帯，社会経済的状態が低い人など）には，社会的不利の程度によってより手厚いケアを提供する**傾斜をつけたユニバーサルアプローチ**という方法が提案されている（図4-17）。

❹ ライフコースにわたる対策を行う

　「三つ子の魂百まで」という言葉があるように，幼少期に曝露した環境や体得した習慣は生涯にわたる健康リスクにかかわってくる。長期にわたる健康影響を念頭にライフコースを通じた対策が必要になるが，実際には，母子保健，学校保健，産業保健，成人保健，高齢者保健といったライフステージごとの縦割り対策を行っていることが多く，また，所属組織（例：保険者）の連携はあまりなされていない。高齢者の健康格差対策を考える場合，高齢になってからできることは限られている。より早期からのシームレスな介入を行うという視点が重要である。

C ▷ 健康の社会的決定要因

　私たちの健康に影響する要因は何があるだろうか。図4-18は，健康を規定する要因を示したものである。年齢や性別，遺伝子や細胞などの生物学的要素，喫煙や運動などの生活習慣は思い浮かびやすいかもしれない。これらは，個人の先天的要因やライフスタイル要因である。

　しかし，世帯構成や家族関係，近隣関係や人間関係，労働状態や労働環境，貧困を含めた社会経済的要因，文化，政治・制度，景気などによっても私たちの健康は規定されている。これらをまとめて**健康の社会的決定要因**（social

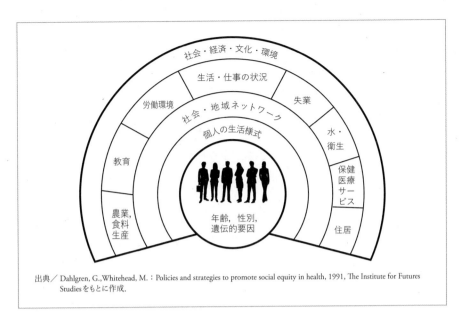

出典／Dahlgren, G., Whitehead, M.：Policies and strategies to promote social equity in health, 1991, The Institute for Futures Studiesをもとに作成.

図4-18　健康の規定要因の階層構造

determinants of health；SDH）とよぶ。WHOは，2008（平成20）年に「健康の社会的決定要因に関する委員会」の最終報告書を提出し，健康の社会的決定要因に注目する重要性を説いた。

　生活習慣病予防のために生活習慣改善の働きかけを行うことは大事である。しかし，その生活習慣を生み出している原因を考えないでよいだろうか。何かの働きかけによって一時的に生活習慣が改善されたとしても，良くない生活習慣を生み出していた環境で生活しつづけていれば，再び元の生活習慣に戻ってしまうだろう。生活習慣を改善するための取り組みとともに，「原因の原因」である社会環境を整備することで健康格差の縮小が期待できる。2013（平成25）年から始まった健康日本21（第二次）では，**社会環境の整備**が重要項目としてあげられている。この社会環境の整備は，ポピュレーションアプローチの最たる方法である。

　たとえば，かつての日本は今よりも健康格差が小さい国であった。これは，国民皆保険制度，戦後まもなくの高校進学率の上昇（高等教育を受ける機会の浸透），終身雇用という慣習，婚姻率の高さと離婚率の低さ，学校給食制度などのシステムや文化・風習によって，日本人の健康は下支えされてきたためである。こうしたものが，まさに健康の社会的決定要因への介入であり，社会環境の整備なのである。

D ▶ 社会的つながり

　社会的つながりは，健康の社会的決定要因の中でも，保健師活動によって介入可能な要因の一つである。ここまでにあげたような，家族や親族との関係性，近隣者や友人・知人との関係性などを含み，**社会関係**（social relationship）と称され

る。一般的には，社会関係はソーシャルネットワーク（social network），ソーシャルサポート（social support），ソーシャルキャピタル（social capital）を含むと整理される。

1. ソーシャルネットワーク，ソーシャルサポート

　ソーシャルネットワークは，個人がもつ社会関係の**構造的側面**をとらえたものである。構造的側面には，つながりの「大きさ」（例：知り合いが何人いるか），「多様性」（例：知り合いにどのくらい違う職業の人が含まれているか），「太さ」（例：どのくらいの頻度で連絡をとっているか）などが含まれる。

　ソーシャルサポートは，構造的側面のソーシャルネットワークに対し，個人がもつ社会関係の**機能的側面**ととらえることができる。社会関係を通じてやり取りされる支援を指し，情緒的サポート（共感，同情したり，愛したり，信じたり，理解したりすること），手段的サポート（援助を必要としている人を手助けしたり，仕事を手伝ったり，お金や物を貸したりすること），情報的サポート（個人的あるいは社会的問題に対処していくために必要な情報や知識を与えること），評価的サポート（個人の業績に適切な評価やフィードバックを与えること）が含まれる。これらのサポートは心理状態や健康状態にポジティブな影響をもたらすことが期待できるが，逆にネガティブな影響を及ぼすサポートもある。ネガティブサポートとよばれるもので，必要以上のサポート，不十分なサポートなどが含まれる（例：批判，衝突，過度な要求，プレッシャー，説教，過保護）。

　ソーシャルネットワークやソーシャルサポートがあると，健康づくりを継続する意欲が湧いたり，一緒に頑張ったりすることができ，健康が増進される。また，社会的な活動に参加しやすくなり，それらをきっかけに社会における役割を得ることができ，生活の張りや生きがいを生む。社会関係は，こうした様々なメカニズムを介して健康に影響を与えている。

2. ソーシャルキャピタル

　皆さんが住んでいる地域は，住民どうしの交流が盛んだろうか。同じ自治体であっても近所づきあいが盛んな地域もあれば，そうでない地域もある。こうした地域のつながりは，ソーシャルキャピタル（社会関係資本）とよばれる。正確には，「集団の一員である結果として個人がアクセスできる資源」と定義されており，集団（地域社会，職場など）内の関係性に潜在する力と考えることができる。つまり，個人が集団に属していることによって，皆で共有し享受できる恩恵である。

　地域に目を向けてみると，そこには老若男女様々な人が暮らしている。たくさんのつながりをもつ人もいれば，そうでない人もいるだろう。そうした個々の特性に関係なく，そこに住むすべての人にソーシャルキャピタルは恩恵をもたらしてくれる。たとえば，助け合いの土壌がある地域（＝ソーシャルキャピタルが高い地域）では，ふだんあまり地域の人とかかわりをもっていない人であっても，

困り事を抱えていれば近所の人が助けてくれるだろう。地域のソーシャルキャピタルが高いと，非常時に力を発揮し，地域に大きな成果をもたらす。阪神・淡路大震災や東日本大震災では，ソーシャルキャピタルが高い地域ほど，震災からの復興が早かったといわれる。

ソーシャルキャピタルは健康の社会的決定要因の一つであり，地域のソーシャルキャピタルを醸成する取り組みは，ポピュレーションアプローチである。健康日本21（第二次）では，社会環境の整備として「地域のつながりの強化」が目標の一つに設定されている。地域のつながりを介して，そこに住む多くの人の健康に働きかけるという考え方は，まさにポピュレーションアプローチであり，健康づくりの方策として期待されている。

ソーシャルキャピタルが地域住民の健康に影響するメカニズムは，いくつか提唱されている。たとえば，ソーシャルキャピタルが高い地域のほうが，①皆が信頼し合えていないような地域に住むよりも，日頃の心理的ストレスが少ない，②住民どうしの風通しが良く，逸脱行動（犯罪，未成年の喫煙などの一般的に良くないとされる行動）への抑制が働く，③地域内のネットワークが密なため，健康情報などの有益な情報，健康的な習慣が流布しやすい，④皆が一致団結しやすく，助け合おうという雰囲気が醸成されやすいため，いざという時にはだれかが助けてくれるであろうという期待や安心をもつことができる，⑤ニーズや課題が顕在化しやすく，意思決定やニーズや課題への対応が迅速に行われ，その地域に社会サービスや資源，予算などが投入されやすい，などである。

ソーシャルキャピタルは多面的な概念（図4-19）であり，文化，歴史，住民性，

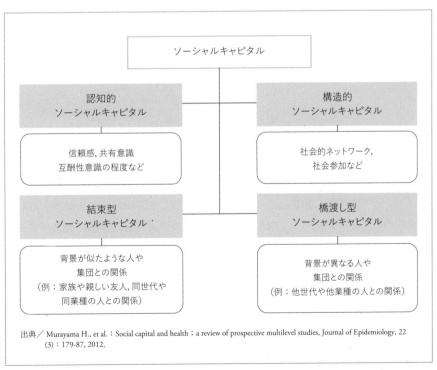

出典／Murayama H., et al.：Social capital and health；a review of prospective multilevel studies, Journal of Epidemiology, 22 (3)：179-87, 2012.

図4-19　ソーシャルキャピタルの分類

地理的条件などの背景や，地域の社会資源の程度によっても影響を受ける。そのため，ソーシャルキャピタルを把握するには，一つではなく，複数の方法を組み合わせることが有効である。たとえば，アンケート調査によって「○○が何パーセント」「△△は何点」といった具体的な数値で示すことで，定量的にソーシャルキャピタルをアセスメントすることが可能である。一方，インタビューやふだんの保健師活動のなかで感じることは重要な定性的データになる。様々なソースから情報を把握し，より多角的に地域をみることで，より包括的で正確なソーシャルキャピタルのアセスメントにつながる。

▶6 環境の変化と健康課題

A ▷ 地球環境の変化

　地球が形成されたのは40億年以上前といわれている。その長い歴史のなかで，人類が誕生したのは200〜300万年前であり，現在社会の基礎をつくった産業革命はわずか200〜300年前である。その間，世界人口は爆発的に増加した。2020年の世界人口は約78億人であり，2050年には97億人を超えると予測されている。

　地球環境は，人類を含む生物圏と環境から成り立つ生態系であり，水，炭素，窒素などの循環が成り立っている。地球環境は，10万年周期で起こる**気候変動**(寒冷化)とその後の温暖化，また，大規模火山噴火などによる短期間の気候変動の影響を受けてきた。しかし，近年いわれる地球環境問題は，人類が引き起こしたものを指すことが多い。すなわち，人口爆発とそれに関連する諸問題(地球温暖化，オゾン層破壊，酸性雨，森林減少，砂漠化，淡水枯渇，海洋汚染，食料危機，エネルギー・資源枯渇など)である。

1. 地球温暖化対策

　地球温暖化は，大気中の二酸化炭素，フロン，メタンなどの**温室効果ガス**が増加することで，地表の温度が上昇することをいう。これによって，海面水位の上昇や生態系への影響，ならびに経済，食料，健康への影響が世界的に懸念されている。

　世界の地球温暖化への対策として，1997年に京都で開催された第3回気候変動枠組条約締結国会議(COP3)で，温室効果ガス排出量の削減目標を定めた**京都議定書**が採択された。その後，2015年にパリで開催された第21回会議(COP21)では，京都議定書に続く2020年以降の地球温暖化対策の新たな枠組みとして**パリ協定**が採択された。国内では，京都議定書が採択された翌年の1998(平成10)年，地球温暖化対策推進大綱(2002［平成14]年見直し)，およびその推進のための

地球温暖化対策の推進に関する法律（地球温暖化対策推進法）が公布された。また，さらなる温室効果ガス削減のために，2010（平成22)年に地球温暖化対策基本法案が閣議決定された。

2. オゾン層の保護対策

オゾン層は地表から10～50kmの成層圏に存在し，太陽光線に含まれる有害な紫外線の大部分を吸収している。しかし，**フロン類**や**トリクロロメタン**などの物質によってオゾン層が破壊されると，地表に降り注ぐ紫外線量が増加し，皮膚がんや白内障などの健康被害や，生態系への悪影響が懸念される。

オゾン層保護の必要性は古くから認識されており，1987年には，オゾン層を破壊するおそれのある物質の特定とその規制措置を規定した**モントリオール議定書**が採択されている。国内では，1988（昭和63)年に特定物質等の規制等によるオゾン層の保護に関する法律（オゾン層保護法）が制定され，オゾン層を破壊する物質の製造規制，排出規制がなされた。2001（平成13)年にはフロン類の使用の合理化及び管理の適正化に関する法律（フロン回収破壊法，2015［平成27]年の改正でフロン排出抑制法に改称）が制定され，ビル空調，カーエアコン，業務用冷蔵庫などから使用済みのフロンの回収が進められている。

3. 酸性雨対策

化石燃料(石炭,石油,天然ガスなど)の燃焼によって発生する**硫黄酸化物**（SOx)や**窒素酸化物**（NOx）は，大気中で酸素や水蒸気と反応して硫酸や硝酸を生成する。これらを取り込み，pH5.6以下となった雨を**酸性雨**という。酸性雨によって，湖沼や河川が酸性化し魚類が減少すること，土壌の酸性化による森林枯渇など生態系に被害を及ぼすこと，歴史的建造物が劣化・腐食して被害を受けることなどが報告されている。

1979年，酸性雨などの越境大気汚染の防止対策を義務づけた国際条約である，長距離越境大気汚染条約（ECE条約）が締結された。国内では，1983（昭和58)年度から酸性雨モニタリングが実施されており，全国で酸性雨が観測されている。また，東アジア地域での酸性雨のモニタリングを行う東アジア酸性雨モニタリングネットワーク（EANET）が2001年から稼働している。

B ▶ 環境汚染と公害

日本では，高度経済成長期初期の1950年代頃から，**公害**とよばれる環境汚染が急速に進行した。そのため，1967（昭和42)年に**公害対策基本法**が制定され，社会は公害対策，公害防止にシフトするようになった。公害対策基本法の特徴は，事業者，国，地方公共団体の責務を明らかにした点である。1973（昭和48)年に

は環境庁（2001［平成13]年から環境省）が設置された。1993（平成5）年には，公害対策基本法などを統合し環境保全の基本理念を明示した**環境基本法**が制定され，人の健康を保護し，生活環境を保全するうえで維持されることが望ましい環境基準が示された。

　環境基本法では，公害を「環境の保全上の支障のうち，事業活動その他の人の活動に伴って生ずる相当範囲にわたる大気の汚染，水質の汚濁，土壌の汚染，騒音，振動，地盤の沈下及び悪臭によって，人の健康又は生活環境（人の生活に密接な関係のある財産，動植物およびその成育環境を含む）に係る被害が生ずることをいう」と定義している。また，この中に出てくる，①大気汚染，②水質汚濁，③土壌汚染，④騒音，⑤振動，⑥地盤沈下，⑦悪臭を**典型7公害**と定めている。時代の産業の変化や規制の具合によって，どの種類の公害が大きな問題として取り上げられるかは異なる（図4-20）。それぞれに対応する法律が制定され，環境基準や規制値が定められている（表4-2）。

　公害による健康被害が社会問題化し，公害という言葉が広く知られるようになった契機の一つに，**四大公害病**の発生がある。四大公害病とは，水俣病，新潟水俣病（または第二水俣病），イタイイタイ病，四日市喘息を指す。水俣病は，

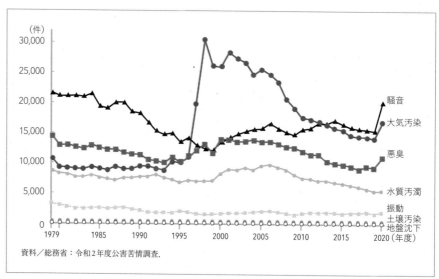

資料／総務省：令和2年度公害苦情調査.

図4-20　典型7公害の苦情受付件数の推移

表4-2　典型7公害と主な規制法令

大気汚染	大気汚染防止法　1968(昭和43)年 ダイオキシン類対策特別措置法　1999(平成11)年
水質汚濁	水質汚濁防止法，海洋汚染等及び海上災害の防止に関する法律　1970(昭和45)年
土壌汚染	農薬取締法　1948(昭和23)年 土壌汚染対策法　2002(平成14)年
騒音	騒音規制法　1968(昭和43)年
振動	振動規制法　1976(昭和51)年
地盤沈下	工業用水法　1956(昭和31年) 建築物用地下水の採取の規制に関する法律　1962(昭和37)年
悪臭	悪臭防止法　1971(昭和46)年

熊本県水俣湾周辺で工場排水に含まれる有機水銀（メチル水銀）を摂取したことにより起こった中毒性神経疾患である。新潟水俣病は，新潟県阿賀野川下流域で起き，同じく工場排水に含まれる有機水銀が原因であった。イタイイタイ病は，富山県神通川流域で起こった，鉱山排水に含まれるカドミウム摂取による慢性中毒で，腎機能障害，骨軟化症などの健康被害がみられた。四日市喘息は，三重県四日市市の石油コンビナートから排出された二酸化硫黄を含む燃焼ガスを吸い込むことで，気管支喘息，慢性気管支炎などの呼吸器系疾患が増加した。いずれも1950年代からの急速な工業化，都市化によって生じたものである。

C ▸ 生活環境の変化

　生活環境のなかでも，特に住居は食事や睡眠，憩いのための大切な場である。住居があることで，外界の厳しい気象条件や有害な刺激を緩和し，安全で快適な空間を確保し，健康を維持することができる。住居環境を構成する要素には，空気や温熱環境，照明，採光，騒音などがある。図4-21 に主な住居環境要素と最適条件を示す。

　住居環境が整わないと，快適な生活が送れず日常生活に支障をきたし，ストレスが高まってしまう。また，室内の化学物質が高濃度に維持されると，**シックハウス症候群**や**化学物質過敏症**などのリスクにもなり得る。

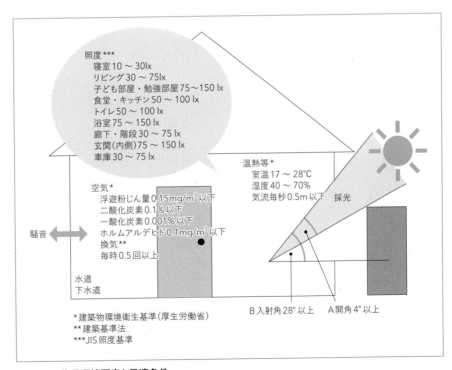

図4-21　住居環境要素と最適条件

D ▷ 放射能による影響

　放射能とは，放射性物質が放射線を放出する能力，すなわち放射線の強さを表し，単位はベクレル（Bq）である。自然界には様々な放射線が存在しており，自然界にもともと存在する放射線を**自然放射線**という。それに対し，医療，工業，農業などの様々な用途のために作られる放射線を，**人工放射線**とよぶ。放射線による人体への影響度は，シーベルト（Sv）という単位で表す。

　私たちは，体の外部からも内部からも日常的に放射線を受けている。これを被曝という。自然放射線からうける放射線量は，世界平均で年間約2.4mSvといわれる。そのうち約1.5mSvは，呼吸で吸い込む空気中のラドンや，摂取する食物に含まれている放射性物質による体内からの放射線によるものである。一方，残りの約0.9mSvは，大地や宇宙線といった体の外部から来る放射線によるものである。前者を**内部被曝**，後者を**外部被曝**という。放射性物質は，時間の経過とともに放射能は弱くなる。体内に取り込まれた放射性物質が体外に排出されるまで内部被曝は続くが，代謝により排出されるため，放射性物質が体内にたまり続けることはない。

　放射線による事故といえば，2011（平成23）年の福島第一原子力発電所の事故が記憶に新しい。事故による被爆の健康影響については，はっきりしたことはわかっていないが，事故の影響で近隣自治体の住民は避難を余儀なくされ，いまだにもとの街に帰還できていない人も大勢いる。人々の暮らしに与えた影響はあまりに大きく，また，差別や風評被害といった二次被害も生み出した。

E ▷ 地域の健康危機（自然災害，人為災害，感染症）

1. 自然災害，人為災害

　地域社会で生活しているかぎり，様々な災害に遭遇するリスクから逃れることはできない。災害は，その発生の原因によって自然災害と人為災害に分けることができる。**自然災害**は，暴風，豪雨，豪雪，洪水，高潮，地震，津波，噴火などの自然現象によって生じる災害である。**人為災害**は，人為的な要因によって生じる災害であり，都市災害（火災や大気汚染など），労働災害（勤務中の負傷など），交通事故（車や飛行機などでの事故）などが含まれる。前述の環境汚染や公害などは，人為災害といえる。

　人為災害は多くの場合，発生を食い止めたり改善したりできるため，それに向けた取り組みの推進が重要である。一方，自然災害は，事前の予測や防止が難しいものもあるが，発生に備えて準備や訓練を行っておくことはできる。災害に備える意味の言葉として，防災と減災がある。防災は，災害を未然に防止し，被害

の拡大を防ぐことである。減災は，災害や災害による被害は起こるものという前提に立ち，その被害を最小限に抑えることをいう。

　自然災害であれ人為災害であれ，災害は被災者に大きな心理的負担を与える。被災者が心身の変調を感じることは，むしろ正常な反応ともいえる。しかし，その種類や程度は人により異なり，表出のしかたも身体，思考，感情，行動など様々である。たとえば，うつ状態や心的外傷後ストレス障害（PTSD）といった精神症状をきたすことや，過度な飲酒や喫煙のなどの行動として現れることがある。その際には，適切な医療サービスや周囲の支え（ソーシャルサポート）を得て，こころのケアに配慮することが重要である。

2. 感染症

　災害のリスクと同様に感染症のリスクも存在する。昨今のCOVID-19は，感染による死亡や重症化，後遺症といった直接的な影響のみならず，自粛生活やソーシャルディスタンスの確保などによって，身体機能の衰え（特に高齢者），身体活動量の低下，自殺や虐待の増加などの間接的な影響が懸念されている。

引用文献

1) グローバルノート：世界の人口 国別ランキング・推移（国連）．https://www.globalnote.jp/post-1555.html（最終アクセス日2021/6/21）
2) 総務省：人口推計（2018年（平成30年）10月1日現在）．https://www.stat.go.jp/data/jinsui/2018np/pdf/2018np.pdf（最終アクセス日2021/10/13）
3) Murayama H, et al.：Interactions of household composition and required care level with functional and cognitive status among disabled Japanese elderly living in a suburban apartment complex，Geriatrics & Gerontology International，12(3)：538-546，2012.
4) Desai, R., et al.：Living alone and risk of dementia；A systematic review and meta-analysis，Ageing Research Reviews，62(9)：101122，2020.
5) Holt-Lunstad J., et al.：Loneliness and social isolation as a risk factors for mortality；A meta-analysis review. Perspectives on Psychological Science，10(2)：227-237，2015.
6) OECD：Income inequality. https://data.oecd.org/inequality/income-inequality.htm（最終アクセス日：2021/10/13）
7) 内閣府ホームページ：Society 5.0．https://www8.cao.go.jp/cstp/society5_0/（最終アクセス日：2021/10/13）

参考文献

・近藤尚己：健康格差対策の進め方；効果をもたらす5つの視点，医学書院，2016.
・国立社会保障・人口問題研究所：日本の将来推計人口（平成29年推計）．http://www.ipss.go.jp/pp-zenkoku/j/zenkoku2017/pp_zenkoku2017.asp（最終アクセス日2021/6/21）
・厚生労働省：平成26年国民健康・栄養調査結果の概要，2015．https://www.mhlw.go.jp/file/04-Houdouhappyou-10904750-Kenkoukyoku-Gantaisakukenkouzoushinka/0000117311.pdf（最終アクセス日2021/6/21）
・Geoffrey Rose著，曽田研二，田中平三監訳，水嶋春朔，他訳：予防医学のストラテジー；生活習慣病対策と健康増進．医学書院，1998.
・村山洋史：「つながり」と健康格差；なぜ夫と別れても妻は変わらず健康なのか，ポプラ社，2018.
・川上憲人，他編：社会と健康；健康格差解消に向けた統合科学的アプローチ，東京大学出版会，2015.

第5章

公衆衛生看護活動の展開

▌▶1 公衆衛生看護活動の根拠法令

A ▷ 公衆衛生看護活動の根拠

　日本の法体系は日本国憲法を最高法規として，憲法，法律，政令，省令の順で，上位の法規に違反しない範囲で効力を有する[1]。公衆衛生行政を担う公衆衛生看護活動は，「生存権」を規定した憲法第25条「すべて国民は，健康で文化的な最低限度の生活を営む権利を有する。国は，すべての生活部面について，社会福祉，社会保障及び公衆衛生の向上及び増進に努めなければならない」を主な根拠とする。1947（昭和22)年の新保健所法において，保健所は地域保健の広域的・専門的・技術的拠点と位置づけられた。その後，1994（平成6)年に新保健所法は地域保健法に改正された。

1. 地域保健法

　地域保健法（表5-1）は，「我が国における急速な高齢化の進展，保健医療を取り巻く環境の変化等に即応し，地域における公衆衛生の向上及び増進を図る」こと，および，「地域住民の多様化，高度化する保健，衛生，生活環境等に関する需要に適確に対応することができるように」（第2条)，都道府県と市町村の役割を見直して，住民に身近で頻度の高い母子保健サービス等の主たる実施者を市町村に変更し，既に市町村が実施主体となっている老人保健サービスとあわせて住民に身近な保健サービスを一元的に提供することを目指したものである。

❶ 自治体の役割

　第3条において，都道府県は「市町村の求めに応じ，必要な技術的援助を与える」と述べられているが，都道府県は，決して，市町村が求めてくるまで手をこまねいていてよいわけではない。むしろ，積極的に市町村にアウトリーチし，市町村の強みと弱みを一緒にアセスメントして認識し，その強みを伸ばし，弱点を補うように働きかける必要がある。通常，都道府県保健所は，都道府県庁と密接につながり，その政策を共に遂行していく立場にある。また，複数の市町村を管轄している。保健所は，複数の市町村を広域的にみることのできる利点を生かし，全体を俯瞰して市町村を巻き込みながら，地域保健の推進に力を注ぐべきであろう。

❷ 保健所の役割

　保健所は公衆衛生活動の中心機関である。地域保健法により，住民に身近で頻度の高い母子保健や成人・高齢者保健サービスなどの実施主体は市町村とされ，保健所は専門的・広域的な役割を果たす拠点と位置づけられた。保健所の事業は，

表5-1　地域保健法（抜粋）

第3条（自治体の役割）
①市町村（特別区を含む）は，当該市町村が行う地域保健対策が円滑に実施できるように，必要な施設の整備，人材の確保及び資質の向上等に努めなければならない。 ②都道府県は，当該都道府県が行う地域保健対策が円滑に実施できるように，必要な施設の整備，人材の確保及び資質の向上，調査及び研究等に努めるとともに，市町村に対し，前項の責務が十分に果たされるように，その求めに応じ，必要な技術的援助を与えることに努めなければならない。 ③国は，地域保健に関する情報の収集，整理及び活用並びに調査及び研究並びに地域保健対策に係る人材の養成及び資質の向上に努めるとともに，市町村及び都道府県に対し，前二項の責務が十分に果たされるように必要な技術的及び財政的援助を与えることに努めなければならない。

第5条（保健所の設置）
保健所は，都道府県，地方自治法の指定都市，中核市その他の政令で定める市又は特別区が，これを設置する。

第6条（保健所の事業）
保健所は，次に掲げる事項につき，企画，調整，指導及びこれらに必要な事業を行う。 1　地域保健に関する思想の普及及び向上に関する事項 2　人口動態統計その他地域保健に係る統計に関する事項 3　栄養の改善及び食品衛生に関する事項 4　住宅，水道，下水道，廃棄物の処理，清掃その他の環境の衛生に関する事項 5　医事及び薬事に関する事項 6　保健師に関する事項 7　公共医療事業の向上及び増進に関する事項 8　母性及び乳幼児並びに老人の保健に関する事項 9　歯科保健に関する事項 10　精神保健に関する事項 11　治療方法が確立していない疾病その他の特殊の疾病により長期に療養を必要とする者の保健に関する事項 12　エイズ，結核，性病，伝染病その他の疾病の予防に関する事項 13　衛生上の試験及び検査に関する事項 14　その他地域住民の健康の保持及び増進に関する事項

第7条
保健所は，前条に定めるもののほか，地域住民の健康の保持及び増進を図るため必要があるときは，次に掲げる事業を行うことができる。 1　所管区域に係る地域保健に関する情報を収集し，整理し，及び活用すること。 2　所管区域に係る地域保健に関する調査及び研究を行うこと。 3　歯科疾患その他厚生労働大臣の指定する疾病の治療を行うこと。 4　試験及び検査を行い，並びに医師，歯科医師，薬剤師その他の者に試験及び検査に関する施設を利用させること。

第8条
都道府県の設置する保健所は，前二条に定めるもののほか，所管区域内の市町村の地域保健対策の実施に関し，市町村相互間の連絡調整を行い，及び市町村の求めに応じ，技術的助言，市町村職員の研修その他必要な援助を行うことができる。

第18条（市町村保健センター）
市町村保健センターは，住民に対し，健康相談，保健指導及び健康診査その他地域保健に関し必要な事業を行うことを目的とする施設とする。

第6条に規定されている事項の企画，調整，指導およびこれらに必要な事業である。このなかで，第6項が「保健師に関する事項」とのみ記されているのは，保健師の仕事が時代や地域に応じて多様性があり，一概に規定できないからだと考えられる。

　また，保健所は，地域住民の健康の保持および増進を図るための事業も行うことができる（第7条）。さらに，保健所は市町村の連絡調整を行い，市町村の求めに応じて，技術的助言，市町村職員の研修その他必要な援助を行うことができる（第8条）とされている。ここでも「市町村の求めに応じ」が出てくるが，やはり，市町村から求めてくるのを待つのではなく，市町村と保健所が日頃から密接に連携して一緒に研修などを行い，地域包括ケアシステムの構築などに力を発揮すべきだといえる。

❸ 市町村保健センターの役割

　市町村保健センターは，国がその設置費用の一部を補助し，整備が円滑に実施されるように適切な配慮をする（第19，20条）。母子保健や高齢者保健，精神保健などは，保健所から市町村に移管されてきているが，近年，虐待などの問題が深刻化しており，総合的に取り組まなければならなくなっている。そのため，むしろ保健所が医療機関と連携して早期に発見し，市町村保健師や虐待防止チームにつなぐことが求められる。

❹ 地域保健対策の推進に関する基本的な指針

　地域保健法では，地域保健対策の円滑な実施および総合的な推進を図るために，地域保健対策の推進に関する基本的な指針（以下，基本指針）を厚生労働大臣が定めなければならない（第4条）とされている。基本指針は，地域保健体系のもとで，市町村，都道府県，国などが取り組むべき方向を示すものである。

　基本指針は，1994（平成6）年に発出されて以降，適宜改正されている。2015（平成27）年の改正趣旨には，少子高齢化や人口減少，単独世帯の増加，健康危機の増大など，地域保健を取り巻く状況が大きく変化し，行政だけでは国民のニーズに応えることが困難となっていることがあげられている。そして，保健事業を効果的に実施し，高齢化社会に対応した地域包括ケアシステムを構築すること，社会保障を維持・充実するために支え合う社会の回復が求められているなど，状況の変化に的確に対応する必要性が述べられている。そのために，保健所や市町村保健センター，地方衛生研究所などを相互に機能させること，地域の特性を考慮しながら医療・介護・福祉などの関連施策と有機的に連携すること，科学的な根拠に基づき効果的・効率的に地域保健対策を推進すること，地域に根ざした信頼や社会規範，ネットワークといった社会関係資本など（以下，ソーシャルキャピタル）を活用した住民との協働によって，地域保健の基盤を地域で構築することをあげている。

　このような方向性に従い，「地域保健対策の推進の基本的な方向」全8項目（表5-2）を含む基本指針が策定され，地域保健活動の方向性が示された。

表5-2　**地域保健対策の推進に関する基本的な指針**

2015（平成27）年3月改正

第一　地域保健対策の推進の基本的な方向
（1）自助及び共助の支援の推進
（2）住民の多様なニーズに対応したきめ細かなサービスの提供
（3）地域の特性をいかした保健と福祉の健康なまちづくり
（4）医療，介護，福祉等の関連施策との連携強化
（5）地域における健康危機管理体制の確保
　　①健康危機管理体制の確保
　　②大規模災害への備え
　　③地域住民への情報提供
（6）科学的根拠に基づいた地域保健の推進
　　①科学的根拠に基づく地域保健対策に関する計画の策定と実施
　　②計画の評価と公表の推進
（7）国民の健康づくりの推進
（8）快適で安心できる生活環境の確保

なお，基本指針には「保健所及び市町村保健センターの整備及び運営」「人材の確保と資質の向上」「調査及び研究」「社会福祉等の施策との連携」なども示されている。

❺ 地域における保健師の保健活動に関する指針

基本指針を，保健師の活動指針として示したものが，「地域における保健師の保健活動について」（健発0419第1号　2013［平成25］年4月）である（以下，地域保健師活動指針）。

趣旨として，「生活習慣病対策をはじめとして，保健，医療，福祉，介護等の各分野及び関係機関，住民等との連携及び協働がますます重要となってきている。さらに，地方分権の一層の進展により，地域において保健師が保健活動を行うに当たっては，保健師の果たすべき役割を認識した上で，住民，世帯及び地域の健康課題を主体的に捉えた活動を展開していくことが重要となっており，地域保健

表5-3　**保健師の保健活動の基本的な方向性**

「地域における保健師の保健活動について」2017（平成25）年改正

（1）地域診断に基づくPDCAサイクルの実施
（2）個別課題から地域課題への視点及び活動の展開
（3）予防的介入の重視
（4）地区活動に立脚した活動の強化
（5）地区担当制の推進
（6）地域特性に応じた健康なまちづくりの推進
（7）部署横断的な保健活動の連携及び協働
（8）地域のケアシステムの構築
（9）各種保健医療福祉計画の策定及び実施
（10）人材育成

＊保健師国家試験
保健師国家試験の試験科目は「公衆衛生看護学」「疫学」「保健統計学」「保健医療福祉行政論」である（保健師助産師看護師法施行規則第20条）。

表5-4　**保健師助産師看護師法における保健師に関する規定**

第1条（目的）
この法律は，保健師，助産師及び看護師の資質を向上し，もつて医療及び公衆衛生の普及向上を図ることを目的とする。
第2条（保健師の定義）
この法律において「保健師」とは，厚生労働大臣の免許を受けて，保健師の名称を用いて，保健指導に従事することを業とする者をいう。
第7条（保健師の免許）
保健師になろうとする者は，保健師国家試験及び看護師国家試験に合格し，厚生労働大臣の免許を受けなければならない。
第10条（保健師籍の登録）
厚生労働省に保健師籍，助産師籍及び看護師籍を備え，登録年月日，第14条第1項の規定による処分に関する事項その他の保健師免許，助産師免許及び看護師免許に関する事項を登録する。
第12条（免許の付与）
保健師免許は，保健師国家試験及び看護師国家試験に合格した者の申請により，保健師籍に登録することによつて行う
第17条（試験の内容）
保健師国家試験＊，助産師国家試験，看護師国家試験又は准看護師試験は，それぞれ保健師，助産師，看護師又は准看護師として必要な知識及び技能について，これを行う。
第18条（試験の実施）
保健師国家試験，助産師国家試験及び看護師国家試験は，厚生労働大臣が，准看護師試験は，都道府県知事が，厚生労働大臣の定める基準に従い，毎年少なくとも一回これを行う。
第19条（受験資格）
保健師国家試験は，次の各号のいずれかに該当する者でなければ，これを受けることができない。
一　文部科学省令・厚生労働省令で定める基準に適合するものとして，文部科学大臣の指定した学校において一年以上保健師になるのに必要な学科を修めた者
二，三　（略）

関連施設の担い手としての保健師の活動の在り方も大きく変容しつつある」と指摘している。その背景には，「今後，持続可能でかつ地域特性をいかした健康なまちづくり，災害対策等を推進することが必要」という認識がある。具体的には，「保健師の保健活動の基本的な方向性」として10項目があげられている（表5-3）。

2. 保健師助産師看護師法

看護職の身分法である保健師助産師看護師法（以下，保助看法）は，1948（昭和23）年に制定され，数度の改正を経て現在に至っている（表5-4）。このうち，保健師国家試験の受験資格を記した第19条については，2009（平成21）年法律第78号により，保健師の修業年限を「6か月以上」から「1年以上」に延長するという改正が行われた。1948（昭和23）年の保助看法制定当初，保健師と助産師の修業年限は1年間であったが，その後，1951（昭和26）年に6か月に短縮されており，まさに58年ぶりの受験資格の改正であった[2]。

B ▷ 公衆衛生看護活動に関する法令

公衆衛生看護の対象は幅広く，関係する法令も数多く存在する。表5-5に公衆衛生行政の基盤となる主な法令をまとめて示すが，詳細については，5巻「保健医療福祉行政論」を参照されたい。公衆衛生看護活動を展開するうえで，関係機関（医療，福祉，教育など）との連携は不可欠である。各種サービスや多くの職種の業務が法律や制度に基づいて実施されていることにも留意する必要がある。

表5-5　公衆衛生看護活動に関する主な法令

公衆衛生看護活動	地域保健法，健康増進法
医療	健康保険法，医療法，国民健康保険法，高齢者医療確保法，医療介護総合確保推進法
母子	児童福祉法，母体保護法，母子及び父子並びに寡婦福祉法，母子保健法，児童虐待防止法，DV防止法，少子化対策基本法，次世代育成支援対策推進法
成人	自殺対策基本法，がん対策基本法，肝炎対策基本法，歯科口腔保健の推進に関する法律，アルコール健康障害対策基本法
高齢者	老人福祉法，高齢者医療確保法，介護保険法，高齢者虐待防止法
障害者（児）	身体障害者福祉法，精神保健福祉法，知的障害者福祉法，発達障害者支援法，障害者総合支援法
難病	児童福祉法（小児慢性特定疾病），難病の患者に対する医療等に関する法律
感染症	予防接種法，感染症法
食品	食品衛生法，JAS法，と畜場法，食鳥処理の事業の規制及び食鳥検査に関する法，健康増進法（特別用途食品），食品安全基本法
環境	公害対策基本法，大気汚染防止法，騒音規制法，廃棄物処理法，水質汚濁防止法，公害健康被害補償法，環境基本法
学校	学校教育法，学校給食法，学校保健安全法
産業	労働基準法，労災保険法，労働安全衛生法，育児・介護休業法
公的扶助	生活保護法

注）項目ごとの配置は法律の制定年による。

▶2　公衆衛生看護活動の展開方法

　保健師は看護職として，これまでも①個人や家族を支援する対人支援能力，②その集合体である地域やグループの健康課題を把握し，関連する要因を整理・分析して対処する能力，③地域の人々に必要な対策が公正に継続的に行われるよう事業化・施策化・システム化する能力を活用しながら，組織全体も支援することによって人々の健康を守り，集団の健康水準を向上させてきた[3]。ここでは，この，①個人・家族支援，②集団支援，地域診断，③事業化，施策化，システム化，組織支援という3つの側面から，公衆衛生看護の展開方法について述べる。

1. 個人・家族支援

　個人・家族の支援は，保健師活動の基本である。支援を必要とする人や家族に対し，その人たちの困りごと（ニーズ）や困りごとに立ち向かう力（力量）に応じて必要な支援を行い，自立を支え，その地域や社会で生活できるようにしていく。保健師によるケアは，対象者が日頃生活している地域社会（産業保健では事業所，学校保健では学校）で行われ，「その人の成長発達を支え，その社会でその人らしく生きていけるように支援する」という点からも，非常に重要である。1つの家族が立ち直れば，その人たちは地域社会の資源にも成り得る。一方で，「その時」だけでなく，長い目で成長発達を追っていくことも，保健師活動の大きな特徴である。一度きりの訪問で終了するのではなく，その人の人生を長期的にフォローしていく。

　個人・家族のケアには，別の側面もある。すなわち，社会や地域の問題に気づくのは，最初は「個別事例」からなのである。個別事例をとおして地域の課題が浮き彫りになる。また，地域で暮らすために必要な資源が地域に整っているか否かについても，個別事例をとおして不足しているケア資源や，その整備の必要性を認識できるようになる。

2. 集団支援，地域診断

　集団支援は地域で共通の課題をもつ人を探し出し，その共通の課題に対して働きかける方法である。集団の治癒力も活用できる。各種の健康教育や自主グループの育成などがこれにあたる。

　地域診断は，対象集団内の健康問題を抽出して実態を明らかにするとともに原因を探り，対策を立てて活動し，解決に導くという一連のプロセスである。問題や課題を抱える人々を集め，その共通点から問題を抽出する，もしくは，担当地域の健康情報（その地域に特徴的な死亡原因や有病率，医療費の動向，高額医療

の受療者の受診理由など）から取り組むべき問題を見出す。そのうえで，抽出された地域の問題を関係者と共有し，その重要性と広がり，緊急性，放置した場合のリスクなどについて共通認識をもつ。さらに，実施する可能性がある対策については，投入する費用に対して得られる効果などを含めて検討し，優先順位をつけて取り組んでいく。このような一連のプロセスで，対象集団の健康水準の向上を図っていくのである。

3. 事業化，施策化，システム化，組織支援

　人々は何らかの社会システムや組織に属しており，その人が属する組織やシステムの在り方に大きな影響を受ける。資源が不足していたり，その組織やシステムが歪んでいたりすれば，健康水準の維持や向上に問題が生じる。そのため，その組織やシステムのもとで暮らす人々が，その必要性に応じてケアを受けることができているのかを検討し，必要であれば対策を講じる。これは，地域におけるケア資源の配分の公平性を担保し，憲法第25条でいう生存権を保障することにつながる。

　具体的には，受け持ち地域にかかわるケア資源の数量と質，また，そのケア資源がカバーしている地域や人々を調べ，その地域に必要なケア資源が必要に応じて整備されているか，ほかに必要な資源がないかなどについて検討する。また，地域住民に必要なケアや活動を継続的に行うためには，制度やしくみを構築する，予算を獲得するなどの事業化・施策化の能力が必要である。これらは地域看護管理の能力であるが，地域や所属する組織をシステムとしてとらえることにより磨かれると期待される。

　なお，一連のプロセスの中で住民参加を促し，住民とパートナーシップを構築して，関係機関と連携・協働することが必要なのは強調すべきであろう。また，一連のプロセスの中で社会的弱者やマイノリティの人々の権利が守られるように支援すること，代弁者としての役割をとること（アドボカシー）について留意すべきである。

＊

　保健師によるこれらの支援は，それぞれが別個に存在するのではない。保健師は通常，自分の受け持ち集団や地域をもっている。そのため，保健師は，目の前の個人や家族が，自分が受け持つ集団・地域のなかの個人・家族であることを常に念頭に置き，個人・家族の健康問題と集団・地域の健康課題，さらに，その人や集団が属する社会システムや組織全体とその制度・法律を結びつけて考え，解決に向けて各側面に働きかけることが必要である。最終目的は，保健師活動の対象とする集団の健康水準の向上である。個人・家族と集団・地域，さらに組織・システムという3つの側面を視野に置き，それぞれの問題点を明らかにしていくと同時に，その関係性を理解しながら統合すること，各側面を縦横に行き来して活動することが，公衆衛生看護を専門とする保健師の仕事の特徴である。

▶3 地域包括ケアシステムの構築に向けて

A ▶ システムづくり

　システムは,「相互に影響を及ぼしあう要素から構成される, まとまりやしくみの全体」とされる[4]。システムは目的に向かって動いており, 1つのシステムのなかには複数の下位システムが存在する。下位システムは相互に作用し合いながら調和し, 全体としてまとまった存在を成している。

　保健師がかかわる地域保健の対象は, 個人・家族・集団・地域社会・自治体という何層もの構造から成っている。また,発育・発達時期や労働の状況などによって様々な小集団に分かれ, その小集団に合わせた保健事業が展開されている。各要素は時に重なりながら, 全体が地域保健という大きなシステムのなかに包括され, そのなかでさらに各システムが動いている。

　個々のシステムが全体の大きなシステムに調和し, 方向性をそろえて力を発揮することが求められる。

　保健師は, 地域保健の全体をシステム化するとともに, 個別のシステムの問題を地域住民や関係者と共に見い出し, 必要な事柄や事業を検討して進むべき方向性を模索し, 全体の整合性を高めて効果的にシステムを運用する役割がある。

B ▶ ヘルスケアシステムにおける保健師の役割

　新型コロナウイルス感染症 (COVID-19) のまん延により, 保健医療福祉システムにおける様々な課題が明確になった。その一つが病床のひっ迫である。保健師たちは入院ベッドを探して調整に追われたが, これは本来の姿とは程遠い。あるべき姿とは, 保健所がもつ人材育成機能やネットワーク構築機能などを生かして, 全体の底上げを図っていくことであろう。

　保健所は幅広い事業を扱っているが, 都道府県庁とも連携し, 管内市町村の全体を俯瞰して強みと弱みを常に見直し, 効果的・効率的に事業を運営できるようにする役割がある。医療機関との連携は市町村のみでは難しく, 保健所が医療機関に積極的に働きかけていく必要がある。

　たとえば感染管理の場合, 自治体に感染管理の専門家がいなくても, 管内の病院には感染症の専門看護師・認定看護師などが配置されている場合がある。保健所が主導して医療機関どうし, 医療機関と市町村, 施設などのネットワークを構築し感染対策を行うこと, さらに, 保育所や高齢者施設の職員への健康教育を行って感染予防に努めることなどが推奨される。保健所の取り組みによって管内全体

の感染管理の水準が上がっていくと期待される。

C ▶ 地域包括ケアシステムの構築における役割

地域包括ケアは，2006（平成18）年の改正介護保険法で新たに法律に位置づけられた言葉である。高齢者が，住み慣れた地域で尊厳ある生活を継続することができるよう，要介護状態になっても高齢者のニーズや状態の変化に応じて必要なサービスが切れ目なく提供される「包括的かつ継続的なサービス体制」を目指している。

2014（平成26）年6月，地域における医療及び介護の総合的な確保を推進するための関係法律の整備等に関する法律（**医療介護総合確保推進法**）が成立した。この法律は，「地域包括ケアシステムを構築することを通じ，地域における医療および介護の総合的な確保を推進するため，医療法，介護保険法などの関係法律について所要の整備等を行う」ものであるが，このなかで，地域医療構想（地域医療ビジョン）の策定や地域医療総合確保基金の設置，さらに，特定行為に係る看護師の指定研修制度の新設が決定された。

地域包括ケアシステムは，「地域を基盤とした統合されたケアシステム」のことであり，「高齢者が可能な限り住み慣れた地域で，自分らしい暮らしを人生の最後まで続けるために，介護・医療・介護予防・生活支援・住まいが一体的に提供される日常生活圏域ごとの包括的な支援・サービス提供体制」である（図

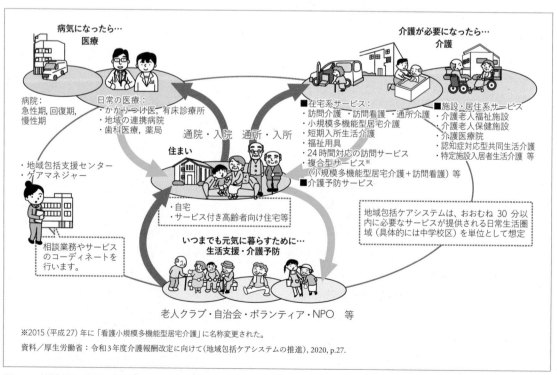

※2015（平成27）年に「看護小規模多機能型居宅介護」に名称変更された。

資料／厚生労働省：令和3年度介護報酬改定に向けて（地域包括ケアシステムの推進），2020，p.27.

図5-1　地域包括ケアシステム

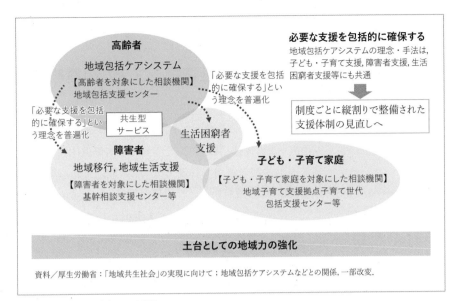

資料／厚生労働省：「地域共生社会」の実現に向けて：地域包括ケアシステムなどとの関係, 一部改変.

図 5-2　地域共生社会への展開

5-1）。

その後，2016（平成28）年には，障害者，子ども・子育て家庭，生活困窮者支援など，様々な人々が一緒に認め合って暮らす「地域共生社会*」を目指すことの重要性が示され，それらの土台となる「地域力」の強化が求められるようになった（図5-2）。

なお，地域包括ケアシステムでは「介護予防」と表現されているが，予防活動に重点を置いていること，地域力そのものを強化しようとしていることなどは，保健活動そのものであるといえる。

また，高齢化は全国共通の課題であるものの，その進み方や医療・介護などのサービス・資源の状況は地域によって異なる。そのため，まずは地域の現状や課題を明確にする必要がある。これは地域診断でもあり，最初に皆で取り組むべきことであろう。「地域のニーズ」や「不足している資源」を明らかにし，「資源の有効活用方法」を考慮したうえで，複合的なニーズをもつ住民・患者（利用者）が必要なケアを受けられるようにするため，地域に合った目標を立てて，方法や戦略を探る必要がある。このようにして創出された地域包括ケアシステムは，いわば「ご当地システム」であり，自分たちの地域のまちづくりにも通じるものである。その際，中心に位置づけるべきは，住民，当事者である。

＊地域共生社会
制度や分野ごとの縦割りや，「支え手」「受け手」という関係を超えて，地域住民や多様な主体が参画し，世代や分野を超えてつながることで，住民一人ひとりの暮らしと生きがい，地域を共に創っていく社会をいう。

D 地域包括ケアシステムの推進に向けた保健医療福祉の連携強化

地域包括ケアシステムを推進するためには，保健医療福祉サービスの提供に係る関係機関や関係団体，関係者が連携のメリットを認識し，課題解決に向けて方策を立て，それぞれの機能や役割分担について合意形成を図りながら取り組むこ

とが重要である。

1. 保健医療福祉連携システムの構築段階と保健所保健師の役割

保健医療福祉の連携システム構築のプロセスは，①実態把握・課題集約，②相互理解・課題共有・共通認識，③サービス提供体制の整備・役割合意形成，④サービス提供体制の運用・評価・改善の4段階である[5]（表5-6）。この連携システムの構築には，都道府県庁と都道府県保健師が大きな役割を果たすという視点から，ここでは保健所保健師が行うべき事項として整理する。

❶ 実態把握・課題集約

第1段階として，保健医療福祉の提供に関する地域課題および意見を収集し，集約する。保健所保健師が，地域包括ケアシステムの構築・推進を遂行するという役割の重要性と意義を認識し，日頃から積極的に市町村や関係先へ出向いてキーパーソンを把握するとともに，協働できる関係を構築し，情報を収集・集約する。特に，包括的・継続的なケアの提供が困難な課題については，抽出して関係者間で共通認識できるように可視化する。

❷ 相互理解・課題共有・共通認識

第2段階では，保健医療福祉の関係機関・関係団体・関係者で課題を共有するとともに，地域課題を俯瞰し，地域のあるべき姿について共通認識をもつ。既存の協議体の活用などによって協議や検討の場を設定し，関係者を集め，各自の視点から地域の課題を見つめ，共有する。その際，保健師は参加者どうしの相互理解が進み，関係が構築できるように配慮する。

表5-6　保健医療福祉の連携システムの構築段階と都道府県保健所保健師の役割

保健医療福祉の連携システムの構築段階	保健所保健師の役割
①実態把握・課題集約	・関係者から情報収集する ・関係者からの情報を整理し，課題を抽出する ・保健医療福祉の提供に関する課題を可視化する
②相互理解・課題共有・共通認識	・情報・課題共有の場を設定する（既存の場を活用する） ・関係者と情報・課題共有，相互理解を図り，協働できる関係性を築く ・地域課題を俯瞰し，地域のあるべき姿について関係者と共通認識を図る
③サービス提供体制の整備・役割合意形成	課題解決に向けて， ・関係者と共に協議・検討する ・関係者と共に優先順位や方針を決定する ・関係者と共に既存のサービス提供体制を評価する ・関係者と共に必要なサービス提供体制の方策を決定し，合意形成する
④サービスの運用・提供体制の評価・改善	関係者と協働し， ・サービス提供体制を運用できるように働きかける ・サービス提供体制を評価・改善する

出典／日本看護協会：地域包括ケアの実現を支える保健医療福祉連携システムの構築事業報告書（概要版），令和2年度厚生労働省先駆的保健活動交流推進事業，2021，p.7-8をもとに作成.

また，保健所の中においても連携システムの方向性や意図，あるべき姿を共有し，システムが構築できるようにする。

❸ サービス提供体制の整備・役割合意形成

第3段階では，関係者で課題解決に向けて協議・検討して方針をすり合わせ，既存のサービスを評価したうえで必要なサービス提供体制を整備し，それぞれの役割について合意する。保健医療福祉の関係機関・関係団体・関係者と共に，都道府県の施策とその方向性を管内の現状とすり合わせ，地域の健康課題を解決する方策を検討する。そして，地域の既存の社会資源やネットワークを評価し，不足や改善の必要がある場合は，既存サービスの見直しや，新たなサービスの創出，その提供体制などを検討する。この過程のなかで管内市町村との間で情報を共有するなど，地域包括ケアシステムを構築・推進するために，市町村保健師と協働する。そして，サービス提供体制における関係者の役割を明確化し，合意形成を図るようにする。

❹ サービスの運用・提供体制の評価・改善

第4段階では，関係者が協働し，サービスを運用できるように働きかけ，実施したサービス提供体制を評価・改善する。保健師は予算や人員を確保し，事業計画を策定するなど，事業化・施策化を主導する。保健医療福祉サービスの提供については評価を定期的に行い，PDCAサイクルを効果的に機能させることが求められる。特に，目標と評価指標を明確にすることが重要である。

2. 保健医療福祉連携システムの構築における都道府県本庁の役割

都道府県本庁は，都道府県全体の施策の方向性を見据え，市町村や関係者，住民の意見，課題を吸い上げながら，地域の実情に応じた方策を先導する役割がある。保健所と市町村の連携・協働に寄り添いながら，都道府県・保健所・市町村の役割を明確化し，システム化する。

また，都道府県本庁は保健活動の総合調整や計画的人材確保，事業の企画・立案・予算確保および評価，関係者との連携調整などをとおして，保健所への支援を行う役割がある。そのため，システム構築における保健所保健師の力量形成に対して重要な役割を担っている。都道府県本庁は，県全体の研修や情報交換会を企画するなど，力量形成に対する働きかけを行っていくことが求められよう。

3. 保健医療福祉連携システムの構築における市町村保健師・関係者などの役割

市町村保健師は，住民に身近な行政機関として住民に寄り添いながら，保健の専門家として専門性を発揮し，保健所や関係者と連携して地域保健事業を推進す

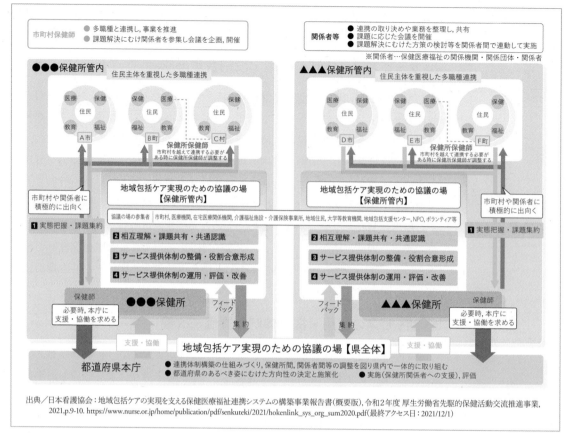

出典／日本看護協会：地域包括ケアの実現を支える保健医療福祉連携システムの構築事業報告書(概要版),令和2年度 厚生労働省先駆的保健活動交流推進事業,2021,p.9-10. https://www.nurse.or.jp/home/publication/pdf/senkuteki/2021/hokenlink_sys_org_sum2020.pdf(最終アクセス日：2021/12/1)

図5-3　保健医療福祉連携システムの構築に向けた連携モデル

る。また，課題解決に向けて必要な関係者を集めた会議を企画，開催する。必要時には都道府県本庁や保健所に広域的な支援を求める。

　さらに，市町村内の関係者や住民に対しても，地域包括ケアシステムの構築に向けて働きかけていくことが必要である。日頃から顔の見える関係をつくり維持することで，課題解決に向けた方策の検討や企画，実施を協働して行うことができる。

4. 保健医療福祉連携システムの構築に向けた連携モデル

　地域の課題解決に必要な保健医療福祉などのサービスの提供と創出を図るために，連携システムの構築段階と構築における保健所保健師の役割，そのほか都道府県本庁・市町村保健師・関係者の役割や関係性を示した（図5-3）。

　この「保健医療福祉連携システムの構築に向けた連携モデル」を活用するのは，保健所保健師および，保健所保健師と日頃の活動で協働している市町村保健師・関係者（関係機関・関係団体・事務職など）である。

　保健所保健師は既存の会議体を拠点として，市町村を含めた関係者と情報や目標を共有し，方向性を導くことによって，地域の課題解決に向けた活動を展開することが可能となる。

都道府県本庁は，都道府県全体の方向性について主導する役割がある。保健所保健師が都道府県本庁と一体的に地域包括ケアシステムに取り組むことによって，都道府県全体の方向性がそろい，関係各所の役割機能が最大限に発揮され，効果的な地域包括ケアシステムの構築・推進が期待できる。市町村保健師や関係者などは，必要時，保健所に広域的な支援を求めるとともに，連携を図り協働する。

互いの役割や関係性を理解したうえで地域の特性に応じて協働することによって，このシステムが機能し，地域包括ケアシステムの推進が期待できよう。

▶4 保健師の専門能力

1. 保健師に求められる実践能力と卒業時の到達目標と達成度

厚生労働省が2010（平成22)年に示した「保健師に求められる実践能力と卒業時の到達目標と到達度（案)」は，2019（令和元)年度の指定規則の改正で項目が追加され，77項目へと改められた（表5-7)[6]。

保健師に求められる実践能力は5項目に大別され，中項目17と小項目77で構成されている。具体的には，「Ⅰ．地域の健康課題の明確化と計画・立案する能力」「Ⅱ．地域の健康増進能力を高める個人・家族・集団・組織への継続的支援と協働・組織活動及び評価する能力」「Ⅲ．地域の健康危機管理能力」「Ⅳ．地域の健康水準を高める事業化・施策化・社会資源開発・システム化する能力」「Ⅴ．専門的自律と継続的な質の向上能力」であるが，大項目も含めて見ると，保健師の活動対象が「地域」にあること，地域の人々・関係者・関係機関と協働すること（パートナーシップを築く)，地域の健康危機管理を行うこと，同時に，制度や資源を管理・開発すること，さらに，専門的な最新の知識・技術を主体的・継続的に学ぶことの重要性が示されている。

卒業時の到達度レベルは，「Ⅰ　少しの助言で自立して実施できる」〜「Ⅳ　知識としてわかる」の4段階が設定されており，「個人／家族」「地域（集団／組織)」別に示されている。保健師の活動は幅が広く，「個人や家族の支援」や「グループやコミュニティへの支援」に加え，「事業化・施策化・システム化」を含む「組織への支援」も行う。人々に寄り添いながら自立を支えるように支援を行い，対象者だけではなく社会全体に働きかけていく。活動においては，一つ一つPDCAを回しながら改善・改革を重ね，全体を前進させていく。

このような保健師の活動スタイルは，各時代の保健師たちが努力した結果であり，日々の活動の積み重ねから形づくられてきたものである。保健師の幅広い活動が，実践能力として明示され，継承できることは画期的なことであった。実習の終了時など区切りのときに，自分がどれだけ実施できたかを自己評価すること

表5-7　保健師に求められる実践能力と卒業時の到達目標と達成度

■「個人／家族」：個人や家族を対象とした卒業時の到達度
■「地域（集団／組織）」：集団（自治会の住民，要介護高齢者集団，管理的集団，小学校のクラス等）や組織（自治体，事業所，学校等）を含む地域の人々を対象とした卒業時の到達度
■卒業時の到達度レベル
Ⅰ：少しの助言で自立して実施できる
Ⅱ：指導のもとで実施できる（指導保健師や教員の指導のもとで実施できる）
Ⅲ：学内演習で実施できる（事例等を用いて模擬的に計画を立てることができる又は実施できる）
Ⅳ：知識としてわかる
※保健師の技術は広範囲であり，大項目や中項目のみならず，小項目の中にも含まれている。実際の保健活動では，個人や家族，地域（集団／組織）の状況に応じてそれらを複数組み合わせて提供する。

実践能力	大項目	中項目		小項目	到達度 個人／家族	到達度 地域（集団／組織）
Ⅰ. 地域の健康課題の明確化と計画・立案する能力	1. 地域の健康課題を明らかにし，解決・改善策を計画・立案する	A. 地域の人々の生活と健康を多角的・継続的・包括的にアセスメントする	1	身体的・精神的・社会文化的側面から発達段階も踏まえて客観的・主観的情報を収集し，アセスメントする	Ⅰ	Ⅰ
			2	社会資源について情報収集し，アセスメントする	Ⅰ	Ⅰ
			3	生活環境について，物理的（気候，空気，水等）及び社会的（文化，人間関係，経済等）側面から情報を収集しアセスメントする	Ⅰ	Ⅰ
			4	対象者の属する地域・職場／学校生活集団について情報を収集し，アセスメントする	Ⅰ	Ⅰ
			5	健康問題を持つ当事者の視点を踏まえてアセスメントする	Ⅰ	Ⅰ
			6	系統的・経時的に情報を収集し，継続してアセスメントする	Ⅰ	Ⅰ
			7	収集した情報を統合してアセスメントし，地域（集団／組織）の特性を明確にする	Ⅰ	Ⅰ
		B. 地域の顕在的，潜在的健康課題を明確にする	8	顕在化している健康課題を明確にする	Ⅰ	Ⅰ
			9	健康課題を持ちながらそれを認識していない・表出しない・表出できない人々を把握する	Ⅰ	Ⅱ
			10	潜在化している健康課題を明確にし，今後起こり得る健康課題を予測する	Ⅰ	Ⅰ
			11	地域の人々の持つ力（健康課題に気づき，解決・改善，健康増進する能力）を把握する	Ⅰ	Ⅰ
		C. 地域の健康課題に対する活動を計画・立案する	12	健康課題について多角的に判断し，優先順位を付ける	Ⅱ	Ⅱ
			13	健康課題に対する解決・改善に向けた目的・目標を設定する	Ⅰ	Ⅰ
			14	地域の人々に適した支援方法を選択する	Ⅰ	Ⅰ
			15	目標達成の手順を明確にし，実施計画を立案する	Ⅰ	Ⅰ
			16	評価の項目・方法・時期を設定する	Ⅰ	Ⅰ
Ⅱ. 地域の健康増進能力を高める個人・家族・集団・組織への継続的支援と協働・組織活動及び評価する能力	2. PDCAサイクルに基づき，地域の人々・関係者・関係機関等と協働して，健康課題を解決・改善し，健康増進能力を高める	D. 活動を展開する	17	地域の人々の持つ力を引き出し，高めるよう支援する	Ⅱ	Ⅱ
			18	地域の人々が意思決定できるよう支援する	Ⅱ	Ⅱ
			19	健康課題に応じた訪問・相談による支援を行う	Ⅱ	Ⅱ
			20	健康課題に応じた健康教育による支援を行う	Ⅱ	Ⅱ
			21	地域組織・当事者グループ等の育成及び活動の支援を行う	Ⅰ	Ⅱ
			22	活用できる社会資源及び協働できる機関・人材について，情報提供をする	Ⅰ	Ⅰ
			23	支援目的に応じて社会資源を活用する	Ⅱ	Ⅱ
			24	当事者及び関係者・関係機関（産業保健・学校保健を含む）等でチームを組織する	Ⅱ	Ⅱ
			25	集団的・組織的アプローチ等を組み合わせて活動する	Ⅰ	Ⅱ
			26	地域・職場・学校等の場において法律や条例等を踏まえて活動する	Ⅰ	Ⅰ
			27	目的に基づいて活動を記録する	Ⅰ	Ⅰ
		E. 地域の人々・関係者・関係機関等と協働する	28	協働するためのコミュニケーションをとりながら信頼関係を築く	Ⅰ	Ⅰ
			29	活動目的及び必要な情報を共有する	Ⅰ	Ⅱ
			30	相互の役割を認識し，連携・協働する	Ⅱ	Ⅱ
		F. 活動を評価・フォローアップする	31	活動の評価を行う	Ⅰ	Ⅰ
			32	評価結果を活動にフィードバックする	Ⅰ	Ⅰ
			33	継続した活動が必要な対象を判断する	Ⅰ	Ⅱ
			34	必要な対象に継続した活動を行う	Ⅱ	Ⅱ
Ⅲ. 地域の健康危機管理能力	3. 地域の健康危機管理を行う	G. 平時から健康危機管理体制を整える	35	健康危機（感染症・虐待・DV・自殺・災害等）の発生予防・減災対策を講じる	Ⅱ	Ⅲ
			36	健康危機の発生予防・減災対策の教育活動を行う	Ⅱ	Ⅱ

		H．健康危機の発生に対応する	37	健康危機管理体制を整える	III	III
			38	生活環境の整備・改善について提案する	II	III
			39	健康危機に関する情報を迅速に把握し，対応する	III	III
			40	関係者・関係機関等の役割を明確にし，連絡・調整を行う	III	III
			41	保健・医療・介護・福祉等のシステムを効果的に活用する	III	III
			42	健康危機の原因究明を行い，解決・改善・予防策を講じる	III	III
			43	健康危機の増大を防止する	III	III
		I．健康危機からの回復に対応する	44	健康危機の発生からの回復に向けた支援を行う	III	III
			45	健康危機への対応と管理体制を評価し，見直す	IV	IV
IV．地域の健康水準を高める事業化・施策化・社会資源開発・システム化する能力	4．地域の人々の健康を保障するために，公平・公正に制度や資源を管理・開発する	J．事業化する	46	必要な情報を収集し，事業化の必要性を明確にする	I	
			47	事業化の必要性を地域の人々や関係する部署・機関に対し根拠に基づき説明する	III	
			48	地域の人々の特性・ニーズ等の根拠に基づき，法や条例，組織（行政・事業所・学校等）の基本方針・基本計画との整合性を踏まえて事業を立案する	III	
			49	予算の仕組みを理解し，根拠に基づき事業の予算案を作成する	IV	
			50	事業化のために，関係する部署・機関と協議・交渉する	III	
			51	立案した事業を実施し，安全（面）を含めた進行管理を行う	IV	
			52	事業をストラクチャー・プロセス・アウトカム・アウトプットの観点から評価し，成果を説明する	III	
		K．施策化する	53	地域及び組織の基本方針・基本計画の策定に関与する	IV	
			54	必要な情報を収集し，施策化の必要性を明確にする	I	
			55	施策化の必要性を地域の人々や関係する部署・機関に対し根拠に基づき説明する	III	
			56	施策化のために，関係する部署・機関と協議・交渉する	III	
			57	地域の人々の特性・ニーズ等の根拠に基づき，法や条例，組織（行政・事業所・学校等）の基本方針・基本計画との整合性を踏まえて施策を立案する	III	
			58	立案した施策を実施し，進行管理を行う	IV	
			59	施策をストラクチャー・プロセス・アウトカム，アウトプットの観点から評価し，成果を説明する	IV	
		L．社会資源を活用・開発・管理する	60	活用可能な既存の社会資源とその利用上の課題及び新たな社会資源の開発の必要性を明確にする	III	
			61	地域組織やサービスを既存の社会資源として活用，または開発する方法を選定する	III	
			62	サービスを既存の社会資源として活用，または必要な社会資源を開発する	III	
			63	健康課題にかかわる社会資源が機能しているか継続的に評価・改善する	III	
			64	健康課題にかかわる社会資源の質管理をする	IV	
		M．ケアシステムを構築する	65	ケアシステムを構築する必要性を明確にする	I	
			66	関係する部署・機関や地域の人々と協働してケアシステムを構築する	III	
			67	ケアシステムが機能しているか継続的に評価する	III	
V．専門的自律と継続的な質の向上能力	5．保健・医療及び福祉・社会に関する最新の知識・技術を主体的・継続的に学び，実践の質を向上させる	N．倫理的課題に対応する	68	地域における弱い立場にある（支援を求めない／求めることがでない）人々の尊厳と人権を擁護する	I	
			69	集団・組織の健康・安全と個人の人権との間で起こる倫理的問題について対応する	II	
			70	保健師活動の基本理念としての社会的正義・公正に基づき，支援を行う	II	
			71	地域の人々の生活と文化に配慮した活動を行う	I	
			72	地域の人々のプライバシー権の侵害となる個人情報や組織の情報の保護・保存に配慮した情報の管理を行う	I	
		O．研究の成果を活用する	73	保健師活動に研究の成果を活用する	III	
			74	経済的状況を含めた社会情勢と地域の健康課題の関係性を踏まえて保健師活動の研究・開発を行う	III	
		P．継続的に学ぶ	75	社会情勢・知識・技術を主体的，継続的に学ぶ	I	
			76	組織としての人材育成方策を理解・活用する	IV	
		Q．保健師としての責任を果たす	77	保健師として活動していくための自己の課題を明確にする	I	

資料／厚生労働省：看護基礎教育検討会報告書，2019，p.17-19.

によって，能力の継承が図られることが望ましい。

また，この改正を受けて，全国保健師教育機関協議会では，重視されるべき公衆衛生看護学教育について解説している[7]。

2. 公衆衛生看護学教育モデル・コア・カリキュラム

2017（平成19）年，全国保健師教育機関協議会＊は，公衆衛生看護学教育モデル・コア・カリキュラムを公表した[9]。各教育機関が策定するカリキュラムのうち，全教育機関で共通して取り組むべき「コア」の部分を抽出し，モデルとして体系的に整理したものである。

このカリキュラムは，「社会の多様な健康課題に対応できる保健師の養成」を実現するために取りまとめられた。公衆衛生看護学の理念と目的を踏まえ，対象のとらえ方や対象の健康課題に合わせた公衆衛生看護の技術と支援方法を具体化し，基礎教育の立場から内容と学修目標を示している。公衆衛生看護の技術・方法を確実に修得し，演習や実習を通して統合されるように構造化され，すべての保健師教育機関で活用できることを目指したものである。

大項目A〜Gがあり，それぞれにねらいと学修目標が設定され（図5-4），また，公衆衛生看護の対象として，個人／家族レベル，地域レベル，社会レベルの対象が重層的な関係にあることを，システムとして理解できるように提示されている（図5-5）。

◆大項目A「保健師として求められる基本的な資質・能力」 ①プロフェッショナ

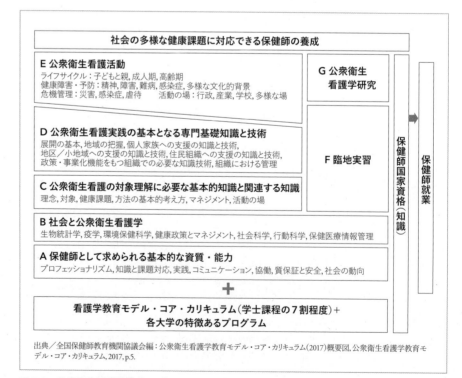

出典／全国保健師教育機関協議会編：公衆衛生看護学教育モデル・コア・カリキュラム(2017)概要図，公衆衛生看護学教育モデル・コア・カリキュラム, 2017, p.5.

図5-4　公衆衛生看護学教育モデル・コア・カリキュラム（概要図）

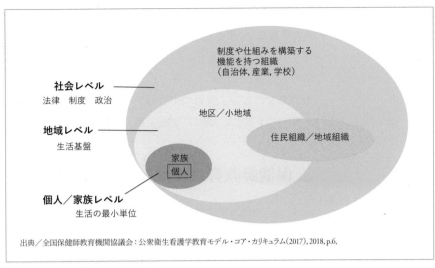

出典／全国保健師教育機関協議会：公衆衛生看護学教育モデル・コア・カリキュラム(2017), 2018, p.6.

図5-5　公衆衛生看護の対象

リズム，②公衆衛生看護学の知識と課題対応能力，③公衆衛生看護実践能力，④コミュニケーション能力，⑤協働する能力，⑥ケアの質保証と安全の管理，⑦社会の動向と公衆衛生看護活動，⑧科学的探求，⑨生涯にわたって学び続ける姿勢の9項目である。

◆大項目B「社会と公衆衛生看護学」　疫学や保健統計学以外に，環境保健科学，健康政策とマネジメント，情報管理なども求められる。

◆大項目C「公衆衛生看護の対象理解に必要な基本的知識と関連する知識」　理念・対象・健康課題，方法の基本的考え方などが含まれる。理念は，公衆衛生看護の活動を社会的公正，生存権の保障，ノーマライゼーションの観点を理解するとともに，プライマリヘルスケア，ヘルスプロモーションの考え方を活動に応用できることが求められる。

◆大項目D「公衆衛生看護実践の基本となる専門基礎知識と技術」　展開の基本として，個人・家族や地区／小地域，さらに地区組織などへの支援の知識と技術，施策・事業化機能が入る。

◆大項目E「公衆衛生看護活動」　ライフサイクル別，健康障害別の活動の詳細が入り，さらに，文化的背景や危機管理に応じた活動が含まれる。

◆大項目F「臨地実習」　臨地実習は「看護職者が行う実践のなかに学生が身を置き，看護職者の立場でケアを行うこと」により，「学内で学んだ知識・技術・態度の統合を図りつつ，看護方法を習得する。学生は対象者に向けて看護行為を行い，その過程で学内で学んだものを自ら実地で検証し，より一層理解を深める[10]」ものである。また，公衆衛生看護学の実習は，看護師教育課程の学修を踏まえ，学内での公衆衛生看護学の学修を経て，技術や態度を深く学ぶものでなければならない。保健師が働きかける対象は，個人・家族に限らず，地域や社会のしくみであったりする。これを考慮すると，「個人／家族への継続的な支援」を学ぶ実習と，「生活基盤としての地区／小地域で公衆衛生看護活動を展開する実習」，さらに「関わる地域や組織をシステムとしてとらえ，働きかけの方法について考える実習（公

衆衛生看護管理論実習）」の3タイプが必要であろう。

◆大項目G「公衆衛生看護学研究」　保健師は，実践のなかで未知の健康課題に遭遇することが多い。その解決を図りながらシステムを構築していくという技量が求められる。そういう意味では，実践そのものに研究が深くかかわっていると言わざるを得ない。実習で出合った事例を個人・家族，地区／小地域，社会システムとしてまとめ，臨地の問題を深く掘り下げる態度が求められる。

3. 保健師教育における大学院カリキュラムモデル

2022（令和4）年4月現在，保健師教育の修士課程は全国で19課程となった。また，専攻科は3校である。一方で，厚生労働省の看護基礎教育検討会報告書が示され，保健師助産師看護師学校養成所指定規則が2020（令和2）年10月に改正され，保健師教育は31単位となった。大学院設置基準第16条によって修士課程の修了要件は30単位以上となっており，その両方を取得すると，実に61単位以上を取得しなければならないことになる。

そこで，全国保健師教育機関協議会の保健師基礎教育検討委員会が「標準的大学院カリキュラムモデル検討ワーキング」を作り，大学院修士課程における保健師教育で目指す姿とカリキュラムモデルを作成した[11]。ここで，「大学院での保健師教育において目指す姿」は次の5点である。

(1) 人権を擁護し，社会的公正を実現するために保健活動を行うプロフェッショナル（専門職）としての姿勢を備えている。

人々の健康と生（生命・生活）を衛（まも）るという保健師の責務を理解し，倫理観と行動力をもって保健活動を遂行できる力をもつ。また，共生とソーシャルインクルージョン（社会的包摂）を意識した改善・改革を常に考え，その質を向上させて成果を得ようと，研鑽し続ける姿勢を備えもつ。

(2) 個人・集団・組織など，多様なレベルに対応できる成熟したコミュニケーション力を有する。

対人コミュニケーションだけでなく，集団・地域社会や組織の意思決定にも影響を及ぼすようなデータなどを用いて説明し，交渉する力をもつ。また，一方的な情報の発信・受信だけでなく，双方向の意思疎通が図れるよう，リスクコミュニケーション力を身につける。

(3) 複雑な健康課題の要因を探索し解決する，高度な公衆衛生看護実践の知識と技術を有している。

地域社会の多様な人々の文化・価値観・生活様式などを理解し，普遍的な課題のみならず複雑困難な課題や事例に対しても，個人／家族レベル，地域／組織レベル，システムレベルで向き合い，対応し，取り組むことのできる力を身につける。複雑な状況をとらえ，データを整理・分析し，健康課題を抽出して，解決へ向けた施策化・政策化の提言を示すことができるといった高度な公衆衛生看護実践力をもつ。

(4) 多職種連携におけるリーダーシップを発揮し，マネジメントを実践できる。

健康課題に向き合い，チームの一員として役割を果たすとともに，職種や職位を超えて人々と議論・協働し，リーダーシップとマネジメント力を発揮して，チームの生産性向上に貢献する。将来的には，組織，さらに地域のケアシステムをマネジメントする力をもつ。

（5）エビデンスに基づく活動とその評価ができる論理的・科学的思考力を具備している。

　潜在・顕在している健康課題について，背景要因を含めてその原因を探求・明確化し，解決に向けて取り組めるようにするための量的・質的分析力と，それらを統合して実践に活用するための論理的で科学的な思考力を含む研究力をもつ。

　同時に，これらの能力を培うためのカリキュラムモデルも提示されている。COVID-19は，保健師の実践力の重要性を社会に示した。今後，実践を記述し，蓄積して自分の活動の意味を見出すとともに，活動を改善していける実力のある保健師の重要性がさらに増していくであろう。

引用文献

1）　山本光昭編著：関係法規〈新体系看護学全書　健康支援と社会保障制度④〉，第17版，メヂカルフレンド社，2020，p.8.
2）　野村陽子：保助看法改正の経緯〈保健師助産師看護師法60年史編纂委員会：保健師助産師看護師法60年史；看護行政のあゆみと看護の発展〉，日本看護協会出版会，2009.
3）　公衆衛生看護のあり方に関する検討委員会：「保健師のコアカリキュラムについて」中間報告，日本公衆衛生雑誌，52(8)：756-764，2005.
4）　ルトヴィヒ・フォン・ベルタランフィ著，長野敬，太田邦昌訳：一般システム理論；その基礎・発展・応用，みすず書房，1973.
5）　日本看護協会：地域包括ケアの実現を支える保健医療福祉連携システムの構築事業報告書（概要版），令和2年度厚生労働省先駆的保健活動交流推進事業，2021，p.7-8.
6）　厚生労働省：看護師等養成所の運営に関する指導ガイドライン 別表11；保健師に求められる実践能力と卒業時の到達目標と到達度（改正案）〈看護基礎教育検討会報告書〉，2019，p.17-19.　https://www.mhlw.go.jp/content/10805000/000557411.pdf（最終アクセス日：2021/12/1）
7）　全国保健師教育機関協議会：保健師助産師看護師学校養成所指定規則改正により重視する公衆衛生看護学教育について，2021.　http://www.zenhokyo.jp/work/doc/202105-iinkai-kyouikukatei-houkoku.pdf#view=Fit&page=1（最終アクセス日：2021/12/1）
8）　全国保健師教育機関協議会：保健師教育におけるミニマム・リクワイアメンツ　全国保健師教育機関協議会版（2014）.　http://www.zenhokyo.jp/work/doc/h26-iinkai-hokenshi-mr-houkoku.pdf（最終アクセス日：2021/12/1）
9）　全国保健師教育機関協議会：公衆衛生看護学教育モデル・コア・カリキュラムの概要，公衆衛生看護学教育モデル・コア・カリキュラム（2017），2018，p. 4-6.　http://www.zenhokyo.jp/work/doc/core-curriculum-2017-houkoku-3.pdf#view=Fit&page=1（最終アクセス日：2021/12/1）
10）　看護学教育の在り方に関する検討会：大学における看護実践能力の育成の 充実に向けて，2002.　https://www.umin.ac.jp/kango/kyouiku/report.pdf（最終アクセス日：2021/12/1）
11）　全国保健師教育機関協議会：保健師教育における大学院カリキュラムモデル（全保教版2020），2020.　http://www.zenhokyo.jp/work/doc/r2-iinkai-hokenshi.pdf（最終アクセス日：2021/12/1）

第 6 章

公衆衛生看護活動に
活用できる
理論・モデル

本章では，公衆衛生看護活動に理論を活用することの意義，活用しようとしたときに知っておくべきことを紹介する。なぜ実践の場面で理論を活用することが望ましいのか，それが実践をどのように助け，活動を楽にするのか，ということが伝わるよう説明を試みた。

　前半で，理論・モデルの活用に関する基礎的な情報を簡潔に紹介した後，後半では代表的な実践の場面を想定し，そこで活用できる理論・モデルを探りあてていく思考過程を紹介する。

　なお，関連書籍をいくつか開くと，理論（theory），モデル（model），枠組み（framework）という用語は，その区別に明確なコンセンサスがなく使用されており，表現が異なることが多い。本章では，統一して「理論・モデル」と表現する。

▶ 1　公衆衛生看護活動と理論・モデル

A ▶ 理論・モデルとは

　「理論」と聞くと，万物に共通して起きる現象を読み解いたもの，のように聞こえるかもしれないが，そうではない。公衆衛生看護活動で活用する「理論・モデル」とは，現象そのものや，それが起きている状況を理解するために活用する道標のようなものである。この道標は，自分が関心を寄せる事象や状況について，それに関連する様々な情報を体系的に・もれなく整理・俯瞰したり，その現象がどのような経緯をたどるかを予測したり，その事象そのものの定義や構成を見直したり，自分が次に取るべき行動を考えたりすることを助けてくれる。こうすることで，その事象や状況を「よりよい状態」に導くことができる。私たちにとって理論・モデルとは，活動の質を高めるための道具なのである。

B ▶ 理論・モデルの活用

　公衆衛生看護活動を行う者は，活動対象（人・組織など）を目の前にしたとき，それが「どのような」状況にあり，そのなかに「どのような」健康問題が潜んでおり，また，その健康問題に対して「どのように」対処すべきなのかを，専門家として正しく見定め，決定する必要がある。また，その健康問題や対処が「なぜ」そうだと結論づけられるか，根拠を示せるよう努めなければならない。しかし，こうした「どのような」「どのように」「なぜ」といった問いに対する答えを見つける道中，眼前にある対象者や地域の切実な状況に焦りを覚えたり，多忙な業務で時間が不足したりという状況になると，実践者自身，思考が迷子になってしま

うことがある。そうならないために，押さえるべきポイントや進むべき議論の方向性を示してくれる道標のようなもの，それが理論・モデルである。

　理論・モデルを活用するもう一つの良い点は，これから行う対処の評価のあらかたの方針を知ることができる点である。理論・モデルを道標とすることで，活動対象にかかわる様々な現象や状況のうち，「どれ」を「どのように」変えることが，関心を寄せている健康問題の改善に貢献し得るか，予測することが可能になる。だからこそ，「どのような」対処をすべきか決定できるわけだが，これは同時に，関心を寄せる健康問題の改善を最終ゴールとしたときに，それに関連して「変えるべきほかの現象・状況」も特定できていることを意味する。介入や事業の評価をするときに，主とする健康問題の指標だけでなく，それに貢献し得るほかの現象・状況の指標も評価指標として含めることができる。しかも，根拠をもって，加えられるというわけである。一般に，集団に対する有害事象の発生予防を目的とした介入の効果は，事象の発生率が低いほど評価が困難である。こうした場面で，主となる関心現象そのものではないものの，それの改善をうかがわせる指標を評価することで，介入効果をより鮮明に，現実に即して説明できるようになる。

C ▷ 理論・モデルの吟味

　何らかの理論を活用する場合，その理論が目的に合致しているかどうかを「吟味」しなければならない。たとえば，看護師間のチームワークの状況を理解・改善するために開発された理論を，高齢者の閉じこもりの理解・改善のためにそのまま活用するようなことは，なかなか想像し難い。どのような目的で，どのような現象に対して，どのような道標になり得るか，よく考えてから活用することが必要である。

　理論・モデルを「吟味する」と表現したが，これと似た言い回しに「評価する」という表現がある。一般に，看護理論や看護研究の分野で「理論評価」というと，より研究的な思考作業を指す。理論を評価するということは，様々な理論を多面的に理解し，応用的に活用したり，修正・開発して新しい理論を生み出したりすることにつながる。理論の評価方法・基準は様々な理論家によって提案されている。過去の理論家たちが提案した方法を包含したアフアフ・I・メレイス（Meleis, A. I.）の方法では，①記述，②分析，③クリティーク，④検証，⑤サポートの5ステップで理論を評価することが提案されている[1]。こうした作業は，理論の発展や実践技術の改善に重要な活動であるが，ここではその詳細を説明することは割愛する。公衆衛生看護活動に理論・モデルを活用する，という本章の目的の前では，理論そのものの評価について詳しく知る必要はない。筆者が「吟味する」という表現を採用した理由を理解していただければ問題ない。

D ▶ 本書を使って理論・モデルを探す

　本書では，そこで取り扱う概念や支援技術，活動対象に応じて，そこに関連させて覚えておくとよい代表的な理論・モデルが紹介されている。自分自身が直面している課題や現象に対し，どの理論・モデルを活用すればよいか，まったく見当がつかないとき，まずは自身の関心に最も近いことが書かれている章を見つけ，そこで説明されている理論・モデルを「吟味する」ことから始めてみてほしい。もしその理論・モデルが自分の関心にしっくりこない場合にも，「なぜしっくりこないのか」を言語化することが望ましい。それは「自分がどのような理論・モデルを必要としているか」をそのまま表す重要な情報になる。より適切な理論・モデルを探すためのヒントになるだろう。

▶2　理論・モデルを活用するまでの思考過程

　ここでは，公衆衛生看護活動の場面別に，活用できそうな理論・モデルを紹介する。公衆衛生看護活動において実際に起こりそうな場面を8つ設定し，各場面に関連する理論・モデルを取り上げ，どのように役立つか記載した。

　各項は理論・モデルがどのように活用できるかを説明するものであり，各場面別の活動方法・支援技術を詳細に記載しているわけではないため，注意していただきたい。

　もし，理論・モデルを活用してみようと思案している段階にあるのなら，まずは次項で紹介するミネソタモデルから学び，着手してみることをお勧めしたい。自身の実践や，関心を寄せているケア・援助行為が，どのように分析的に説明できるか考えてみるのである。同僚と互いにプレゼンテーションしてみてもよい。自分の仕事や関心を理解することにもつながり，言語化することや理論・モデルを使うことのおもしろさ，または難しさを体験する良い入り口になるだろう。

A ▶ ミネソタモデル

　公衆衛生看護の実践者が日常的に活動するうえで，活動の目的や，実践行為を的確に言語化することは重要である。たとえば，管理者や指導者であれば，「保健師の活動」を新人・後輩に明確な言語を用いて説明しなければならない。他職種と連携して業務をするうえでも，保健師という仕事を説明できることが求められる。また，どのような立場であったとしても，保健師が自分自身の活動を自己評価したり，振り返って他者に引き継いだり，その正当性をアピールしたりする

際，その活動・行為そのものの説明が曖昧なままでは，評価したりアピールしたりすることの意義が薄れてしまう。

　アメリカのミネソタ大学で開発された公衆衛生看護介入のモデル（public health intervention model）[2), 3)] は，モデルの概要を表す図の形状からインターベンションホイールとよばれたり，**ミネソタモデル**（ミネソタホイール）とよばれたりする。1980年頃，アメリカでは公衆衛生看護師（public health nurse）の活動や社会への貢献が見えにくくなっていたことから，公衆衛生看護師の実践を定義し，可視化するために，既存資料のレビュー，臨床家や専門家とのディスカッションを経て，公衆衛生看護の介入を整理したモデルである（**図6-1**）。

　図では，公衆衛生看護師の実践が3層の対象（①個人・家族，②コミュニティ，③システム）への17の行為で説明されている。個人・家族レベルの実践は，コミュニティ内に存在する個人・家族，さらには小グループや集団（例：学校のクラス）の知識・行動などを変化させるものである。コミュニティレベルの実践とは，コミュニティ全体もしくは特定集団（例：○○のハイリスク集団）の規範や行動を変化させようとするものである。システムレベルの実践とは，コミュニティ内の組織や権力構造を変化させようとするものである。個人やコミュニティではなく「組織」やそのなかの定められた規則が対象である。

　ミネソタモデルの特徴は，公衆衛生看護活動の実践者が行う直接的な介入行為に限定して整理されている点である。その結果，各行為に明確な定義と目的がある。公衆衛生看護師は，①〜⑰の行為名を用いることで活動内容と意図を明確に説明することができる。また，視覚に訴える分類図を用いることで，活動対象の範囲の広さ，介入技術の多彩さをわかりやすく示すことができる。さらに，各行為の定義が明確であることは，その行為の達成に必要な知識・技術を特定しやすいことにもつながる。

　日本の保健師のすべての基礎技術はいずれかの行為に該当する。たとえば，保健師が行う健康教育は，⑨健康教育（health teaching）と，⑯ソーシャルマーケティング（social marketing）に該当すると考えられる。この例からもわかるとおり，日本の保健師の活動は複数の行為を組み合わせ，その場の文脈に応じて配合分量をアレンジしたものである。同じ保健師が行う「健康教育」でも，場によって包含範囲が違ったり，行為の内容が大きく異なったりするため，一言で説明することが難しい。これを的確に表現しようとすれば，「健康教育，ソーシャルマーケティングの2つの行為を含む活動で，課題と文脈に応じてその配合量を調整するもの」ということになる。ミネソタモデルを用いて保健師活動を説明することで，多様な介入を組み合わせて行っている活動を構造的に可視化・説明できるのである。

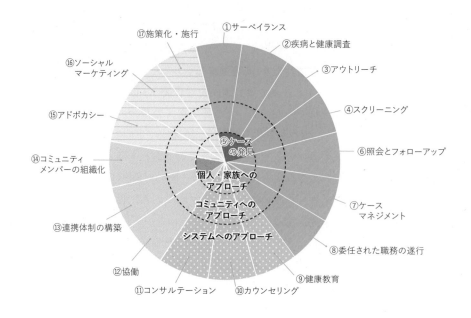

①サーベイランス (surveillance)	健康データの収集や分析を通じて，健康事象を記述すること
②疾病と健康調査 (disease investigation)	集団の健康への脅威に関するデータを体系的に収集・分析し，脅威の原因を特定することでケースやハイリスク者を特定し，介入を計画すること
③アウトリーチ (outreach)	特定の集団のいる場所に出向き，起きている事象や問題，その解決策について情報を提供すること
④スクリーニング (screening)	リスクファクターをもつ個人や集団がそれを認識していない場合に，それを同定すること
⑤ケースの発見 (case finding)	①〜④をとおして得た情報から，何らかのリスクを有する個人や家族を特定すること
⑥照会とフォローアップ (referral/follow-up)	問題の解決・予防に必要な資源を見つけ，それにアクセスできるよう対象を援助すること
⑦ケースマネジメント (case management)	サービスを調整し，よりよく提供されるようにすること
⑧委任された職務の遂行 (delegated function)	法律などで示された権限に基づいて実施する直接的なケア行為のこと
⑨健康教育 (health teaching)	健康教育をすること
⑩カウンセリング (counseling)	セルフケア能力などを向上させること
⑪コンサルテーション (consultation)	対話をとおして解決策を生み出すこと
⑫協働 (collaboration)	共通のゴールを達成するために，複数の主体と一緒に活動すること
⑬連携体制の構築 (coalition building)	共通の目的をもつ者どうしの連携を促進・開発するために行う行為
⑭コミュニティメンバーの組織化 (community organizing)	共通のゴールを見つけ，コミュニティ内の資源を動員し，目的に向かって活動できるよう援助すること
⑮アドボカシー (advocacy)	他者の立場に代わり，発言したり行動したりすること
⑯ソーシャルマーケティング (social marketing)	コマーシャルマーケティングの原理と技術（例：コミュニティメンバーのセグメンテーションやプロファイリングをとおして健康教室の企画に役立てる）を活用すること
⑰施策化・施行 (policy development/enforcement)	健康課題を意思決定者に伝えて法や規則につなげたり，それに相反する他者を取り締まったりすること

出典／Public Health Nursing Section: Public health interventions-applications for public health nursing practice, Minnesota Department of Health, 2001 をもとに作成.

図6-1　公衆衛生看護介入のモデル

B ▷ PDCAサイクル

　公衆衛生看護活動のなかで，事業や計画，施策を見直す場面がある。この見直し作業に着手するにあたり，まず思い出してほしいのが**PDCAサイクル**である。PDCAとは，計画（plan）→実行（do）→評価（check）→改善（action）のサイクルを繰り返し行うことで（**図6-2**），継続的な業務の改善を促す取り組みであり，マネジメントメソッドとして業界や業種を問わず利用されている。

　このサイクルは計画から始まる。これは，目標の設定，目標を達成するための計画作成の段階である。地域診断（地域アセスメント）や職場診断を経て，優先的に取り組む課題と解決策を定め，次の評価までのスケジュールや評価の指標を定める。数字で把握できる指標を積極的に用い，だれが見てもわかりやすく，具体性のある目標や計画を設定する。

　実行は，立てた計画どおりに実行することである。多くの公衆衛生看護活動の場面では，計画どおりに実行したとしても，状況に応じてアレンジされたり，思いがけないサポーターが現れたり，また一方では，思いもよらなかったインシデントやクレームが生じたりと，想定外のことが度々起こる。当事者がどのように計画を実行し，実際にはどのようなアレンジや対応がなされたのかなど，細かい状況を記録・保存しておくことも重要なポイントである。

　評価は，設定したとおりのスケジュールで，それまでの計画遂行状況や目標達成の度合いを評価することである。うまく計画どおりに進まなかったことがあれば，その原因を分析する。

　改善では，評価の結果を俯瞰的に眺め，成功や失敗の要因を整理し，それを2回目の計画に反映させていく。

　PDCAサイクルは，特定の場面で活用する理論・モデルというより，公衆衛生看護活動の基本的な段取りを示すものとして活用できる。何をするにもまず，P→D→C→Aのサイクルをイメージしながら，情報収集や支援行動に着手するとよいだろう。公衆衛生看護活動は，日々の実践活動のなかで得た様々な情報やつながりを有機的に統合しながら，その場の課題を把握し，分析し，解決に導くものである。援助行動をしながら情報を集めたり，さらにそれと同時に次の計画や別の対象に関するアセスメントについて考えたりする。それは膨大な量の情報がネットワークされた統合的な思考・活動ともいえるが，まとまりのない雑然と

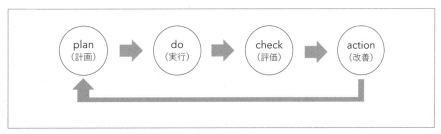

図6-2　PDCAサイクル

した思考ともいえる。つまり，1人の保健師の頭の中，もしくは1つの部署内で複数のPDCAサイクルが同時にそれぞれの速さで回っているようなものである。新人実践者や初学者にとって，この煩雑さは非常につかみにくく，習得しにくいかもしれない。今，取り組んでいるタスクをリスト化して，それぞれがPDCAのどの段階にあるのか，今後はどのような見通しなのか，冷静に整理してみてほしい。そうすることで，見落としていたタスクが発見できたり，忘れていた評価タスクを思い出したり，他者に自分の仕事を説明したり，手伝ってもらったりしやすくなることが期待できる。

C プリシード・プロシード・モデル, コミュニティ・アズ・パートナーモデル

公衆衛生看護活動，特に地域保健活動のなかで，地域診断は重要な実践である。ここで理論・モデルを活用すると，体系的に地域の情報を収集しアセスメントすることが可能になる。

❶ プリシード・プロシード・モデル

地域診断で活用できる理論・モデルの一つが**プリシード・プロシード・モデル**である。このモデルは，診断と計画にかかわる「プリシード（PRECEDE）*」（第1～4段階）の部分と，実施と評価にかかわる「プロシード（PROCEED）*」（第5～8段階）の部分からなる。基本的には1～8の順番に思考・情報を整理し，介入を実施し評価していく。地域の健康のゴールをQOLと定め，そこに関連する諸概念を包括的に関連づけて示している（2巻-4章-3「健康教育の方法と実際」参照）。

第1段階（社会アセスメント）では，対象集団が自身の現状やニーズをどのように認識しているか，調査などによって把握する。第2段階（疫学アセスメント）では，具体的な健康問題を明らかにし，その要因を遺伝／行動／環境の3点から特定する。第3段階（教育／エコロジカルアセスメント）ではさらに，第2段階で健康問題の要因として特定された「行動」に影響する要因を探る。第4段階（介入調整）では，これまでの段階で明らかになった事柄に対し，介入の調整をする。介入を行ううえでの障害や強みのアセスメントも含まれる。

第5段階（実施）では実際に介入を実施し，第6段階（プロセス評価）では介入の遂行状況を評価する。第7段階（影響評価）では，介入による行動への具体的な影響を評価する。第8段階（成果評価）では，健康問題，QOLへの影響を評価する。

❷ コミュニティ・アズ・パートナーモデル

地域診断で活用できるもう一つの理論・モデルが，**コミュニティ・アズ・パートナーモデル**（community as partner model；CAPモデル）である[4]。これは，公衆

*プリシード

Predisposing, Reinforcing, and Enabling Constructs in Educational/Ecological Diagnosis and Evaluation（教育・生態学診断と評価のための準備・強化・実現要因）。

*プロシード

Policy, Regulatory, and Organizational Constructs in Educational and Environmental Development（教育・環境開発における政策的・法規的・組織的要因）。

衛生看護活動を行う専門家が，対象となるコミュニティを1つの単位ととらえ，パートナーとして協働しながら一緒に問題を解決していこうという考え方とその段取りを示している。パートナーであるコミュニティとの付き合い方として，コミュニティとそこに所属する人々が自ら問題解決に向かえるようエンパワーすることを大事にしている。

図6-3には，①コミュニティそのもののアセスメントの視点，②診断の手順，の2つが含まれている。①はコミュニティメンバーを中心（コア）とし，それに影響する8つのサブシステム（物理的環境，教育，交通と安全，政治と行政，保健医療と社会福祉，情報，経済，レクリエーション）で構成されている。このサブシステムに関連する情報を収集し，アセスメントすることで，地域の健康問題や課題を把握することができるようになる。

地域診断を試みたとき，情報収集や分析が難航することがよくある。コミュニティ・アズ・パートナーモデルは，情報収集の視点を整理して示してくれるという点で非常に活用しやすい。しかし，集めたい情報量が多すぎたり，思うように収集できなかったり，収集した情報をどう活用してよいかわからなかったりと，暗中模索の情報収集の沼にはまってしまったという悩みが多く聞かれるが，コ

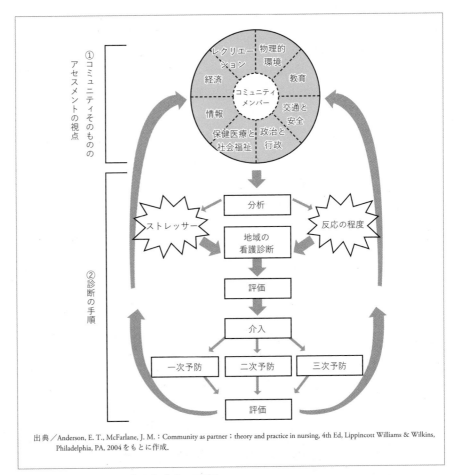

出典／Anderson, E. T., McFarlane, J. M.：Community as partner；theory and practice in nursing, 4th Ed, Lippincott Williams & Wilkins, Philadelphia, PA, 2004 をもとに作成.

図6-3　コミュニティ・アズ・パートナーモデル

ミュニティ・アズ・パートナーモデルに関していえば，経験豊かな先輩実践者の思考や手の動かし方を，様々な現場で参考にできるような形になじませたものを提示してもらっているようなものである。したがって，「何の情報を，いつまでに，どのようなことを考えるために調べるべきか」は自身で判断するしかない。

その判断の根拠として，②がある。収集した情報を分析して終了するのではなく，情報の分析結果をコミュニティメンバーと共有し，健康問題や課題を見定め，その後のPDCAにつないでいくのである。対象とするコミュニティや着目したい課題の緊急性に応じて，または事業のサイクルや年度計画など限られた時間と機会のなかで，PDCAを回しながらコミュニティのエンパワメントの実現を目指すのがコミュニティ・アズ・パートナーモデルを活用した地域診断といえる。情報収集や分析で悩んだら，いま一度目的に立ち返ったり，コミュニティメンバーや同僚と一緒にPDCAを小さく回してみたりしながら，地域診断という活動の芽を一緒に育てていけばよい。

D > コミュニティ参加型リサーチ

コミュニティとの協働は，公衆衛生看護活動になくてはならない。ミネソタモデルでもコミュニティとの協働が実践の一つとして着目されており，コミュニティ・アズ・パートナーモデルをもとにした地域診断活動でもコミュニティメンバーは重要なパートナーとして位置づけられている。しかし，どのような行動やどのような状態が「協働していること」や「うまく協働できている状態」を示すのかは，評価が難しい。公衆衛生看護活動のなかで，コミュニティとの協働は，単にパートナーシップを構築することだけでなく，それを様々な実践活動に活用していくこと，実践活動をとおしてさらにパートナーシップを強化・発展させていくことを含んでいる。そうした一連のアクティビティに非常に類似した行為が**コミュニティ参加型リサーチ**（community-based participatory research；**CBPR**）である。CBPRを参照することで，一見つかみどころのない「コミュニティとの協働」についても，その進め方を知り，計画を立て，現状を評価しやすくなる。

CBPRは，コミュニティメンバーと協働して行う研究活動である。CBPRでは，すべてのプロセスで，コミュニティメンバーと研究者の間で対等な協働が実現し，その結果生み出された知識を社会変革に活用する。昨今ではコミュニティ参加型アクション（community-based participatory action）と表現される機会もあり，研究と実践活動のどちらとも考え得るアクティビティが増えている。

バーバラ・A・イスラエル（Israel, B.A.）らは，CBPRがもつ7つの大まかな中核要素と9つの原則を体系化した理論・モデルを示している[5]。CBPRの実施にはある程度の順序があり，7つの要素が図6-4のとおりに進んでいく。このプロセスは循環的であり，CBPR全体をとおして継続する要素もある。「パートナーシップの維持・持続と評価」は，研究の実施にかかわる課題を遂行するために，互いに協力しながら，信頼関係の強化や対立の解決，知識・スキルの開発と共有

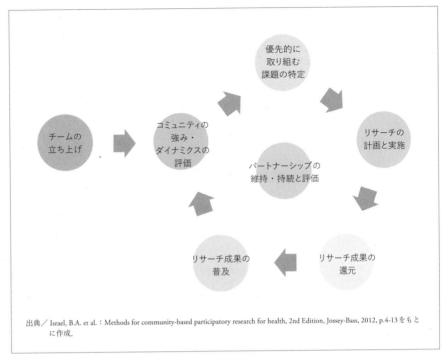

出典／Israel, B.A. et al.：Methods for community-based participatory research for health, 2nd Edition, Jossey-Bass, 2012, p.4-13をもとに作成.

図6-4　CBPRの7つの要素と進行のプロセス

を継続的に行うことや，その状態を振り返り評価することであり，CBPRのプロセスのいつでも起こり得る。

　CBPRを進めていくうえで従うべき9つの原則は，①地域を共通の価値観や帰属意識をもつ集団としてとらえること，②コミュニティの健康問題を解決するために，コミュニティの強みや資源を用いること，③活動のすべての段階において，対等なパートナーシップを目指すこと，④それぞれの知識や技術を共有して互いに学び合い，能力を高めること，⑤活動の成果をコミュニティに還元すること，⑥生態学的な視点でコミュニティの問題を多角的にとらえること，⑦活動は循環し繰り返しながら発展させていくこと，⑧結果を利用しやすい形でコミュニティに還元し，広く社会に普及させること，⑨長期的で持続できる活動として取り組むことである[6]。

E ▷ 予防行動採用プロセスモデル

　公衆衛生看護活動において個人の保健行動を支援するために，課題を分析したり，介入ポイントを模索したりする場面がある。健康教室や健康診断のフォローなどである。そのような場面で活用できる保健行動に関する理論・モデルは数多くあるが，ここでは予防行動採用プロセスモデル[7]を紹介する。

　予防行動採用プロセスモデル（**図6-5**）は，ある保健行動を実施する／しない状態に至るまでのプロセスを7段階で説明するものである。ステージ1は，ある健康問題の危険性についてまったく知らない状態（無認識）である。その問題に

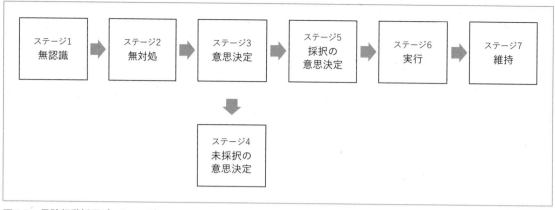

図6-5　予防行動採用プロセスモデル

ついて知っただけの状態がステージ2（無対処），その問題に対して何らかの予防・対処行動を取るかどうかを考えている状態がステージ3（意思決定）である。ステージ3の結果，予防・対処行動を取らないと決めた場合はステージ4（未採択の意思決定），取ると決めた場合はステージ5（採択の意思決定）へと進む。そして，ステージ6では予防・対処行動を実行する段階（実行），ステージ7では維持する段階（維持）となる。

　何らかの健康問題とそれに対する予防・対処行動に焦点を当てた場合に，対象者がどのステージにいるか評価してみるとよい。外から見ただけでは同じ「問題に対して何も行動していない人」であっても，そもそも問題を認識していないステージ1（無認識）の人と，行動しないと決めたステージ4（未採択の意思決定）の人では，これから提供すべき情報や取るべきアプローチが異なるであろう。

　この理論・モデルは行動変容ステージモデルとよく似た形をしているが，予防行動採用プロセスモデルの特徴は，ある保健行動の必要性についてまったく認識していない状態（ステージ1）を包含している点である。その危険性が一般にあまり認識されていないが深刻で重要な健康問題（たとえば，乳児の抱っこひもからの転落事故）に対する予防行動を普及させたい場面で，より活用しやすい。

F ▶ 変化の3段階理論

　公衆衛生看護活動において，コミュニティや組織の規範や風土，システムを変革しようと考える場合がある。一概にはいえないが，対象とするコミュニティが大きく，変革したい事象が根深く浸透したものであればあるほど，じっくりと時間をかけた取り組みが必要になりやすいであろう。しかし，長い時間をかけて取り組んでいると，「今，何をする段階だっただろうか？」と，変革の進捗を見失ってしまうかもしれない。クルト・レヴィン（Levin, K.）の**変化の3段階理論**[8]は，そのような組織の変化の段階と，その段階ごとのアプローチ方法を示した理論・モデルである。

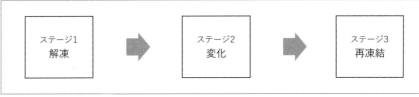

図6-6　変化の3段階理論

　この理論・モデルは，変革が起こるプロセスを「解凍(unfreezing)」「変化(moving)」「再凍結（refreezing）」の3段階で示している（図6-6）。まず，ステージ1（解凍）では，「今までの規範や風土，システムではいけない」「変えていかなければならない」というように，現状を認識し，変化の必要性をコミュニティ内で共有することが必要である。そして，新しい方法を取り入れる方向へと，コミュニティの雰囲気を変えていく必要がある。既存の規範や風土，システムを解凍し，次なる変化に向けて準備を整える段階である。

　ステージ2（変革）は，新しい方法を取り入れようと醸成してきた雰囲気の高まりを受けて，タイミングを見計らい新しい規範や風土，システムを学び・試行させる段階である。コミュニティ内で具体的な考えや行動に変化が起きていく段階である。

　ステージ3（再凍結）は，ステージ2で経験した変化がその後も維持されるために，それを慣習化させる段階である。変革の結果がコミュニティにとって有益であることが普及され，変革の内容とともに浸透していくことで，それはコミュニティになじんでいき，構成員にとって当たり前の風景として日常に織り込まれていく。

　公衆衛生看護活動のなかで，組織の風習を変えてみようという場合には，まずどのようにすれば「解凍」を起こすことができるか，「変革」や「再凍結」に活用できる資源は何か，また，それぞれを阻害する価値観や反対勢力がどのようなものであるか，というようなことを考えてみよう。そして，具体的なスケジュールとともに，だれにどのように力を借りることができ，自分には何ができるかを考えてみるとよいだろう。

G ▷ ドナベディアンの質の評価モデル

　医療・介護などのサービスを評価しようとする場合，その機関・事業所の何をどのように評価すればよいだろうか。参考になるのは，アヴェディス・ドナベディアン（Donabedian, A.）の質の評価モデルである[9]。これは医療の質の評価視点を示した理論・モデルであるが，介護サービスの評価に活用した研究報告も多く，公衆衛生看護活動の現場での論点整理に十分活用可能である。

　ドナベディアンの質の評価モデル（図6-7）では，医療の質を評価する場合，①構造（structure），②過程（process），③結果（outcome）の3側面から行うこと

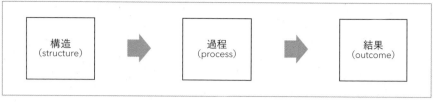

図6-7　ドナベディアンの質の評価モデル

を提唱している。まず，①構造とは，医療が提供される環境を構成する条件である。病院を例にした場合，「入院病棟の1病床当たりの看護師の人数」などが該当する。②過程とは，「医療がどのように提供されたか」を説明する情報である。医療者が医療行為をどのように行ったか，患者がどのように受診，処置，服薬をしたか，などが含まれる。③結果とは，提供された医療によって起こった変化，つまり医療行為の結果である。医療は，この結果が良い状態になることを目指すものであるが，ドナベディアンの理論・モデルではその対象を医療提供者にも広げており，「看護師のバーンアウト」などの変化もここに含まれる。

　医療・介護サービスの質を評価する際には，①〜③について把握し，一つ一つの関連をみていく必要がある。結果を評価の主指標とする一方で，「質の改善」「質の向上」のために①〜③にどのような課題があり，具体的にどのように改善できるかを検討し実施することで，質の改善につながる評価が可能になる。公衆衛生看護活動として，医療・介護サービスを評価する場合には，評価活動そのものを目的とするのではなく，サービスの向上・改善のために行うことを念頭に，すべての情報収集・分析を行うようにする。そうすることで，コミュニティ内の資源を強化したり，課題を解決するための具体的な対策を見いだしたりできるであろう。

H ▶ リレーショナルコーディネーションモデル

　前述したとおり，コミュニティとの協働は重要であり，上手に協働できることで様々なよいアウトプットが期待されるであろう。ここでは，「上手に協働」できるような状態にあるかどうかを評価したり，課題を見つけたり，解決策を考えるときに活用できる理論・モデルとして，**リレーショナルコーディネーションモデル**を紹介する[10]。リレーショナルコーディネーション（relational coordination）は「関係性の調和」を意味する。

　協働・連携という言葉が示す内容は，各専門領域や研究者によって様々であるものの，「複数の主体が，共通の目標達成に向かって一緒に何らかの行為を行うこと，もしくはその行為を行う過程」という点において一致している。さらに解きほぐしていくと，**協働・連携**とは，「チームワークの結果，チーム構成員が一緒に何らかの行為を行うこと，もしくはその行為を行う過程」ととらえることができる。したがって，協働・連携の実態を評価するには，「チームワーク」と「そ

の結果行われた行為」をそれぞれ観察する必要がある。公衆衛生看護活動においては，その場で「よい行為」「よくない行為」の定義づけが難しい場面が多く，評価の軸が立ちにくい。リレーショナルコーディネーションモデルは，より観察しやすい「チームワーク」に関する理論・モデルである。

リレーショナルコーディネーションモデル（図6-8）は，チームワークのよいチームの構成員どうしの関係を7要素でとらえている。それは，①コミュニケーションの頻度が多すぎたり少なすぎたりしない，②互いに共有される情報が正確，③タイムリーに情報が共有される，④問題があった場合に犯人探しではなく解決の方向にコミュニケーションが進む，⑤目標が共有されている，⑥互いの役割をよく理解している，⑦互いを尊重している，である。自分自身とコミュニティや他職種，もしくはコミュニティ内の組織間や個人間のチームワークを評価したい場合，この7要素について確認してみるとよい。

また，チームワークを改善したい場合は，次の3つの方法がある。1つ目は関係性の調整で，⑤目標共有，⑥互いの役割理解，⑦互いの尊重，を促進するような方策を考えることである。2つ目は，①〜⑦がやりやすくなるように，目の前のタスクそのものを変えてしまうことである。そして3つ目は，①〜⑦がやりやすいようにチームの構造を変えてしまうことである。

公衆衛生看護活動では，多くの専門職やコミュニティメンバーどうしが水平的・垂直的に，また，有機的につながる「開放型チーム」が多く構成される。このチームの形は経時的に変化しやすく不安定である。また，人間関係に左右されるため，感情的な議論になりやすいかもしれない。自分がチームメンバーとして活動する場合であっても，チームの状況を評価・改善しようとする場合であっても，リレーショナルコーディネーションモデルをもとに眺めてみることで，問題点や課題解決のアイデアに気づきやすくなる。

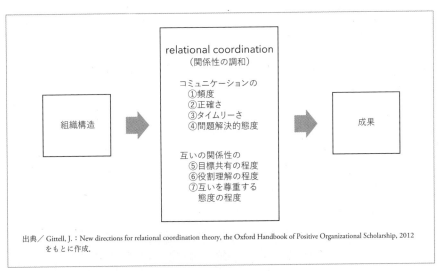

図6-8　リレーショナルコーディネーションモデル

I ▶ 実装研究のための統合フレームワーク

❶ CFIRとは

たとえばがん検診を考える。大腸がん検診，特に便潜血検査などは死亡率減少への有効性が示され，国も実施を推奨しているが，その受診率は都道府県によって33〜56％と開きがある[11]。このように，エビデンスがあるにもかかわらず，その取り組みが地域に根づいている程度に差があるのはなぜだろうか。より地域に根づかせるためには何が必要だろうか。こうした問いに対して，主に取り組みを提供する側（たとえば，がん検診であれば受診者である住民ではなく，それを提供する行政組織など）に着目して要因を整理するためのツールが，**実装研究のための統合フレームワーク**（Consolidated Framework for Implementation Research；**CFIR**）である。

CFIRはその名のとおり，実装研究において用いられるフレームワーク（枠組み，考え方）である。**実装**とは，簡単にいえば「根づかせる」ことであり，実装研究は**エビデンスに基づく介入**（Evidence-based interventions；**EBI**[*]）を医療機関や行政，企業，学校などの現場に根づかせるための「実装戦略（方法論）」を立案し，検証するための学問領域である。多くの場合，EBIは医療機関や行政などの組織をとおして患者や住民に提供されるものであり，EBIを効果的・効率的に提供するためには，その組織を後押しするアプローチが必要である。したがって，実装研究は「組織の行動変容」の学問ともいえる。アメリカでは2000年代初めより「**普及と実装科学**」（Dissemination and Implementation Science；通称，**D&I科学**）が急速に発展しており，関連する諸理論を統合する目的で2009年に発表されたのがCFIRである[12]。実装研究の理論は多岐にわたるが，CFIRはこれまでに国外の多くの研究で活用されている代表的，かつ，革新的なフレームワークである。

❷ CFIRの構成

CFIRは，心理学や社会学，組織変革論などの諸理論を統合して開発されたメタ理論的なフレームワークであり，「Ⅰ. 介入の特性」「Ⅱ. 外的セッティング」「Ⅲ. 内的セッティング」「Ⅳ. 個人特性」「Ⅴ. プロセス」の5つの領域と，その下位の39の概念（要因）から構成される。なお，セッティングとは，場や環境を表す用語である。

これらの領域は，次のように考えると理解しやすい。まず，行政や企業など，実装が行われる中心的な現場を起点とすると，「**内的セッティング**」はその組織の構造や文化・風土，ネットワークなどの組織的な要因，「**外的セッティング**」は住民や患者を含む外部の社会的・経済的・政策的な要因，「**個人特性**」は保健師などの現場の構成員個々人にかかわる主に心理的な要因を扱うものである。これらに加えて，「**介入の特性**」は実装を行う介入そのものがもつ特徴や，それに対する関係者の認識にかかわる要因，「**プロセス**」は実装のPDSA（plan-do-study-act）

＊ **エビデンスに基づく介入**
人の健康やQOLに資するエビデンスが確立され，患者や住民に提供できる形に整理された取り組み（介入）のこと。エビデンスのある診療ガイドライン，各種検診，健康教育プログラム，保健指導方法などが該当する。

表6-1 CFIRの領域と構成概念

領域	構成概念*1	行政組織に新しい健康管理プログラムを導入（実装）する際の評価イメージ*2
I. 介入の特性	（A）介入の出処，（B）エビデンスの強さと質，（C）相対的優位性，（D）適合性，（E）試験可能性，（F）複雑性，（G）デザインの質とパッケージング，（H）費用	○行政内外の関係者はプログラムをどのようにとらえているか ・エビデンスがあると認識されているか（B） ・同じ目的をもつ他のプログラムよりも優れているか（C） ・地域や現場の実情に応じてどの程度まで変更が可能か（D） ・実施手順は複雑か（F）
II. 外的セッティング	（A）患者のニーズと資源，（B）コスモポリタニズム，（C）同業者からの圧力，（D）外的な施策やインセンティブ	○地域住民や他機関との関係性がプログラム導入に影響するか ・プログラムは地域住民のニーズを踏まえたものか（A） ・ほかの自治体も導入しているか（C） ・国が推奨しているか（D）
III. 内的セッティング	（A）構造特性，（B）ネットワークとコミュニケーション，（C）文化，（D）実装風土，（D-1）変化への切迫感，（D-2）適合性，（D-3）相対的優先度，（D-4）組織のインセンティブや報奨，（D-5）目標とフィードバック，（D-6）学習風土，（E）実装の準備性，（E-1）リーダーシップ・エンゲージメント，（E-2）利用可能な資源，（E-3）知識や情報へのアクセス	○行政組織や担当部署にはどのような組織的な特徴があるか ・部署間連携や部署内連携がうまくいっているか（B） ・他の事業と比較してプログラム実施の優先度は高いか（D-3） ・プログラムの導入や実施が評価や昇進につながるか（D-4） ・新しいことを積極的に取り入れる風土があるか（D-6） ・首長や幹部職はプログラム導入を支援してくれるか（E-1） ・プログラムに関する研修体制が充実しているか（E-3）
IV. 個人特性	（A）介入についての知識や信念，（B）自己効力感，（C）個人の行動変容のステージ，（D）組織との一体感，（E）その他の個人的特性	○保健師やスタッフはプログラムを実施する知識や自信があるか ・プログラムに対する理解や知識があるか（A） ・プログラムの導入と実施に自信があるか（B） ・保健師やスタッフは行政組織と一体感を感じているか（D）
V. プロセス	（A）計画，（B）エンゲージング，（B-1）オピニオンリーダー，（B-2）公式に任命された内部の実装リーダー，（B-3）チャンピオン，（B-4）外部のチェンジ・エージェント，（C）実行，（D）振り返りや評価	○プログラム導入や実施のPDSAサイクルは適切か ・しっかり計画されたものか（A） ・オピニオンリーダーやチャンピオンなどが関与しているか（B） ・計画通りに遂行されたか（C） ・導入や実施に対するフィードバックを受ける機会はあるか（D）

*1）領域および構成概念の訳は出典より。具体的な構成概念の説明は出典を参照のこと。
*2）表内のアルファベットは，領域中の対応する構成概念を指す。なお，これはあくまでもイメージであり，実際にはより多面的な評価が必要である。具体的な質問例は出典のインタビューガイドを参照のこと。
出典／内富庸介監修，今村晴彦，島津太一監訳：実装研究のための統合フレームワーク；CFIR，保健医療福祉における普及と実装科学研究会，2021．https://www.radish-japan.org/resource/cfirguide/index.html（最終アクセス日：2021/10/25）

サイクルにかかわる要因を扱うものである。特に「プロセス」においては，チャンピオン（実装に熱心に取り組む人）など，現場のキーパーソンのエンゲージング（主体的に関与してもらうこと）に重点が置かれているのが特徴である。

実装が行われる目的や現場によって，「内的セッティング」と「外的セッティング」の範囲は変わり得るものであり，その境界を注意深く検討して明確にすることが重要となる。たとえば，実装する現場が市町村など自治体である場合，目的によっては，行政組織全体が「内的セッティング」となることもあれば，特定の部署が「内的セッティング」となることもある。前者の場合は「外的セッティング」には国や都道府県，ほかの市町村が想定され，後者の場合は行政内の他の部署も「外的セッティング」となり得る。

それぞれの領域の構成概念，および一例として，市町村の行政組織で新しく健康管理プログラムを導入（実装）する場合の評価イメージを表6-1にまとめた。各構成概念は一見難解であるが，評価イメージに記載されているように，その多くは保健活動の業務で日常的に感じる「やりにくさ」や「やりやすさ」に直結するものである。

❸ CFIRの活用方法

CFIRは，公衆衛生看護にかかわる行政や企業，学校，地域コミュニティなど，

あらゆる組織や集団の現場において活用可能である。39の構成概念は、いわば実装に影響を及ぼす可能性のある要因候補のリストであり、各概念を評価して実装の阻害・促進要因を特定することを目的として活用されている。単一の現場を対象として評価することもあれば、複数の現場をそれぞれ評価して比較検討することもある。たとえば、アメリカの退役軍人医学センターにおける体重管理プログラムの実装を対象とした研究では、研究者らはプログラムの参加率に差がみられた5つのセンターのスタッフへのインタビュー調査を実施し、センターごとにCFIRの各構成概念について評価・比較した。その結果、参加率が低い機関は、組織内でのデータを活用したプログラムの進捗管理やフィードバック（Ⅲ-D-5 目標とフィードバック）がうまく行われていなかったなど、特に内的セッティングにかかわる構成概念がプログラム実装の阻害・促進要因であることが示唆された[13]。このように要因を特定することで、それに対応した、より有効な実装の戦略を策定することが可能となる。

＊形成的評価・総括的評価

プログラム評価で使用される。プログラムの途中段階で評価を行い、その後の軌道修正に活用する評価手法を形成的評価という。それに対し、プログラム完了後に行う事後的な評価を総括的評価という。

　CFIRは実装の前段階の評価に加え、形成的評価・総括的評価＊と実装のプロセスをとおした一連の評価に活用可能であるが、実装のプロセスとともに各構成概念の状態は変わり得るため、開発者らは形成的評価の意義を強調している。なお各構成概念の評価は、現状では関係者へのインタビューなどによる質的評価が中心であるが、一部の構成概念については量的尺度も開発されている。CFIRはあくまでも構成概念を網羅したものであり、概念間の優先順位や因果関係を説明する理論ではないことに注意を要する。また、CFIRは継続的に改良や拡張が議論されており、既にバージョン2の発表も予告されているため、その動向が注目される。

　公衆衛生看護活動の多くは、行政や企業、学校などの組織をとおして行われるものであり、保健事業が効果的に実施されるためには、保健師などの個人の力量だけでなく、組織内外の諸要因にも配慮することが必要である。CFIRはそうした視点を養うために最適であり、研究のみならず、日常の業務改善のための実用的なツールとしても有益である。

▶3 理論・モデルを組み合わせる

　公衆衛生看護活動において、理論・モデルは組み合わせることができる。例として、前述の理論・モデルをどのように組み合わせて活用できるかを示す。

　まず、公衆衛生看護活動を実施する前に、自分が今からやろうとしていることがミネソタモデル（図6-1参照）のどの領域でカバーされた行為であるかを、言語化するとよい。これをガイドに活動の目的を明確にしたうえで、活動を開始する。どのような活動であれ、PDCAサイクルで段取りを考えることができる。その活動が、コミュニティそのものを対象にしたり、コミュニティに属する個人を対象にするものであれば、コミュニティ・アズ・パートナーモデルを使った地域

／コミュニティの診断から始めてPDCAサイクルを回していくことになる。また，コミュニティ・アズ・パートナーモデルは対象となるコミュニティやその構成員との協働に基づいて進めるプロジェクトであるため，協働プロセスはCBPRの7要素もガイドにしつつ進める。その過程で，結成したチームの状況を観察・評価する場合にはリレーショナルコーディネーションモデルが活用できる。

さらに，活動をしっかりと現場に根づかせるために，活動自体がもつ特徴や，基盤となる組織内外の諸要因を点検・評価する場合にはCFIRが活用できる。

診断の過程で，コミュニティ内にある医療・介護サービスを評価する必要があれば，ドナベディアンの質の評価モデルの活用を考えてもよい。また，診断の結果，コミュニティメンバーの保健行動や，コミュニティや組織の規範・風土・システムを評価・変革しようとする場合には，予防行動採用プロセスモデルやレヴィンの変化の3段階理論が活用できる。

このように，様々な理論・モデルは互いを説明したり，包含関係を築いたり，補完し合っている。公衆衛生看護活動にあたっては，複数の理論・モデルを組み合わせたほうが，自分の関心にぴったり合う説明ができることが多い。たとえるなら，遠く離れた任意の場所に行く際，電車の線路図，バスの路線図，目的地付近の住宅地図を組み合わせて使っているようなものである。

本章では，公衆衛生看護活動に理論・モデルを積極的に活用してもらえることを目指し，その基本的な情報と意義について説明した。

理論・モデルを活用した実践というと，非常に手堅く正しいことのように聞こえるが，それはそれで問題がある。理論やモデルはあくまで先駆者による知恵の結晶であり，そこで示された因果や説明は，過去の事実に基づく予測にすぎない。したがって，実践現場でかぎ取った「言葉にならない」もしくは「理路整然とした説明がしにくい」アイデア，考え，情報などの重要性を否定するものではない。

理論・モデルを活用するということは，「迷子にならないような道標をもつこと」であり，先駆者が導き出したような可能性を一とおり検討したうえで「専門家たる実践者として判断した」と主張できる，ということであろう。

本章によって，理論・モデルという言葉の障壁が低くなり，実践から遠く離れたものだという誤解がなくなり，より良い公衆衛生看護活動が社会に届けられるようになることを願いたい。

引用文献

1) Meleis, A.I.：Theoretical nursing；development and progress, 6th ed., Lippincott Williams & Wilkins, 2017.
2) Public Health Nursing Section：Public health interventions-applications for public health nursing practice, Minnesota Department of Health, 2001.
3) Keller, L.O.,et al.：Population-based public health nursing interventions；a model from practice, Public Health Nurs, 15（3）:207-15, 1998.
4) エリザベス・T・アンダーソン，ジュディス・マクファーレイン編，金川克子，早川和生訳：コミュニティ アズ パートナー；地域看護学の理論と実際，第2版，医学書院，2007.
5) Israel, B.A., et al.：Methods for community-based participatory research for health, 2nd ed., Jossey-Bass, 2012, p.4-13.
6) CBPR研究会：地域保健に活かすCBPR コミュニティ参加型の活動・実践・パートナーシップ；理論編CBPRについて知ろう，医歯薬出版株式会社, 2010.

7） Weinstein, N.D.：The precaution adoption process，Health Psychology, 7（4），1988，p.355-386.

8） クルト・レヴィン著，猪股佐登留訳：社会科学における場の理論，誠心書房，1979.

9） Donabedian, A. 著，東尚弘訳：医療の質の定義と評価方法，健康医療評価研究機構，2007.

10） Gittell, J.：New directions for relational coordination theory，The Oxford Handbook of Positive Organizational Scholarship, 2012.

11） 厚生労働省：都道府県別大腸がん検診受診率データ，2019．https://ganjoho.jp/reg_stat/statistics/stat/screening/screening.html（最終アクセス日：2021/10/25）

12） Damschroder, L. J., et al.:Fostering implementation of health services research findings into practice; a consolidated framework for advancing implementation science, Implementation Science, 2009, 4(1):50, 2009.

13） Damschroder, L. J. and Lowery, J. C.:Evaluation of a large-scale weight management program using the consolidated framework for implementation research (CFIR). Implementation Science, 8(1):1-17, 2013.

第 7 章

健康危機管理

▶ 1　健康危機管理の基本

　1994（平成6）年以降，地域において健康危機管理事例が頻発したため，厚生省は地域保健問題検討会による提言を踏まえ，「地域保健対策の推進に関する基本的な指針」で地域における健康危機管理などの基本的方針（以下，健康危機管理基本指針）を示した。さらに，地方公共団体は，地域における健康危機管理のための手引書として，「地域健康危機管理ガイドライン」をまとめた。

A ▶ 健康危機管理の定義

　2001（平成13）年に定められた厚生労働省健康危機管理基本指針によれば，**健康危機管理**とは，「医薬品，食中毒，感染症，飲料水その他何らかの原因により生じる国民の生命，健康の安全を脅かす事態に対して行われる健康被害の発生予防，拡大防止，治療等に関する業務であって，厚生労働省の所管に属するもの」と示されている[1]。

　地域健康危機管理ガイドラインによると，このうち，「その他何らかの原因」については，「阪神・淡路大震災や有珠山噴火のような自然災害」「和歌山市毒物混入カレー事件のような犯罪」「JCOによる東海村臨界事故のような放射線事故」「コンピュータ西暦2000年問題」，また，「サリン事件のような化学兵器や毒劇物を使用した大量殺傷型テロ事件」などが示されており，不特定多数の国民に健康被害が発生又は拡大する可能性がある場合には，公衆衛生の確保という観点から対応が求められている」と記されている[2]。

B ▶ 健康危機の分野

　地域保健対策検討会中間報告によると，保健所における健康危機への対応分野は，表7-1の12分野である。一方，地域保健対策検討会報告書では，「『広域かつ重大な災害に対する体制強化』が健康危機管理事案に備えた体制整備として必要」と記されている[3]。そして，国際保健規則（International Health Regulations；IHR）でも，「公衆衛生上の緊急事態」として，国際的に拡大するおそれのある感染やテロなどへの対策で「健康危機管理」の言葉が用いられている（図7-1）[4],[5]。そこで，本章では，広域かつ縦断的な分野である「災害有事・重大危機管理」，すなわち「地震，台風，津波等」の自然災害や「生物テロ，SARS（severe acute respiratory syndrome），新型インフルエンザ等」のアウトブレイクにかかわる感染症を中心に，健康危機管理として記すこととした。

　なお，1994（平成6）年の地域保健法改正以降に発生した健康危機管理の対象

表7-1　保健所における健康危機への対応分野

原因不明健康危機	
感染症	・感染症発生時の初動対応など，必要措置
結核	・多剤耐性結核菌対応など
災害有事・重大健康危機	・生物テロ，SARS，新型インフルエンザなど ・地震，台風，津波，火山噴火など
医薬品医療機器等安全	・副作用被害，毒物劇物被害など
医療安全	・医療機関での有害事象の早期察知，判断など
食品安全	・食中毒，医薬品(未承認薬も含む)成分を含むいわゆる健康食品など
飲料水安全	・有機ヒ素化合物による汚染など
精神保健医療	・措置入院に関する対応，心のケアなど
介護等安全	・施設内感染，高齢者虐待など
児童虐待	・身体的虐待，精神的虐待，ネグレクトなど
生活環境安全	・原子力災害(臨海事故)，環境汚染など

資料／厚生労働省：地域保健対策検討会中間報告(概要版)，p.2をもとに作成．

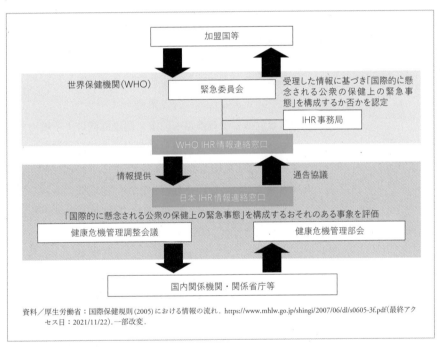

資料／厚生労働省：国際保健規則(2005)における情報の流れ．https://www.mhlw.go.jp/shingi/2007/06/dl/s0605-3f.pdf(最終アクセス日：2021/11/22)．一部改変．

図7-1　国際保健規則に基づく主な情報の流れ

のうち，国による非常災害対策本部などが設置された災害有事・重大健康危機は表7-2のとおりである。

C ≫ 健康危機管理における保健所の役割

　健康危機管理基本指針には，地域保健の専門的・技術的かつ広域的拠点である保健所は，地域における健康危機管理においても中核的役割を果たすべきである旨が定められている[6]。そのため，都道府県庁，保健所，市区町村という管轄範

表7-2　地域保健法改正以降の主な災害有事・重大健康危機

1995年1月	阪神・淡路大震災
2004年10月	新潟県中越地震
2011年3月	東日本大震災
2011年3月	福島第一原発事故
2016年4月	熊本地震
2018年7月	平成30年7月豪雨（西日本豪雨）
2019年10月	令和元年東日本台風（台風19号）
2019年〜	新型コロナウイルス感染症（COVID-19）パンデミック
2020年7月	令和2年7月豪雨

囲の違いに応じた機能と役割を踏まえ，健康危機の種類による特性と地域特性，時系列のフェーズで異なる健康被害を想定し，健康危機管理の4つの側面[7]を意識して保健師活動を展開する必要がある。

①健康危機発生の未然防止：管理基準の設定，監視業務等，健康危機の発生を未然に防止するための対策

②健康危機発生時に備えた準備：健康危機の発生に備えて事前に講じられる種々の対策

③健康危機への対応：健康危機の発生時において，人的および物的な被害の拡大を防止するために行う業務

④健康危機による被害の回復：健康危機による被害の発生後に，住民の混乱している社会生活を健康危機発生前の状況に復旧させるための業務

さらに，健康危機が沈静化した時点で，健康危機管理に関する事後評価を行い，当該地域における管理を見直すほか，他地域における健康危機管理の重要な教訓にするなど，PDCAサイクルを回し，被害が発生するリスクを軽減するための業務につなげることが望ましい。

D ▷ 健康危機管理に必要な広域的な視点

健康危機管理は，広域かつ重大な健康危機に対する管理であることから，保健所を中心に国レベル，都道府県レベルの管理が必要となる。本書では，大きく大規模地震災害と感染症を中心に，広域的な視点が必要な理由と対応を述べる。

1. 災害危機管理における広域的な視点と対応

災害とは，豪雨，地震，津波，噴火などによって生ずる災害（災害対策基本法［昭和36年法律第223号］第2条に規定するもの）である。1995（平成7）年1月の阪神・淡路大震災，さらに，同年3月には国内初の化学テロである地下鉄サリン事件が起こり，これらを契機に，自然災害だけでなく人為災害にも対応可能な，災害医療や災害看護が整備された。また，大規模自然災害やNBC災害*の際には，消防，警察，自衛隊，日本赤十字社などの関係機関とも情報を共有し，協働する

* NBC災害
核物質（nuclear）による原発事故，生物剤（biological）による炭疽菌事件，化学剤（chemical）によるサリン事件のように，人為的あるいは偶発的な災害の総称。民間防衛の文脈では，化学（chemical）・生物（biological）・放射性物質（radiological）・核（nuclear）・爆発物（explosive）によって発生した災害をCBRNE災害と称する。

必要性が明らかになった。そのため，都道府県本庁や保健所が中心となり，大規模災害による健康危機を想定し，多職種・多機関が協働して災害訓練を実施するようになった。

❶「防ぎ得た災害死」への取り組みと新たな課題

阪神・淡路大震災では，避難所でのストレスやコミュニティの崩壊が招いた孤独などによる災害関連死が死者数の約14%を占め，「防ぎ得た災害死」に対する取り組みの必要性が明らかになった。そこで国は，災害時に中心的な役割を担う災害拠点病院や超急性期の災害派遣医療チーム（disaster medical assistance team；DMAT）を創設した。また，広域医療搬送計画を策定し，後方搬送のしくみを整えた。そして，病院間や行政と病院をつなぐしくみとして，広域災害救急医療情報システム（emergency medical information system；EMIS）を整備した。同時に，災害関連死のリスクが高い災害時要配慮者（子ども，高齢者，障害者，在宅療養者，妊産婦など）への保健予防活動に特別な配慮を行うようになった。

さらに，被災地域における精神保健医療への需要の拡大に対し，専門性の高い精神科医療と精神保健活動の支援を提供すべく，専門的な研修・訓練を受けた災害派遣精神医療チーム（disaster psychiatric assistance team；DPAT）を都道府県および政令指定都市が組織・整備するしくみをつくった。

災害時には，被災地外からの医療・保健・福祉にかかわる様々なチームが支援に携わる。DMATやDPATに加え，多数のチームが病院・救護所や避難所などに参集するのに伴い，医療・保健・福祉の支援チームをニーズに応じて分配する役割が，被災地自治体に新たに課せられ，受援調整に対する支援ニーズが高まった。

❷ DHEATの創設

2011（平成23)年の東日本大震災では，さらなる広範囲の地震と大津波，福島第一原発事故の併発により，避難生活の長期化に伴う生活不活発病（廃用症候群）で要介護状態や災害関連死につながる問題が生じた。さらに，福祉避難所の開設が遅れたことも災害関連死に関与する問題となった。また，全国から延べ14万人を超える自治体職員が被災自治体の支援に入ったが，受援側の自治体が被災して指揮調整部門が機能不全に陥ったことなどから，限られた支援資源の有効活用や被災状況に応じた支援資源の適正配分ができないといった問題が発生した。そこで，被災した保健所の指揮調整部門を支援し，人材や物資などの資源の有効活用と適正配分によって，「防ぎ得た死と二次健康被害の最小化」を叶えるべく，災害時健康危機管理支援チーム（disaster health emergency assistance team；DHEAT）がつくられた。

❸ DHEATの役割

DHEATに求められる役割は，①災害現場から指揮調整部門への一元的な情報収集，②指揮調整部門から現場への指示と情報伝達のラインの構築，③情報の分析と評価に基づく組織横断的な指揮調整である（図7-2）。

被災都道府県の職員とDHEAT構成員の役割分担は，図7-3のとおりである。被災した保健医療調整本部や保健所職員は，法令に基づく権限を行使するほか，地域情報の熟知や地元の関係者との信頼関係を要する，部外者では代行できない業務を担う。そして，DHEAT構成員は，情報の収集・整理・分析・見える化を，地域情報を熟知している職員と行うとともに，対策の企画，会議資料や議事録の作成などを行う。また，地元の職員が顔つなぎをした後に，調整業務を担う。さらに，第三者的に冷静になれることを生かし，俯瞰して指揮調整業務点検項目を確認し，ロードマップ（後述）を作成し，職員の健康管理支援にあたる。そのほか，部外者でも可能な業務として，保健師等支援チームや医療等支援チームの受援調整業務を行う。そして，部外者のほうが適した仕事として応援元からの後方支援の調整や現地ニーズと乖離のある支援者の調整を行う。

2016（平成28）年の熊本地震や2018（平成30）年の7月豪雨までは，DHEATの経験値が浅く，指揮・情報連絡系統が不明瞭で，総合調整を十分に行うことができなかったことによる非効率な保健医療活動が課題として残された[8),9)]。そこで，新たに大規模災害時の体制モデルが作成され，DHEAT研修が進み，平時から広域的かつ重大な健康危機の視点をもつ保健所が，災害時にも危機管理のリーダーを担うという本来のあるべき姿を取り戻しつつある。

2. 感染症危機管理における広域的な視点と対応

初めて「健康の危機管理」という文言が記載されたのは，1997（平成9）年の厚生省健康危機管理基本指針である。その背景には，世界を震撼させたエボラ出血熱などの死亡率の高い新興感染症が出現したことや，国際化に伴い他国との時間的距離が縮まり，ウイルスが容易に輸入されるようになったことがあげられる。たとえば，100年前は熱帯雨林の奥深くで生息していたはずのウイルスが，日本に入ることは難しいことであった。近年は飛行機などの交通の発達により，人々や動植物と共に，ウイルスも容易に国境を越えることができるようになったため，感染症対策は地球的規模での対応が必要となった。実際に，コレラ，赤痢，腸チフス，パラチフス，マラリアが輸入感染症として毎年，日本に持ち込まれており，感染症を水際で防ぐ検疫所の役割が重要となっている。

国内においては，1996（平成8）年7月に堺市で病原性大腸菌O157による集団食中毒が発生した。厚生労働省は担当官を現地に派遣し情報を収集するとともに，大阪府など関係機関に協力を要請し，「病原性大腸菌O157対策本部」を設置した。さらに，関係省庁が連携して総合的な対策を図るため，病原性大腸菌O157対策関係閣僚会議が開催された。また，堺市，大阪府，厚生労働省の三者連絡会議が設置されたが，その後，さらに大阪府内で発生し，京都府などの別の地域でも集団発生した。O157は感染経路を特定することが困難で，鉄道などが発達した現代では，ヒト－ヒト感染により隣接する地域へ容易に感染が拡大するため，二次感染を防止する必要性が高い。そこで，厚生労働省はO157を伝染病予防法に基づく指定伝染病に指定し，就業制限や原因究明による食中毒の拡大防止対策を講

じた。

　このように，感染症の危機管理においては，海外から国内にウイルスを持ち込ませない取り組みや，国内でも特にヒトーヒト感染により生命の危機が生じる感染症に罹患した際の，罹患者の就業制限によるまん延防止策，原因究明による健康被害の拡大防止などに，広域的な視点で対応する必要がある。また，海外で感染症に罹っても，潜伏期間内に検疫をすり抜けて日本に入り込む可能性があり，感染症を水際で抑えることには限界があるため，危機管理体制を整備する必要もある。

　新型コロナウイルス感染症（coronavirus disease 2019；COVID-19）の感染拡大は，保健所に過大な業務負荷を与え，体制の強化が課題として浮き彫りになった。そ

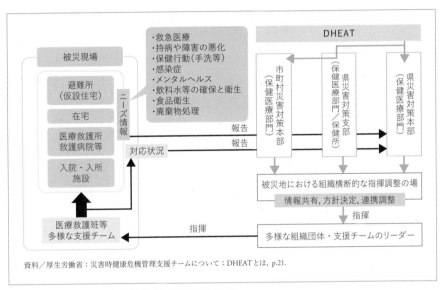

資料／厚生労働省：災害時健康危機管理支援チームについて；DHEATとは，p.21.

図7-2　DHEATによる組織横断的な指揮調整（仮）

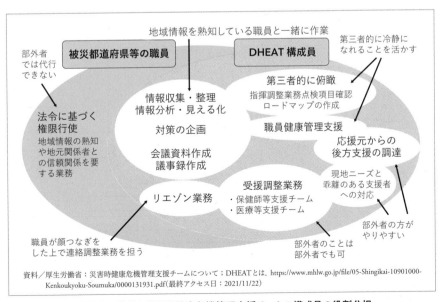

資料／厚生労働省：災害時健康危機管理支援チームについて；DHEATとは．https://www.mhlw.go.jp/file/05-Shingikai-10901000-Kenkoukyoku-Soumuka/0000131931.pdf（最終アクセス日：2021/11/22）

図7-3　被災都道府県の職員と災害時健康危機管理支援チームの構成員の役割分担

こで，医師，歯科医師，薬剤師，保健師，助産師，看護師，管理栄養士など外部の専門家を保健所に派遣し，積極的疫学調査を中心とした業務を支援するしくみとして，2020（令和2）年8月に人材バンクが創設された。その後，**IHEAT**（Infectious disease health emergency assistance team）と名称が改められた。保健所等の人員確保の取り組みとして，都道府県間の応援派遣体制の構築を急ぐとともに，感染の拡大時には，IHEAT事務局が管理する名簿システムを通じて支援協力者の派遣調整を行う。

E ＞ 健康危機管理体制

1. 厚生労働省健康危機管理体制

地域保健の専門的・技術的かつ広域的拠点である保健所が都道府県内での健康危機を管理するが，都道府県を超える大規模な健康危機が起きた場合は，厚生労働省の健康危機管理体制と協働しながら国民の健康危機への対応を行う（図7-4）。

2. 被災都道府県等による災害時保健医療体制

大規模自然災害などにより被災した都道府県の本庁や保健所では，図7-5のような対策を講じ，災害時保健医療体制をとる[10]。

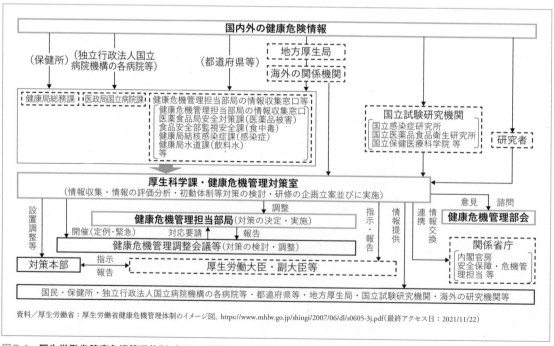

資料／厚生労働省：厚生労働省健康危機管理体制のイメージ図. https://www.mhlw.go.jp/shingi/2007/06/dl/s0605-3j.pdf（最終アクセス日：2021/11/22）

図7-4　厚生労働省健康危機管理体制（イメージ図）

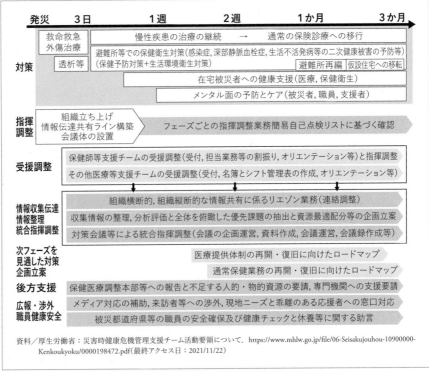

図7-5　被災都道府県等による災害時保健医療体制

資料／厚生労働省：災害時健康危機管理支援チーム活動要領について．https://www.mhlw.go.jp/file/06-Seisakujouhou-10900000-Kenkoukyoku/0000198472.pdf（最終アクセス日：2021/11/22）

　災害時の保健医療の3本柱は，①医療：医療救護（救急）体制の構築（災害救助法4条4項，医療および助産）と医療等サービス体制の復旧，②対人：保健予防活動，③対物：生活環境衛生対策と生活環境上の健康リスク軽減である。超急性期には救命救急・外来治療や透析などの医療を提供し，急性期以降，慢性疾患の治療へと支援形態を変えながら医療サービス体制を整える。さらに，避難所などでは保健予防活動と生活環境衛生対策を行い，保健衛生対策として感染症や生活不活発病の予防などを行う。また，在宅被災者への健康支援やメンタル面の予防とケアを行う。

　被災都道府県では，組織の立ち上げ，情報伝達共有ラインの構築，会議体の設置などフェーズごとの指揮調整業務を確認していき，保健師等支援チームやその他医療等支援チームの受援調整を行う。また，組織横断的，組織縦断的な情報共有にかかわるリエゾン業務（連絡調整）と情報収集の整理，対策会議などによる統合指揮調整を行う。

　後方支援として，保健医療調整本部などへの報告と不足する人的・物的資源の要請，専門機関への支援要請を行う。その際，管轄する市町村の被災状況とニーズの把握が必要となるが，危機的な被災を受けた市町村は，自分たちの力で支援の要請ができない状況に陥っているため，アウトリーチにより都道府県職員が情報収集にあたる必要がある。

　また，規模の大きな災害では誤報が出回ることが多く，被災住民やケア提供者が疲弊することも多いため，正しい情報を適切にメディアに伝える補助をしたり，来訪者への対応をしたりする。そして，都道府県などの職員も被災しているため，

職員の安全確保や健康チェック，休養などに関する助言も行う。

3. ロードマップとBCP

　図7-5にあるように，被災都道府県の本庁および保健所は，「医療体制の再開・復旧に向けたロードマップ」と「通常保健業務の再開・復旧に向けたロードマップ」の策定も行う。ロードマップ（roadmap，行程表）は，もともとはドライバー向けの道路の詳細が記載された地図のことであったが，近年は事業の目標までの計画案など，プロジェクトマネジメントの手法として使われており，計画を時系列でまとめた図や表を指す。被災後の被災者などの健康管理ロードマップの例は，図7-6，7のとおりである。

　一方で，重要な業務の継続や代替手段への切り替え，業務の停止・中断期間の最小化などを目的とする事業継続計画（business continuity planning；BCP）という概念がある。非常事態が発生している最中には，非常事態を適切に分類し，意思決定することが困難になるため，事前にできるだけ多くの対応を準備することで事業継続を可能にするものである。基本となる項目は，ヒト，モノ，カネ，情報，体制などであり，どのレベルの非常事態でだれがどこに参集し，不足されるヒトをどのように補うのか，情報収集・情報伝達において，どれほど停電や道路の断絶などの影響を受け，どのように再開させるのかなど，被害の想定と対策，被災直後の対応・手順，資源が不足するなかでの代替案，復旧に向けた方針などを事前に計画する。ロードマップが時系列の目標であるのに比べ，BCPは具体的な方針・手順を示した計画であり，レジリエンス（回復力，復元力）を高める手段といえる。したがってロードマップだけでなく，様々なレベルでのBCPの策定が必要となる。

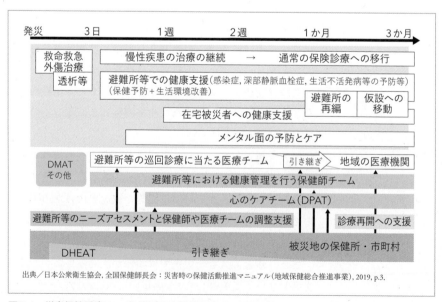

出典／日本公衆衛生協会，全国保健師長会：災害時の保健活動推進マニュアル（地域保健総合推進事業），2019，p.3.

図7-6　災害保健医療ニーズに対応した保健医療チームの活動　ロードマップ（超急性期〜復旧期）

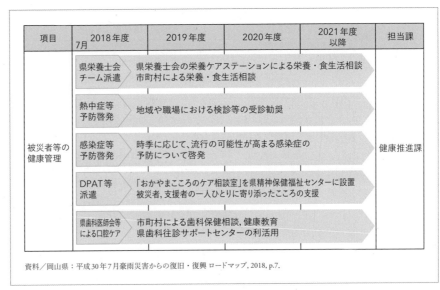

資料／岡山県：平成30年7月豪雨災害からの復旧・復興 ロードマップ, 2018, p.7.

図7-7　被災者などの健康管理ロードマップ例（復旧期〜復興期）

4. 災害時健康危機管理支援チーム（DHEAT）の調整

　前述のとおり，災害危機管理では，被災した保健所の指揮調整部門を支援し，人材や物資などの資源の有効活用と適正配分によって，「防ぎ得た死と二次健康被害の最小化」を叶えるべく，DHEATがつくられた。

　被災都道府県は厚生労働省へ応援派遣を依頼し，厚生労働省が応援支援先（支援側）と調整し支援チームが決定する（図7-8）。

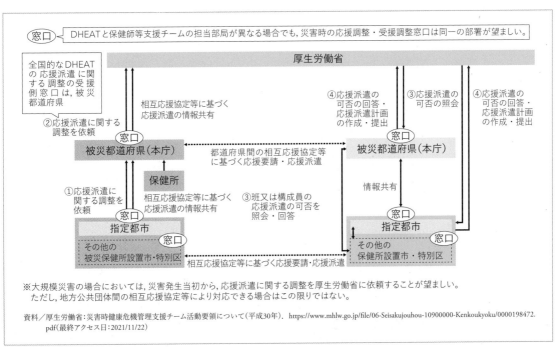

※大規模災害の場合においては，災害発生当初から，応援派遣に関する調整を厚生労働省に依頼することが望ましい。
　ただし，地方公共団体間の相互応援協定等により対応できる場合はこの限りではない。

資料／厚生労働省：災害時健康危機管理支援チーム活動要領について（平成30年）．https://www.mhlw.go.jp/file/06-Seisakujouhou-10900000-Kenkoukyoku/0000198472.pdf（最終アクセス日：2021/11/22）

図7-8　災害時健康危機管理支援チーム（DHEAT）の応援派遣に関する調整

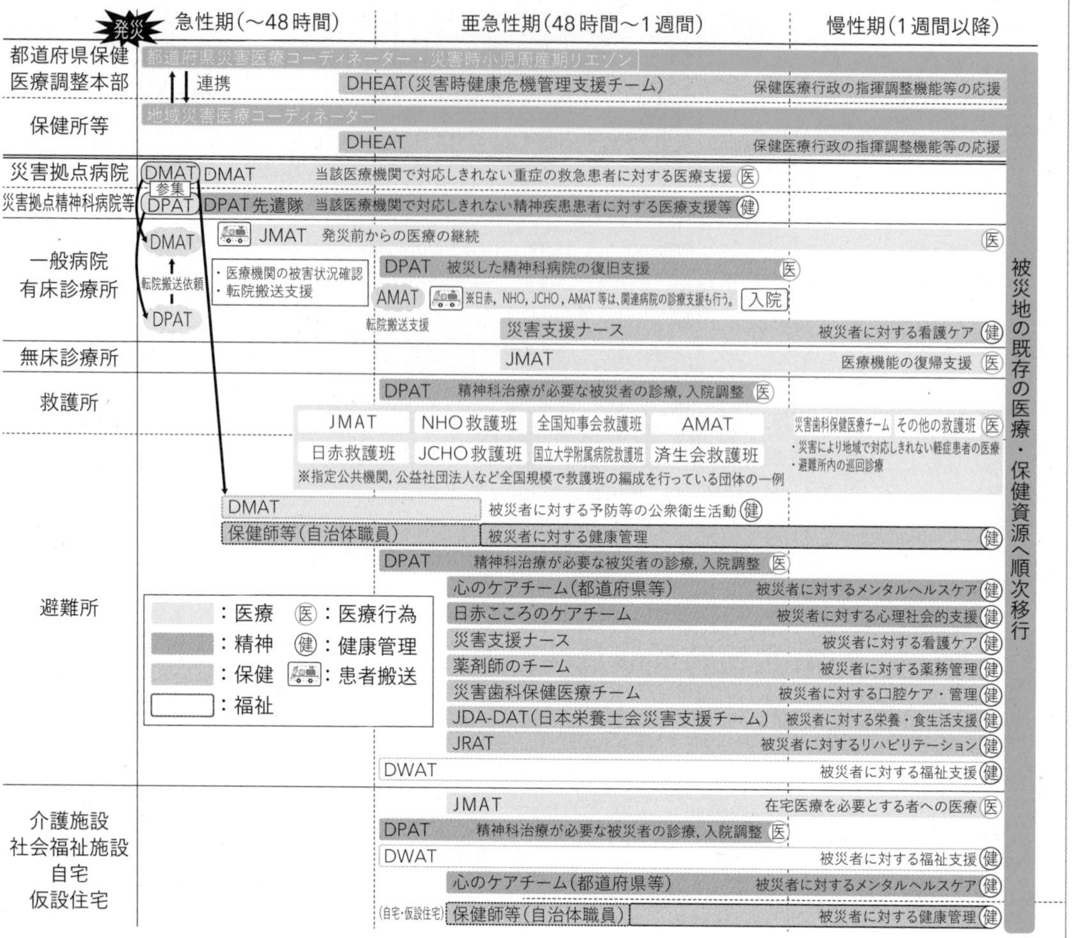

図7-9　災害時における被災地外からの医療・保健にかかわるチーム（例）

発災 ／ 急性期（～48時間） ／ 亜急性期（48時間～1週間） ／ 慢性期（1週間以降）

被災地の既存の医療・保健資源へ順次移行

- **都道府県保健医療調整本部**：都道府県災害医療コーディネーター・災害時小児周産期リエゾン／連携／DHEAT（災害時健康危機管理支援チーム）／保健医療行政の指揮調整機能等の応援
- **保健所等**：地域災害医療コーディネーター／DHEAT／保健医療行政の指揮調整機能等の応援
- **災害拠点病院**：DMAT／DMAT　当該医療機関で対応しきれない重症の救急患者に対する医療支援（医）
- **災害拠点精神科病院等**：DPAT／DPAT先遣隊　当該医療機関で対応しきれない精神疾患患者に対する医療支援等（健）
- **一般病院・有床診療所**：参集／DMAT／JMAT　発災前からの医療の継続（医）／・医療機関の被災状況確認・転院搬送支援／DPAT　被災した精神科病院の復旧支援（医）／AMAT　※日赤、NHO、JCHO、AMAT等は、関連病院の診療支援を行う。（入院）／転院搬送依頼／転院搬送支援／災害支援ナース　被災者に対する看護ケア（健）／DPAT
- **無床診療所**：JMAT／医療機能の復帰支援（医）
- **救護所**：DPAT　精神科治療が必要な被災者の診療, 入院調整（医）／JMAT　NHO救護班　全国知事会救護班　AMAT／日赤救護班　JCHO救護班　国立大学附属病院救護班　済生会救護班／※指定公共機関、公益社団法人など全国規模で救護班の編成を行っている団体の一例／災害歯科保健医療チーム　その他の救護班（医）・災害により地域で対応しきれない軽症患者の医療・避難所内の巡回診療
- **避難所**：DMAT　被災者に対する予防等の公衆衛生活動（健）／保健師等（自治体職員）　被災者に対する健康管理（健）／DPAT　精神科治療が必要な被災者の診療, 入院調整（医）／心のケアチーム（都道府県等）　被災者に対するメンタルヘルスケア（健）／日赤こころのケアチーム　被災者に対する心理社会的支援（健）／災害支援ナース　被災者に対する看護ケア（健）／薬剤師のチーム　被災者に対する薬務管理（健）／災害歯科保健医療チーム　被災者に対する口腔ケア・管理（健）／JDA-DAT（日本栄養士会災害支援チーム）　被災者に対する栄養・食生活支援（健）／JRAT　被災者に対するリハビリテーション（健）／DWAT　被災者に対する福祉支援（健）
- **介護施設・社会福祉施設・自宅・仮設住宅**：JMAT　在宅医療を必要とする者への医療（医）／DPAT　精神科治療が必要な被災者の診療, 入院調整（医）／DWAT　被災者に対する福祉支援（健）／心のケアチーム（都道府県等）　被災者に対するメンタルヘルスケア（健）／（自宅・仮設住宅）保健師等（自治体職員）　被災者に対する健康管理（健）

凡例：　■：医療　（医）：医療行為　／　■：精神　（健）：健康管理　／　■：保健　🚑：患者搬送　／　□：福祉

資料／厚生労働省：災害時健康危機管理支援チーム（DHEAT）について. https://www.mhlw.go.jp/content/10901000/000606176.pdf（最終アクセス日：2021/11/22）

また，災害時における被災地外からの医療・保健にかかわるチームは図7-9のとおりである。ニーズとリソースのミスマッチが生じないように，これらのチームのマネジメントも行う。

▶ 2　災害保健活動

Ａ ▶ 災害とは

1. 災害の定義

　災害は，「暴風，竜巻，豪雨，豪雪，洪水，崖崩れ，土石流，高潮，地震，津波，

噴火，地滑りその他の異常な自然現象又は大規模な火事若しくは爆発その他その及ぼす被害の程度においてこれらに類する政令で定める原因により生ずる被害」（災害対策基本法第2条）と定義されている。

2. 災害の分類

災害には，「自然災害」と「人為災害」「特殊災害」があり，複数の災害が同時に発生している状況を「複合災害」という。災害の種類を表7-3に示す。自然災害のなかでも，予報であらかじめ発生がわかる水害に関しては，事前に対策を行うことで被害の軽減につながる。

3. 災害のサイクル

災害の経過を時間軸でみていくと「平常時」「災害発生によって被害を受けた時期」「被害を受けてから平常の生活へ復旧・復興する時期」という1つのサイクルとしてとらえられ，繰り返すものと考えられている。急性期・亜急性期・慢性期（復旧復興期）・静穏期・前兆期に分ける考え方が一般的であり，この災害サイクル期を基盤に，被災者のニーズの変化に応じて，救命・救急医療，急性疾患および慢性疾患への対応，こころのケア，リハビリテーション看護，生活や地域の復興に向けての支援を展開し，また静穏期には防災・減災教育がなされている。

表7-3　災害の種類

自然災害	暴風，豪雨，豪雪，洪水，高潮，地震，津波，噴火その他の異常な自然現象により生ずる被害（被災者生活再建支援法第2条）
人為災害	大規模な交通事故（飛行機や列車の事故など）など人為的な要因によって生じる災害
特殊災害（CBRNE災害）	化学物質の漏えいなど自然現象以外が要因となって発生する災害 ・化学兵器や有害物質の漏えいなど（chemical：化学） ・病原体や生物兵器による災害（biological：生物） ・放射性物質の漏えいや原子力事故など（radiological：放射性物質） ・核兵器を使ったテロ（nuclear：核） ・事故による爆発（explosive：爆発）

表7-4　災害フェーズと災害サイクル期

フェーズ		災害サイクル
フェーズ0	初動体制の確立（おおむね災害発生後24時間以内）	発災期・超急性期
フェーズ1	緊急対策期：生命・安全の確保（おおむねね災害発生後72時間以内）	急性期（〜72時間） 亜急性期（1・2週間〜1か月） 慢性期（復旧復興期）（1か月〜数年）
フェーズ2	応急対策期：生活の安定（避難所対策が中心の期間）	
フェーズ3	応急対策期：生活の安定（避難所から仮設住宅入居までの期間）	
フェーズ4	復旧・復興対策期：人生の再建・地域の再建 （仮設住宅対策や新しいコミュニティづくりが中心の期間）	
フェーズ5-1	復興支援期・前期：コミュニティの再構築と地域との融合（復興住宅に移行するまでの期間）	
フェーズ5-2	復興支援期・後期：新たなまちづくり	静穏期

注）全国保健師長会「大規模災害における保健師の活動マニュアル」におけるフェーズと災害サイクル期の時間軸を対照している。

表7-5　災害に関する法制度の変遷

契機となった災害		法制度
南海地震（1946年）	➡	災害救助法（1947年）
伊勢湾台風（1959年）	➡	災害対策基本法（1961年）
新潟地震（1964年）	➡	地震保険に関する法律（1966年） 大規模地震対策特別措置法（1978年）
阪神・淡路大震災（1995年）	➡	地震防災対策特別措置法，災害対策基本法一部改正，大規模地震対策特別措置法一部改正（1995年） 被災者生活再建支援法（1998年）
JOC臨界事故（1999年）	➡	原子力災害対策特別措置法（1999年） 土砂災害警戒区域等における土砂災害防止対策の推進に関する法律（2000年） 特定都市河川浸水被害対策法（2003年） 被災者生活再建支援法改正（2004，2007年）
東日本大震災（2011年）	➡	災害対策基本法一部改正（2012，2013年）
熊本地震（2018年）	➡	地域の自主性及び自立性を高めるための改革の推進を図るための関係法律の整備に関する法律による災害対策基本法の一部改正（2018年）

　また，災害フェーズというとらえ方もある。フェーズ（phase）とは「局面・段階」などを意味し，災害発生から復興までの期間を段階別に分類したもので，フェーズ別に防災対応を定めている（表7-4）。発災直後から復興までの時間の経過や生活の場の変化に伴い，人々の生活や心身の状況，保健医療福祉ニーズが変化するため，被災者のニーズに応じた基本的な活動について，フェーズごとに取り決めている。

4. 災害の関連法規

　自然災害などの対策に関連した法律として，まず1946（昭和21）年の災害救助法がある。この法律は，南海地震による被災者の救護・保護の必要性から制定された。そして1961（昭和36）年には，災害対策基本法が制定された。1959年（昭和34年）の伊勢湾台風で，都市開発に際しての防災上の配慮の欠如，水防体制の未整備，不適切な警報の伝達指示など人災的側面が明らかになり，大規模災害時対応の体制整備・防災に関する統一的な制度を設ける必要性が指摘されたためである。この法律には，平時における防災計画の作成や各種災害予防策から応急対策，復旧・復興に至るまでの総合的な措置について規定されている。

　その後，1995（平成7）年の阪神・淡路大震災や地下鉄サリン事件後にも，「防ぎえた死」に対応すべく，DMATや災害拠点病院，EMISの整備がなされた。このように大規模災害が発生するたびに，既存のものでは対応しきれなかった課題を省みて，新たな法律や制度が制定されてきた（表7-5）。

B ▶ 災害保健活動の基本

　災害時の保健師活動は，保健医療活動を担う行政職員の一員として「防ぎ得た死と二次健康被害の最小化」に努めることである。そのためには，発災前を含めた各災害サイクル期における地域の医療，保健，福祉のニーズと課題，そしてそ

れらに対する保健師の役割を認識しておく必要がある。

　表7-6は，地震を想定した災害各期における保健活動の概要である。災害各期はフェーズ0〜5までの段階に分類されているが，医療・保健・福祉のニーズや課題はフェーズごとに明確に分類されるものではなく，混在・重複して表出される。また，被災市町村，保健所，都道府県の本庁機能をもつ県／政令指定都市（以下，政令市）主管課といったようにそれぞれ固有の保健活動が明示されているが，自治体の実情や地域特性に応じて，日頃から互いに協議し，補完し合いながら進めていくことが望ましい。

　表7-6に示されるように，大規模災害発災時には，被災地の市町村，保健所，都道府県（本庁）において，災害対策本部が設置され，保健師は組織横断的な保健活動体制の指揮命令系統のもと，保健活動を行う。役割の大きな柱として，避難行動要支援者をはじめとする要支援者の安否確認や被災者一人ひとりへの声かけ，防疫活動などの予防教育的なかかわりといった「直接支援」がある。また，健康調査や避難所アセスメントによって「ニーズ調査」を行い，マンパワーの確保や対策，保健医療活動チームとの協働，応援保健師の受け入れの受援マネジメントといった「調整」の役割も担う[11]。東日本大震災による大規模災害では，広域的・長期的に保健師活動を行う必要があった。その経験から，市町村と保健所の役割分担や協働体制が不十分であったことや保健医療活動チームとの協働や受援マネジメントなど，被災地の保健師は調整役割の重要性が増大していることが明らかになった[12]。災害時の公衆衛生活動の展開において，これからの保健師に求められる役割として，マネジメント機能が不可欠との認識が高まっている。

　保健所保健師には，市町村と共に継続的な人材育成や訓練を推進していく役割もある。また，地域の健康管理体制の構築や災害時の保健医療福祉の一体的な提供体制の整備，災害時に効率的に情報を収集し迅速に分析・発信できるシステムを構築しておく。広域災害救急医療情報システムの整備も欠かせない。

　また，管内の市町村において相互に災害時に応援を求めるような状況が生じた場合に備え，市町村間で事前に協定を締結しておく必要がある。都道府県（本庁）の保健活動は，このような市町村間の調整や市町村と保健所とが円滑に連携できるよう推進に係る働きかけを行っていく。

C ▶ 災害予防と事前対策

　災害に対応した保健師活動は災害が発生していない平常時から行っていく（表7-7）。市町村は，国や都道府県の防災計画・防災活動マニュアルをもとに，担当する地域の特性を生かした計画・マニュアルを作成しておく必要がある。防災計画は，市区町村全体で定期的な見直しが行われており，保健師も保健医療福祉にかかわる提言ができるよう，日頃から保健スタッフ間で議論し意見をまとめておく。また，民生委員や町内会・自治会の代表者，ボランティアなど，保健活動を通じて関係性を築いている地域のキーパーソンと，災害についてもネットワーク

表7-6　各期における保健活動の概要（地震編）

		フェーズ0 初動体制の確立 （概ね災害発生後24時間以内） 災害モードの切り替え	フェーズ1 緊急対策 —生命・安全の確保— （概ね災害発生後72時間以内）	フェーズ2 応急対策 —生活の安定— （避難所対策が中心の時期）
		●各フェーズで対応ができなかった事項については引き続き次フェーズで実施する		
地域の概況		人的被害・建物倒壊・水道や交通等インフラの不全	余震・被害の全容把握・避難者の増加・生活用品の不足	避難所の利用者・退出者の増減・ニーズの顕在化
ニーズ	医療	◎傷病者の急増　◎医療機能の低下 ◎救命救急　　（治療・病床数・従事者・医薬品） ◎広域搬送	◎DMATの交代・他の医療チームの派遣 ◎医療機能の低下　◎救護所の設置・運営	◎救護所の運営　◎医療機能の回復 ◎巡回診療
	保健	◎生活環境の悪化　◎深部静脈血栓症（DVT） ◎避難所の設置・運営 ◎サービスの低下（水・従事者・各種解決手段）	◎感染症の流行　　◎熱中症 ◎歯科・口腔衛生　◎メンタルヘルス ◎サービスの低下　◎保健医療活動チームの受援	◎食生活・栄養の偏り　◎生活不活発病 ◎慢性疾患の治療継続 ◎保健医療活動チームの配置・調整・会議開催
	福祉	◎避難行動要支援者の避難 ◎サービスの低下（施設・従事者）	◎福祉避難所の設置 ◎サービスの低下	◎福祉避難所の運営 ◎サービス調整
保健医療活動チーム等の例		・DMAT ・日本赤十字社	・DHEAT　・DPAT　・JMAT ・その他医療チーム	・保健師等チーム ・こころのケアチーム ・JDA-DAT　・JRAT　・JDAT
課題となる事項		・外傷，火傷，クラッシュ症候群等の傷病者が多い。 ・本震，余震等何度も地震が起こることがある。 ・夜間の場合は被害状況の把握が難しい。 ・避難所に行かず，自宅の玄関前，車庫等の外に一時避難する者がいる。 ・ライフラインの不通，道路寸断等により職員の登庁が限られる。	・内服等薬剤を持参しなかった慢性疾患患者が多い。 ・トイレ，避難所内の不衛生による感染症（インフルエンザ，風邪，胃腸炎等）にり患しやすい。 ・要医療，要配慮者，アレルギー患者等が多く処遇調整が必要。 ・自宅避難者の状況が不明，情報が行き届かない。 ・車中泊，テント泊の避難者も多い。	・昼間は仕事や家の片付け等で避難所は人が少ないためニーズの把握が難しい。 ・家の片付け等による疲労蓄積が増大。 ・避難所生活の長期化による脱水，感染症，ADL低下，便秘，深部静脈血栓症（DVT），不眠等が出現。 ・プライバシーが守られにくく，メンタル不調者の増大。 ・仮設住宅入居の可否や手続き等が始まり，ストレスを抱える人が多くなる。
被災市町村	マネジメント	◎市町村災害対策本部の立ち上げ・ミーティングの開始 ○統括保健師の配置 　・保健活動体制（保健師等人員確保，調整） 　・管轄保健所と情報共有及び連携 　・災害保健活動の総括 1. 施設設備の安全確保と執務体制の起動 2. 情報収集，分析・企画立案 　①被災状況の把握（医療機関，救護所，避難所） 　②被災市町村の活動状況の把握 　③医療救護体制の把握 　④災害保健活動の方針の検討と初動活動体制の確立 3. 保健活動体制の庁内調整，体制づくり	◎市町村災害対策本部の設置・運営 ○統括保健師の配置 　・保健活動体制（保健師等人員確保，調整） 　・管轄保健所と情報共有及び連携 　・災害保健活動の総括 1. 情報収集，分析・企画立案と災害保健活動の方針の決定 　①被災状況等の情報収集 　②保健医療活動チームの派遣要請 2. 保健医療活動チームの受援準備，保健所との調整（保健所と連携） 3. 職員の健康管理体制の確立（早期から休養確保できる体制づくり）	◎市町村災害対策本部の運営 ○統括保健師の配置 　・保健活動体制（保健師等人員確保，調整） 　・管轄保健所と情報共有及び連携 　・災害保健活動の総括 1. 情報収集，分析・企画立案，実施，計画の見直し 2. 保健医療活動チームとの連携，終了時期の検討 3. 職員の健康相談，応援者等の健康管理
	対策	4. 保健医療対策の実施（医療対策，保健予防対策，避難行動要支援者対策） 　①避難所の巡回 　②避難行動要支援者の安否確認 5. 保健医療活動チームの要請検討，判断 6. 保健医療活動チームの受援準備 7. 通常業務の調整，実施判断 8. 非常時優先業務の調整，実施判断	4. 保健医療対策の実施（医療対策，保健予防対策，避難行動要支援者対策） 　③救護所の設置 5. 非常時優先業務の調整	4. 保健医療対策の実施（医療対策，保健予防対策，要配慮者対策） 5. 通常業務再開に向けての調整
当該保健所	マネジメント	◎地域災害医療対策会議の設置，開催 ○統括的な役割の保健師の配置 　・保健活動体制（保健師等人員確保，調整） 　・管轄市町村と情報共有及び連携 　・災害保健活動の総括 1. 施設設備の安全確保と執務体制の起動 2. 情報収集，分析・企画立案 　①管内の被災状況の把握（医療機関・救護所・避難所等） 　②医療機関情報の入力（EMIS） 　③被災市町村の活動状況の把握 　④市町村へのリエゾン派遣 3. 保健所支援の人的確保 4. 保健医療活動チームの受援体制の準備 5. 地域災害医療コーディネーターとの連携	◎地域災害医療対策会議の開催 ○統括的な役割の保健師の配置 　・管轄市町村と情報共有及び連携，支援 　・保健活動体制（保健師等人員確保） 　・災害保健活動の総括 1. 情報収集，分析・企画立案と支援方針の決定 　①情報収集，課題抽出 　②市町村に派遣したリエゾンによる統括保健師支援 2. 県内職員による保健師支援体制の構築 3. 保健医療活動チームの受援，調整，オリエンテーション 4. 地域災害医療コーディネーターとの連携 5. 職員の健康管理体制の確立	◎地域災害医療対策会議の開催 ○統括的な役割の保健師の配置 　・管轄市町村と情報共有及び連携，支援 　・災害保健活動の総括 1. 情報収集，分析・企画立案，実施（市町村災害保健活動計画に基づき支援） 2. 市町村へのリエゾン派遣，終了検討 3. 県内職員による保健所支援体制の実施 4. 保健医療活動チームの受援，連絡調整，終了時期の検討 5. 地域災害医療コーディネート機能の見極め 6. 職員の健康相談，応援者等の健康管理
	対策	6. 保健医療対策の実施（医療対策，保健予防対策，生活環境衛生対策） 8. 医療機器装着難病患者等の要配慮者の安否確認 9. 通常業務の調整，実施判断 10. 非常時優先業務の調整，実施判断	6. 保健医療対策の実施（医療対策，保健予防対策，生活環境衛生対策） 　・救護センターの設置，医療救護班の派遣要請	7. 保健医療対策の実施（医療対策，保健予防対策，生活環境衛生対策） 8. 保健所業務の再開に向けた検討
県／政令市主管課		◎保健医療調整本部の立ち上げ，地域防災会議の設置 ○統括保健師の配置 1. 施設設備の安全確保と執務体制の起動 2. 情報収集，分析・企画立案 3. 本庁各課・保健所との連絡，情報共有 4. 被災地域における県内職員の受援体制の構築，調整 5. 保健医療活動支援チームの受援体制の準備 6. 災害医療コーディネーターとの連携 7. 国等への連絡調整 8. 職員健康管理体制の確立 9. 非常時優先業務の調整，実施判断	◎保健医療調整本部の設置，地域防災会議の実施 ○統括保健師の配置 1. 施設設備の安全確保と執務体制の起動 2. 情報収集，分析・企画立案 3. 本庁各課・保健所との連絡，情報共有 4. 被災地域における県内職員の受援体制の構築，調整 5. 県内職員による本庁支援体制の構築 6. 保健医療活動支援チームの受援，調整 7. 災害医療コーディネーターとの連携 8. 国等への連絡調整 9. 職員健康管理体制の確立 10. 非常時優先業務の調整，実施判断	◎保健医療調整本部の設置，地域防災会議の実施 ○統括保健師の配置 1. 情報収集，分析・企画立案 2. 本庁各課・保健所との情報共有 3. 被災地域における県内職員の受援体制の調整，終了時期の検討 4. 保健医療活動チームの受援，調整，見直し，終了時期の検討 5. 国等との連絡調整 6. 職員の健康相談の実施 7. 全ћ域的な災害関係の会議の開催 8. 既決予算の流用等，予算措置

出典／日本公衆衛生協会，全国保健師長会：災害時の保健活動推進マニュアル（地域保健総合推進事業），2019. p.16-17.

フェーズ3 応急対策 —生活の安定— （避難所から概ね仮設住宅入居までの期間）	フェーズ4 復旧・復興対策期 —人生の再建・地域の再建— （仮設住宅対策や新しいコミュニティづくりが中心の時期）	フェーズ5-1 復興支援期・前期 —復興住宅に移行するまで— （コミュニティの再構築と地域との融合）	フェーズ5-2 復興支援期・後期 —新たなまちづくり—
避難者の移動・コミュニティの崩壊・格差の顕在化	復興・復旧対策の実施		
◎地域医療への移行			
◎メンタルヘルス ◎孤立	◎コミュニティ再生 ◎ソーシャルキャピタルの醸成		
◎要介護者等新規対象者の増加			
・保健師等チーム ・こころのケアチーム	・保健師等の中長期派遣 ・保健師等の新たな雇用		
・避難所閉鎖に伴い，避難所が集約され移動を余儀なくされる。 ・生活基盤が確保できる人，できない人の格差が表出。 ・概ね保健師等チームの終了時期となる。	・仮設住宅での生活の不便さ（風呂・トイレ等）により生活範囲が狭まる。 ・馴染みのない地域での生活により閉じこもりになりやすい。 ・生活環境の変化により，適応障害，アルコール依存症の出現，孤立や不安，特に高齢者の認知症の出現・悪化がみられる。 ・避難生活の長期化による高血圧等生活習慣病の悪化がみられてくる。 ・新たなコミュニティの構築に向けた取り組みが必要。		
◎市町村災害対策本部の運営 ○統括保健師の配置 　・保健活動体制（保健師等人員確保，調整） 　・管轄保健所と情報共有及び連携 　・災害保健活動の総括 1.情報収集，分析・企画立案，計画の見直し 2.保健医療活動チームの終了，業務移行 3.職員の健康相談，応援者等の健康管理	◎復興支援本部の設置 ○統括保健師の配置 　・災害保健活動の総括 　・管轄保健所と情報共有及び連携 1.情報収集，分析・企画立案，計画の見直し 　①自立生活支援に向けた中長期保健活動計画 2.職員の健康管理，健康相談 3.被災地職員の雇用	②長期化する被災者の生活再建，復興住宅の建設を促進 ③住居移動に伴う新たな健康問題への支援 ④地域の自治支援，ボランティア，関係機関と連携した地域づくり支援 ⑤二次的健康被害の悪化予防 ⑥定期的な健康調査の実施（特にこころのケアを中心としたアプローチ）	
4.保健医療対策の実施 　（医療対策，保健予防対策，要配慮者対策） 5.通常業務再開に向けての調整，再開	4.地元自治体の支援体制の再構築 5.通常業務の再開	6.ソーシャルキャピタルの醸成	
◎地域災害医療対策会議の開催 ○統括的な役割の保健師の配置 　・管轄市町村と情報共有及び連携，支援 　・災害保健活動の総括 1.情報収集，分析・企画立案，実施 　（市町村災害保健活動計画に基づき支援） 2.市町村へのリエゾン派遣終了 3.県内職員による保健所支援体制の実施，終了検討 4.保健医療活動チームの終了，業務移行 5.職員の健康相談，応援者・市町村職員の健康管理	◎復興支援本部の設置 ○統括的な役割の保健師の配置 　・管轄市町村と情報共有及び連携，支援 　・災害保健活動の総括 1.情報収集，分析・企画立案，実施 　＊市町村災害保健活動計画に基づき支援 2.保健活動のまとめと評価 3.職員（保健所，市町村職員）の健康管理		
6.保健医療対策の実施 　（医療対策，保健予防対策，生活環境衛生対策） 7.保健所業務の再開	4.通常業務の再開 5.災害に関連した研修会等の開催		
	◎復興支援本部の設置 ○統括保健師の配置 1.情報収集，分析・企画立案 2.本庁各課・保健所との情報共有 3.被災地域における県内職員の受援体制の終了 4.保健医療活動チームの終了 5.職員の健康管理，健康相談 6.生活再建に必要な新たな活動のため，施策化・予算措置 7.調査・研究等への積極的な支援 8.被災地における保健医療福祉活動のまとめと検証 9.災害に関連した会議。研修会の開催 10.被災地職員の雇用促進，国への要望	11.復興部署を担う関係機関との連携	

を築いておく。加えて，平常時の保健活動を通じて防災・減災の視点で地域診断を行うとともに，ソーシャルキャピタルを醸成し，自助や共助の視点も加味した災害の備えを検討しておくことが必要である。

1. 災害時要配慮者，避難行動要支援者への支援

災害時要配慮者や避難行動要支援者の定義は，各自治体によって規定されている。一般的に，高齢者や障害者など，災害時の避難行動や避難所などでの生活が困難な「避難行動要支援者」や，妊産褥婦，乳幼児，日本語の理解が不十分な外

表7-7　被災地都道府県の保健活動（保健師の活動を中心に）

	発災前	大規模災害時
被災地市町村	・防災計画，災害活動マニュアルへの保健活動の位置づけ ・継続的な人材育成，訓練 ・日常的な保健所との連携 ・地域の健康管理体制の整備 ・関係機関とのネットワークづくり ・ソーシャルキャピタルの醸成 ・地域住民への発災前準備としての健康教育 ・災害時要援護者等の名簿作成，緊急避難計画の立案 ・地域診断	・市町村災害対策本部の活動 ・組織横断的な保健活動体制指揮命令系統の構築 ・被災状況等の情報収集，分析，関係部署への情報提供 ・保健活動方針の決定，県への必要な援助要請，災害協定に基づく応援要請 ・市町村災害活動マニュアルに沿った保健活動 〈具体的な活動は，第4「大規模災害時における保健活動」参照〉 　応急救護，防疫活動，災害時要援護者の安否健康状態の確認，保健活動の実践，保健医療福祉サービスへのつなぎ ・保健所，県と連携した活動 ・災害時保健活動の評価 ・応援派遣保健師の受け入れ ・災害復興計画に基づく事業展開
被災地担当保健所	・災害活動マニュアルに保健活動を記載 ・継続的な人材育成，訓練 ・日常的な市町村との連携 ・市町村の保健活動の推進 ・地域の健康管理体制の構築，災害時の保健医療福祉の一体的な提供体制の整備，情報収集分析提供システムの構築 ・広域災害救急医療情報システムの整備 ・地域診断	・地方振興局等の組織の場合，局の対策本部としての活動 ・被災状況等の情報収集，分析，県庁関係部署への情報提供 ・医療提供体制の整備 ・保健所として保健活動方針の決定 ・県への必要な援助要請，市町村の応援派遣要請のとりまとめ ・被災地市町村の保健活動の評価支援，市町村保健師の活動支援協働 ・被災地保健所の活動 〈具体的な活動は，第4「大規模災害時における保健活動」参照〉 　応急救護，防疫活動，災害時要援護者の安否健康状態の確認，保健活動の実践 ・県本庁との連携 ・応援派遣保健師の受入れに関する具体的調整 ・保健活動計画，活動実践 ・災害時保健活動の評価
被災地都道府県（本庁）	・防災計画，災害活動マニュアルに保健活動を位置づける ・管内市町村の災害時応援協定締結に関する情報収集 ・県内市町村を含む保健師の人材育成，訓練 ・日常的な保健所と市町村との連携 ・保健所の市町村との連携推進にかかる働きかけ	・保健福祉部署の対策本部としての活動 ・被災状況等の情報収集，分析，関係者への情報提供 ・県民への情報提供 ・医師会等の関係機関団体との調整 ・被災地保健所の支援，保健師の活動支援 ・被災地保健所市町村からの要請に基づく国への派遣要請 ・被災地以外の県内保健所および市町村保健師の応援調整 ・応援派遣保健師の体制準備 ・保健活動に伴う予算措置 ・被災地視察と保健活動に関する指導，助言 ・災害時保健活動の評価
被災地県内・他市町村・他保健所	・被災地保健所に同じ	・県の応援要請に基づき，職員を被災地保健所市町村に派遣 ・被災地保健所市町村と協働した活動実践

出典／日本公衆衛生協会，全国保健師長会：平成24年度地域保健総合推進事業「東日本大震災における保健師活動の実態とその課題」を踏まえた改正版，大規模災害における保健師の活動マニュアル．p.25．http://www.jpha.or.jp/sub/pdf/menu04_2_h25_01.pdf（最終アクセス日：2021/12/17）

国人などが対象である。発災時に避難支援を行う者や支援を行うにあたっての留意点，方法や避難場所，避難経路などを関係職種と検討しておく個別支援計画は，地域の自主防災組織やネットワーク，ソーシャルキャピタルなどの協力・活用を図るとともに，医療機関，地域包括支援センター，居宅介護支援事業所や，訪問看護師，生活支援員などの専門職との協働により作成する。まさに個に対するハイリスクアプローチである。

2. 地域住民との協働（自助・互助）

2017（平成25）年の災害対策基本法一部改正により，避難行動要支援者名簿の作成，名簿情報の避難支援関係者等への提供などの規定が新たに設けられた。また，平常時から名簿情報を提供することに同意した者については，名簿情報に基づいて平時からの避難支援を自主防災組織メンバーや民生委員らと行うことが期待されている。そして，さらなる避難行動支援のために取り組むべき事項として，個別支援計画の作成が「避難行動要支援者の避難行動支援に関する取組指針」に記されている。

個別支援計画は，自力で移動できない難病患者，人工呼吸器を装着した子どもなど医療依存度の高い在宅療養者や，重度の障害者について検討する。その際，専門職だけでなく，近隣住民やボランティアなどの互助を活用することや，関係者とネットワークを形成し，連携していくことが必要である。また，災害時要配慮者は避難行動で支援が必要となるだけでなく，避難所の環境下において，病状悪化や新たな健康課題を生じやすい。保健福祉的なアセスメントを実施して，その場での生活継続が可能かどうかを判断するトリアージも必要となってくる。このような視点をテーマに，民生委員や町内会・自治会の代表者，自主防災組織のメンバーを対象にした研修会や訓練を実施することで，災害時に協力が得られやすく，避難所運営が円滑に進むことにつながる。

3. 多職種・多機関との協働（共助・公助）

福祉避難所に指定されている高齢者施設や福祉施設の職員は，実際に被災者を受け入れた経験がほとんどなく，大規模災害発生時には，施設入所者に加えて地域の災害時要配慮者が避難することのイメージが湧きづらい。したがって，保健・医療・福祉職などの多職種が，要配慮者の特性や支援時の留意点などを共に考える機会をもつことも災害発生前の事前対策である。市町村保健師，保健所保健師共に，災害発生前からネットワークを生かしつつ，個と集団の両面からアプローチしていくことが必要である。

D ▶ 発災直後から応急対策期の保健活動

＊大規模災害における
保健師の活動マニュ
アル，災害時の保健
活動推進マニュアル

全国保健師長会において，
災害時における保健活動
の推進のため，1996（平
成8）年に「災害時におけ
る保健活動マニュアル」
が作成された。その後の
様々な災害活動の経験を
教訓として，2006（平成
18）年には「大規模災害に
おける保健師マニュアル」
として改訂された。さらに，
2011（平成23）年に東日
本大震災が発生し，地震
に加え，津波や原子力発
電所の事故など，被災地
の保健や支援活動に参
加した保健師の声や活動
を分析し，2013（平成25）
年に「大規模災害における
保健師の活動マニュアル」
へと改訂された。

ここでは，日本公衆衛生協会および全国保健師長会によって作成された「大規模災害における保健師の活動マニュアル＊」および「災害時の保健活動推進マニュアル＊」をもとに述べる。

表7-6に示したように，大規模地震災害発生時の発災直後であるフェーズ0では，人的被害や建物の倒壊，水道や交通などのインフラの不全が起こる。保健活動は災害モードに切り替わり，被災市町村には災害対策本部が立ち上がる。保健センターや避難所の施設設備の安全確保と執務体制の起動とともに情報収集や分析，対策について企画立案を行う。一方，保健所では，地域災害医療対策会議が設置・開催され，市町村同様，管内の被災状況をはじめとする情報収集や分析，対策の企画・立案が行われる。

余震・被害の全容把握がなされるフェーズ1では，避難者が次々と避難所に集まってくる。医療機能が低下しているなかで，生命や安全の確保を最優先に，図7-10のような二次健康被害予防対策や感染症対策を講じることが必要となってくる。また，市町村の統括保健師は，人的パワーが不足していれば保健医療活動チームの派遣を要請し，保健医療活動チームの受け入れ準備を保健所保健師と共に連携しながら行う。

フェーズ2では避難所の利用者・退出者の増減とニーズが顕在化する時期である。救護所の運営に加え，巡回診療や医療機能の回復を目指すことが課題となってくる。避難所生活の長期化による脱水や感染症，ADL低下，深部静脈血栓症，メンタルヘルス不調者が発生しやすい（表7-8）。市町村保健師は，これまでの活動の見直しや計画の再調整，状況によっては保健医療活動チームの終了時期につ

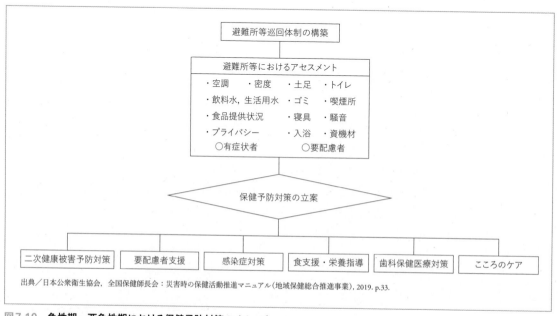

出典／日本公衆衛生協会，全国保健師長会：災害時の保健活動推進マニュアル（地域保健総合推進事業），2019. p.33.

図7-10　急性期・亜急性期における保健予防対策のイメージ

表7-8 災害時（フェーズ2）における主な健康課題と保健指導のポイント

健康課題	保健指導のポイント
便秘	・十分な水分摂取を促す。 ・栄養バランスの取れた食事を心がけ，食物繊維を十分摂取するよう伝える。 ・身体活動を取り入れ，ウォーキングや体操などをすすめる。 ・排便しやすいトイレ環境を整備する。 ・普段より排便回数が減少したり，排便に苦痛を伴う場合は，速やかに医療従事者に相談するよう伝え，医療機関の受診や，救護所の医師への相談をする。
感染症	・手洗い・手指消毒を励行し，マスク着用を促す。 ・咳エチケットを守るよう伝える。 ・避難者が過密にならないよう環境を整備する。 ・定期的な換気を行う。 ・ドアノブや手すりなど，人が多く触れる場所を定期的に消毒する。 ・土足のエリアを区別する。 ・少ない水でも行える歯磨きや，義歯の洗浄をすすめる。
ADL低下	・規則正しい日常生活を心がけ，からだを動かす時間を設ける(ウォーキング・体操など)。 ・他者と交流する機会を多く取り入れる(会話を楽しむ，茶和会に参加する)。 ・楽しみや役割を見つけ，日々の生活に取り入れるよう促す。 ・避難場所・居室内を安全・安心に移動できる環境を整える。
脱水・熱中症	・WBGT値(暑さ指数)を参考に，気温や湿度が高く，風通しが悪い環境を避ける。 ・扇風機やエアコンを活用する。 ・日中の外出や作業は極力控えるよう伝え，外出時は日傘や帽子を着用するよう促す。 ・熱中症に罹患しやすい対象者(高齢者や子ども，持病のある人など)に対して，水分を十分に摂取するよう周知する。 ・通気性の良い衣類を着用するよう伝える。 ・十分な睡眠と食事を摂取するよう伝える。 ・めまい，頭痛，嘔気などの症状が出た場合は，速やかに医療従事者に相談するよう伝える。
低体温症状	・手足の冷たさや震え，意識障害などの症状がないかを観察する。 ・冷気から隔離し，保温と加湿をして環境を整備する。 ・症状が改善しない，または悪化する場合は医療機関へ搬送する。
深部静脈血栓症 (DVT)	・車中泊など狭いスペースで睡眠をとったり，同一姿勢で長時間過ごしたりすることを避けるよう伝える。 ・水分を制限せず，十分に摂取するよう周知する。 ・アルコールやコーヒーなど利尿作用のある飲料を摂り過ぎないよう留意する。 ・ゆったりとした服装を促す。 ・胸痛や下肢の変色，腫脹，疼痛がある場合は，早めに医療機関や救護所の医師などにつなぐ。
メンタルヘルス不調	・程度の差があっても，だれでも不安や心配の反応が現れることを伝える。 ・対象者の訴えを聴く。ただし，無理やり語らせようとしない。 ・十分な栄養と休息を確保するよう促す。 ・心身の状況を観察し，状況に応じてこころのケアチームや精神科医など，専門家につなぐ。
栄養不足・栄養過多	・食事量や回数が不足しないように，また，偏った食事内容にならないように配慮する。 ・体重測定ができる環境を整備する。 ・食物アレルギーがあったり，摂食・嚥下に支障をきたしたりしている人の場合は，食事内容の工夫をする。

いて検討する。職員の疲労も蓄積しているため，健康相談や健康管理を行う。また，早期の復興を目指すためには，乳幼児健診や予防接種，がん検診など，通常業務を再開させることも重要であり，自治体の事業継続計画（BCP）に基づき，通常業務の再開の見きわめと調整を行う。

保健所保健師や都道府県の本庁機能をもつ県／政令市主管課は，地域医療対策会議を継続的に開催し，被災地域における受援，連絡調整，終了時期の検討を行う。保健所においても災害支援活動を行いながら，通常業務の再開を検討していく。

フェーズ3は避難者が仮設住宅や自宅に移動する時期である。これまで形成されていたコミュニティが崩壊し，復旧・復興に向け生活基盤が確保できる人とできない人の格差が顕在化する時期である。避難所の閉鎖により，保健所は市町村

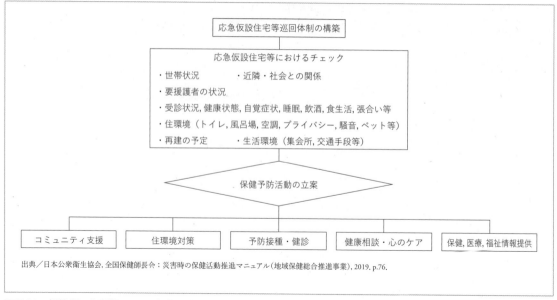

図7-11　慢性期・復興期における保健予防活動のイメージ

の派遣を終了するとともに，支援チームの終了を検討し，本格的な保健所業務の再開に向けて調整を図っていく。

E ▷ 災害復旧・復興期の保健活動

　フェーズ4以降は復旧・復興対策の実施となる。応急仮設住宅の巡回体制を構築し，潜在化する健康課題がある場合には，必要に応じて全戸訪問を行うなど，地域のニーズを把握し，適切な保健予防活動を立案する。

　図7-11はこの時期における保健予防活動イメージである。応急仮設住宅や借り上げ住宅において新たなコミュニティが形成できるよう自治会や民生委員協議会，社会福祉法人，NPOなどと協働しながら計画を立案する。孤立や孤独死を防ぐための巡回・声かけなど見守り体制の確保を行い，地域ケアシステムの構築を図っていく。

▶3 感染症の集団発生への保健活動

A ▷ 健康危機として取り扱うべき感染症

　抗菌薬による治療や，予防接種の体制整備により克服されたかのように思われ

ていた感染症であるが，**新型コロナウイルス感染症（COVID-19）**の流行は，人々の健康だけでなく社会経済活動をおびやかし，感染症が健康危機管理の対象となり得ることをいや応なく知らしめた。健康危機として取り扱うか否か，その判断基準の一つはIHRに定められている。

国際的に懸念される公衆衛生上の緊急事態（public health emergency of international concern；**PHEIC**）は，①疾病の国際的拡大により，他国に公衆衛生リスクをもたらすと認められる事態，②緊急に国際的対策の調整が必要な事態，と定義されており，加盟国がPHEICを検知した場合は24時間以内にWHOに通告する義務がある。COVID-19は2020年1月30日にPHEICに指定されている。PHEICの定義にある「公衆衛生リスク」とは，人々に重大な健康被害を起こす危険性がある予測不可能または非典型的な事態を意味するほか，国際的に拡大する危険性がある，または緊急の国際的対応を必要があるものをいう。なかでも，天然痘，野生型ポリオウイルスに起因する小児麻痺，新種の亜型を原因とするヒトインフルエンザ，重症急性呼吸器症候群（SARS）の症例は，通常と異なる，あるいは予期しないものであり，かつ公衆衛生に深刻な影響を及ぼす可能性があるため通告が必須とされている。また，コレラ，肺ペスト，黄熱，ウイルス性出血熱（エボラ出血熱，ラッサ熱，マールブルグ熱），ウエストナイル熱，そのほかの国内的または地域的懸念となる特別な疾病（デング熱，リフトバレー熱，髄膜炎菌感染症）を伴う事象は，公衆衛生に深刻な影響を及ぼし急速に国際的に拡大することが実証されているため，PHEICとしてWHOへの通告を必ず検討する必要がある。

このPHEICの定義に該当する事象は，IHRが2005年に改正される前まで黄熱

COLUMN ▶ PHEICの対応とこれまでの事例

PHEICを通告された場合，WHOは通告した国と協議のうえ，その内容に応じてPHEIC拡大を防止するために，人，手荷物，貨物，コンテナ，輸送機関，郵便物に対し，保健上の措置（出入国制限，健康監視，検疫，隔離など）を勧告することができる。ただし，拘束力はなく，また勧告に従わない場合の規程などもない。

これまでにPHEIC指定された事態は表のとおりである。

表　国際的に懸念される公衆衛生上の緊急事態（PHEIC）

2009年4月～2010年8月	豚インフルエンザA(H1N1)（のちの新型インフルエンザAH1N1pdm09）
2014年5月～現在	野生型ポリオウイルスの国際的な拡大
2014年8月～2016年3月	西アフリカでのエボラ出血熱の拡大
2016年2～11月	アメリカ大陸におけるジカウイルス感染症に関連する小頭症と神経障害の多発
2018～2019年	コンゴ民主共和国北キブ州でのエボラ出血熱流行
2020年1月～現在	新型コロナウイルス感染症(COVID-19)の世界的流行(COVID-19 pandemic)

病，コレラ，ペストの3疾患のみを対象としていたが，新興・再興感染症やバイオテロに対応する必要性と，感染症の隠蔽防止の観点から，今では原因を問わず化学物質，放射性物質など国際的な公衆衛生上の脅威となり得るあらゆる事象が対象となっている。保健所に所属する保健師は感染症発生届を受理して積極的疫学調査を行う立場であり，目の前の症例がPHEICに該当する事象ではないか，気づき，判断する必要がある。

　もう一つの判断基準は，「厚生労働省健康危機管理基本指針（平成13年）」に示されている。ここで健康危機管理とは，「医薬品，食中毒，感染症，飲料水その他何らかの原因により生じる国民の生命，健康の安全を脅かす事態に対し行われる健康被害の発生予防，拡大防止，治療等に関する業務であって，厚生労働省の所管に属するものをいう」[13]とされており，やはり健康危機のなかに感染症が含まれる。近年，国内で健康危機管理として取り上げられた感染症は，2001（平成13）年のSARS，2009（平成21）年の新型インフルエンザ（A/H1N1），2013（平成25）年の鳥インフルエンザ（A/H7N9），2014（平成26）年のエボラ出血熱，2015（平成27）年のジカウイルス感染症などがある。これらは，前述のPHEICに指定されたもの以外に，国内で必要と判断されたものも含まれる。

　感染症の危機管理では，社会全体へのリスク（健康被害を及ぼす可能性とその大きさ）を評価し，リスクコミュニケーション（リスクおよびその管理手法に関する双方向的な意見交換）を行い，リスク認識（リスクの受け止め方）を共有しつつ，必要かつ十分なリスク管理（リスクを可能な限り低減し受容可能なレベルにすること）を行うよう努めることが求められる。感染症対策について，国，都道府県，市町村が関係省庁・関係機関と連携しながら公衆衛生の第一線機関である保健所での実践を重層的に支える。

B ▸ 感染症パンデミックの発生段階

　感染症パンデミックの経過を時間軸でとらえると，「未発生期」「発見期」「散発期」「拡大期」「抑制期」「再燃期」「共存期」という一連のサイクルとなる。感染拡大の状況は，単に感染者数や重症者・死亡者の割合の推移だけでなく，医療提供体制も重要な要素として見きわめる必要がある（表7-9）。原因となる病原体の感染力や重症化の要因，致死率，その時点の医療体制などによって，一連のサイクルに要する期間は数か月から数年と異なる。すべての段階を経て共存に至ることもあるが，豚インフルエンザ（H1N1）のように散発期の段階で拡大せずに速やかに抑制期に入ることもあれば，抑制期の後に病原体の変異などにより拡大期に複数回戻る可能性もある。

1. 新型インフルエンザ等対策特別措置法によるまん延防止策

　2012（平成24）年に施行された，新型インフルエンザ等対策特別措置法（特措法）

表7-9　感染症パンデミックの発生段階

		感染拡大状況	医療体制
前段階 未発生期			
第1段階 発見期		国内外でパンデミックの徴候が把握される	
第2段階 散発期		感染が一部の都道府県に限局して散発的にクラスターが発生する	・検査体制を整備し，病像の把握と治療法の模索を行いつつ，既存の医療提供体制で対応する
第3段階 拡大期	①漸増期	感染者やクラスターの発生が複数の都道府県で漸増する	・確保病床使用率の増加，重傷者数の増加，通常診療への影響が出るなど，医療体制への負荷が蓄積する
	②急増期	感染者やクラスターが多くの都道府県で急増する	・医療提供体制に大きな支障を来たさないため，臨時病床・宿泊療養施設の確保などの対応を要する
	③爆発期	爆発的に感染拡大する	・医療資源の提供は重症者に重点化し，無症状者・軽症者は宿泊・自宅療養で対応する
第4段階 抑制期		新規感染者数の減少（前週比）が継続する	・ワクチン供給体制が整備され，治療方法が確立される ・爆発期に発生した重症者への対応を続ける
第5段階 再燃期		新規感染者数が低い水準でとどまる	・医療提供体制への負荷指標をモニタリングしつつ，臨時病床・人材の確保など，今後の感染拡大に備える
第6段階 共存期		季節や免疫力低下など，一定の状況下で限局的に流行する	・予防接種提供体制，医療提供内容が確立し，一般診療で対応する

注）2021（令和3）年11月暫定案として作成，今後変更の可能性がある。
資料／新型インフルエンザ及び鳥インフルエンザに関する関係省庁対策会議：新型インフルエンザ対策行動計画，2009．新型コロナウイルス感染症対策本部：新型コロナウイルス感染症に関する今後の取組，2020．新型コロナウイルス感染症対策分科会：新たなレベル分類の考え方，2021をもとに作成．

第32条に基づき，パンデミックを引き起こす感染症に関する緊急事態が発生した旨を宣言する**緊急事態宣言**が発出されると，都道府県は感染症のまん延防止等のため，外出自粛や学校の休校，催物（イベント等）の開催制限，施設の使用制限など，人々の生活にかかわるあらゆる行動を制限することへの協力を，緊急事態措置として要請する。これらの行動制限は，感染拡大防止には効果的である一方，社会経済活動全般にわたって大きな影響が生じる。そのため，緊急事態措置を実施すべき区域は適切に選定し，感染状況に応じて変更し，措置を講じる必要がなくなったと認められれば，緊急事態が終了した旨を宣言する**緊急事態解除宣言**が出されることになる。

特措法は，COVID-19の流行を機に，より実効的な感染症対策を講じるため2021（令和3）年に一部改正された。「まん延防止等重点措置」を創設し，政府が対象地域に指定した都道府県の知事が，感染拡大や医療提供に支障が生じる可能性を踏まえて市町村など特定の地域を限定し，飲食店や店舗に対して営業時間変更の要請，要請に応じない場合の命令と命令違反時の過料，従業員の検査受診の勧奨，有症者の入場制限等の措置を行うことができるようになった。そのほかにも，それまでは緊急事態宣言中の開設とされていた「臨時の医療施設」を政府対策本部が設置された段階から開設できることや，事業者および地方公共団体等に対する支援などが規定された。

2. 感染症法の改正と罰則規定

感染症の予防および感染症の患者に対する医療に関する法律（感染症法）と検疫法も2021（令和3）年2月に一部改正されている。この改正で，COVID-19は「新型インフルエンザ等感染症」として位置づけられ，法的に入院勧告・措置の対象

を限定することや宿泊療養・自宅療養の協力要請ができることになった。具体的には，入院治療を前提としていた従来の規定を改め，入院勧告・措置は重症者や重症化リスクの高い対象に限定し，それ以外は宿泊施設や自宅での療養とすることが法的に適うようになった。また，これまでは定められていなかった罰則規定として，正当な理由なく入院措置に応じない，または入院先から逃げた場合，積極的疫学調査に協力しない場合あるいは答弁しない，虚偽答弁した場合の過料も規定された。

3. 病原体と共存する時代へ

　　　感染症による健康危機の発生当初は，主に行動制限の要請により感染拡大防止

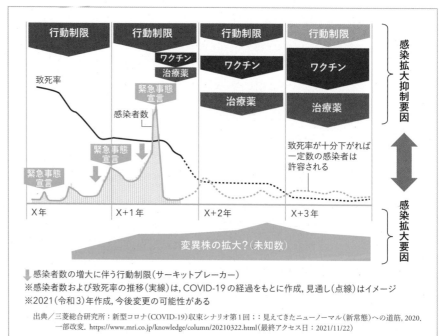

図7-12　健康危機をもたらす感染症の収束イメージ

表7-10　新型コロナウイルス感染症による社会課題の変化

6分野	コロナ禍で生じた新たな問題	コロナ禍で解決が加速したもの
ウェルネス	外出自粛などによる運動や移動の減少がフレイルのリスクを増大	オンライン診療の拡大で医療資源へのアクセスが改善
水・食料	観光産業や外食産業の低迷に伴い，一次産業が大ダメージを受ける	需要が減った食品を消費者が生産者から直接購入するなど，新しい消費形態が発生
エネルギー・環境	テレワーク拡大に伴い，家庭の消費電力が増大してエネルギー効率が悪化	分散型エネルギーへのシフトが加速
モビリティ	感染拡大防止のため移動が制限され，リアルな体験・満足感が求められる	テレワーク，eコマース拡大で移動しなくても需要が満たされ，消費者の利便が増す
防災・インフラ	次のパンデミックに備えるため，感染症の拡大防止や早期発見が課題に	平常時でも災害時でも，共通して利用できるサービスの概念が広がる
教育・人財育成	学校や自宅でのIT環境格差が，そのまま教育格差に反映される	学校へのタブレット端末配布や通信網整備が進み，オンラインサービス開発も加速

出典／三菱総合研究所：コロナ禍で社会課題はどう変わったのか，2021．https://www.mri.co.jp/knowledge/mreview/202101-6.html（最終アクセス日：2021/11/22）

を図ることになるが，病像を見きわめながら検査体制と治療法を確立し，ワクチン開発と提供体制を整え，法体制を整備するなど，社会全体で健康危機に対応する経過を経て，新たな生活様式の浸透とともに人類とパンデミックの原因病原体が共存する時代に変容する（図7-12）。COVID-19の場合，保健医療の分野にとどまらず，食生活や働き方，学習手段，流通，エネルギー環境に至るまで多くの分野で社会課題は変化した（表7-10）。保健師は，感染症対策を行う公衆衛生の専門職として「**防ぎ得た死**（preventable death）」を防止することは当然のことながら，感染症による健康危機を乗り越えた先の新たな生活を見据えて，次なる社会で引き起こされる健康課題を予測しながら予防策に着手できるように備える必要がある。

C ▷ 活動の基本

　災害と同様，感染症の集団発生においても，平時の保健師活動がすべての基盤となる。健康危機の発生時は，行政組織に対策本部が設置され，平常時の業務を一部抑制しながらも継続的に遂行しながら，受援体制を整えて全庁体制で難局に対応することになる。管理的な立場で体制を整備し，人的・物的資源を投入する判断が下されると，スタッフは平常時と異なる役割を分担しつつ応援人材を受入れ，次々と発信される情報を適切に処理しながら急増した感染対策業務を遂行することになる。仕事量が増えて質が変化しても，平常時の活動で把握している地域住民の生活や健康状態，地域の力量や社会資源，既存の関係機関のネットワークを一貫して見失うことがないよう意識し，感染症によって，それらがどのように変化したのか把握し，健康危機に対応するために活用できる資源を見きわめる。

　また，健康危機に際しては「管理」の視点が特に重要である。新任期から，健康危機管理として，①関連法令や危機管理・感染対策マニュアルを理解している，②タイムリーな状況把握，情報発信を組織的に行う，③原因究明や被害の拡大防止のための体制をつくる，④マニュアルに基づき訓練する，⑤危機発生時，組織内外に対して迅速に的確な判断・指示ができ，役割分担を図る，⑥経緯をまとめ，整理・蓄積し，新たな危機対応に反映させる，⑦危機発生を予測し，モニタリング，監視，指導などの予防活動を行う，⑧危機発生を予測し，住民との協働体制をつくる[14]機能が求められる。

D ▷ 平常時（未発生期）の対策

1. 感染症対策の原則

　保健師は，平常時から感染症の発生予防や拡大防止に努めるため，感染症対策の知識は必須である。感染症患者の対応だけでなく，福祉施設や学校などから感

染対策や消毒の具体的な方法に関して相談されることもあるため，あらゆる感染症に共通する原則を念頭に対応する。

感染（infection）とは，病原体（pathogen）が宿主内に侵入して増殖することで，感染症とは，感染によって引き起こされるすべての疾病のことである。単に病原体がからだまたは器物などの表面に付着している状態は汚染（contamination）といい，感染とは区別される。

感染が成立するには，病気を引き起こす「感染源（source of infection）」，感染対象である「宿主の感受性（susceptibility of host）」，その両者を仲介する「感染経路（route of infection）」の3つの因子すべてが必要である（図7-13）。このなかの1つでも予防できれば感染は成立しないため，3つの各因子に対する対策により，効果的な拡大防止につながる。

感染源は，病原体そのものであることが多いが，菌に汚染された水・食品・器物のこともある。ヒトだけが感染する病原体は陽性者と保菌者が感染源となる。感染しても発病しないことを不顕性感染（保菌者，キャリア）といい，無自覚に排菌しながら生活していることが多く，感染源となり得る。症状が出る前の潜伏期キャリア，感染が進んでも症状が出ない不顕性（健康）キャリア，症状消失後も排出が続く回復期キャリアがある。陽性者と接触したが感染したかどうかわからない接触者には，隔離や自宅待機などキャリアとして対応することがある。

感染経路は，病原体が新たな宿主に侵入するまでの道筋のことで，種々の伝播様式がある。ヒトや動物，汚染された水などからヒトへの感染を水平感染，母体から児への感染を垂直感染とよぶ。宿主に侵入する入口も多様で，皮膚，呼吸器粘膜，消化器粘膜，眼，泌尿器や性器粘膜などがある。

病原体が体内に侵入しても必ず感染が成立するとは限らず，宿主の感受性は，

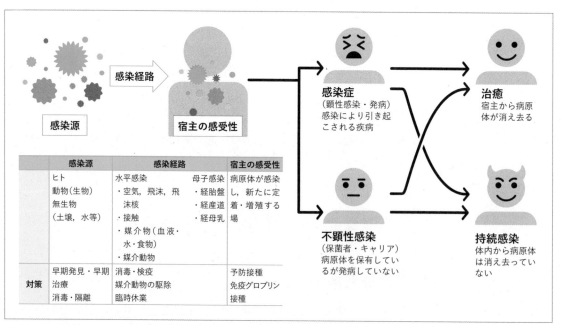

図7-13　感染が成立する3大因子と発病

免疫，遺伝子，年齢，性別，栄養など複数の条件により決まる。宿主の抵抗力が強ければ感染が成立しないか軽症で済むが，抵抗力が弱ければ感染が成立する確率が高くなる。

宿主が病原体に曝露されてから発病までの期間を潜伏期間という。潜伏期間は病原体の種類によりほぼ一定しており，疫学調査や予防のうえで留意する必要がある。

2. 地域の資源の把握と整備

感染症病床を有する病院だけでなく，管轄地域の医療資源（病院，医師会，診療所，訪問看護ステーション，薬局，歯科医院），多くの人々が通う学校・教育施設，保育施設，高齢者施設，事業所，人が集まる運動施設や商業施設，遊興施設，飲食店，住民どうしの集まりなどに関する情報と，人の流れを把握しておく。感染症は人が多く集まる場で特に感染が拡がりやすいため，この平常時の地域情報はクラスター発生の予測と予防策の実施に反映できる。そして，地域の関係機関と日常業務をとおして顔の見える良好な関係性を築き，ネットワークの基盤となる定例会議の有無を把握し，行政情報を周知する機会を設けて参加し，顔の見える関係を築くことが有事の協力体制につながる。

地域にネットワークができていない場合は，必要に応じて創造する。たとえば訪問看護ステーションの場合，通常は事業所間の連携が必要ないため，地域の他事業所とのつながりは少ないことが多い。しかし，感染症のパンデミックでは，訪問先の療養者や家族だけでなく事業所のスタッフが感染する場合もあり，いずれにしても小規模事業所のみで対応するのが困難になることが想定される。健康危機発生時は，訪問エリアが重なる範囲で近隣の事業所間で協力して訪問看護を継続する必要に迫られることがあるため，行政主導で連絡会などの立ち上げを検討するとよい。発見期から散発期には，感染者が出た場合に互いの事業所で事業継続を補完することに役立つだけでなく，拡大期から再燃期には，入院待機中の陽性者や自宅療養中の感染者の急変時に訪問看護師がアセスメントをするなど，保健所が構築するしくみの有力な協力機関となり得る。

3. 事業継続計画（BCP）の策定

国では，強毒性の鳥インフルエンザの流行を想定して2005（平成17）年に「新型インフルエンザ行動計画」，2008（平成20）年に行動計画に基づくガイドライン，2009（平成21）年に「新型インフルエンザ対応中央省庁業務継続ガイドライン」を策定し，厚生労働省がこれに基づき2010（平成22）年に「厚生労働省業務継続計画〜強毒型新型インフルエンザ編〜第1版」，2016（平成28）年に第2版を出している。この動きに合わせて各都道府県や市区町でも2010（平成22）年にかけて行動計画や事業継続計画の策定が進んだ。そこでは，対応時の基本方針や想定される事態を設定したうえで，事業を継続するための組織体制や各部署の主な任務，

公立の学校・保育所・幼稚園・指定管理施設の対応，情報の収集・管理・発信体制，職員の勤務と宿泊体制や職員の発症者が出た場合の対応，庁舎内のごみの回収法や備蓄品に関すること，流行の段階に応じた優先すべき業務の選定基準，職員の感染予防対策，庁舎の利用や入場の制限，応援の受け入れを含めた人員確保の方法，ライフラインの確保，効果的な運用のための教育・訓練，業務継続マネジメント（business continuity management；BCM）に至るまで業務継続にかかわる多彩な内容に言及されている。COVID-19は新型インフルエンザと異なる部分もあり，事前に策定していたBCPがそのまま適用できたわけではないが，平常時に感染症の流行を想定してBCPを策定しておくことにより，内容を一部修正して運用することにつながる。保健師が携わる業務に関してもCOVID-19の経験をもとにBCPを策定しておくとよい。

E ▷ 発見期から散発期の対応

1. 正しい情報の把握と判断

　健康危機として取り扱うべき感染症が発生した場合，迅速な初動対応が拡大防止の第一要件となるため，平常時から感染症の発生状況を把握し，情報分析などに努める必要がある。感染症サーベイランスのほかにも，国内に常在しない感染症が持ち込まれる可能性や検疫感染症に関する検疫所からの情報，WHOなど海外からの情報，在外公館からの情報など，新種の感染症や大規模な流行の発生・拡大に関する情報を収集し，適宜，医療機関や感染症発生現場に出向いて真偽を確認する，あるいは詳細を把握するなど，正確な情報把握に基づき対応を判断する。

　COVID-19では，2020（令和2）年1月6日に厚生労働省が中国における病原体不明の肺炎患者の発生について注意喚起した後，国内で初の感染者を確認するまでに10日，対策本部を設置し，指定感染症と検疫感染症に指定するまでに1か月近くが経過している[15]。次の1か月で緊急対応策を示し，専門家会議の開催を決定，受診や相談の目安を公表し，対策の基本方針を示した。初回の緊急対応策と基本方針では，流行地からの帰国支援，検査体制の整備，感染拡大防止のための行動規範と全国の小中高校の臨時休校の要請，医療や相談場所の体制整備と医療機関の負担軽減策，衛生用品の供給，訪日外国人対応，水際対策としての入国制限，雇用対策，影響を受ける産業への対応，帰国者のいじめ防止など，多岐にわたる分野に関する方針が示された。

2. 保健師の役割

　ここでは主に，情報の整理と初期の積極的疫学調査の特徴，感染症流行時に増加する一般電話相談の傾向について述べる。陽性者への対応，接触者への対応，

COLUMN ▶ パンデミック

　WHOはこれまで「パンデミック」について，「明確な定義はないが，病気が国から国に広がるのをもはや制御できない段階に達したことを指す」「地球上のすべての人がウイルスにさらされている状態」などと表現してきた。COVID-19については，2020年3月11日にパンデミックとみなすことができる旨を表明し，各国に対策の強化を訴えた。これまでの例では，2009年に当時の新型インフルエンザについてパンデミックを宣言したことがある。しかし実際は新型インフルエンザに感染しても軽症で済む人が多く，医療機関を大勢の人が受診するなど，パンデミック宣言が社会的な混乱を招いたことを教訓に，WHOは地域的な感染の広がりをもとに6段階に設定されていた警戒レベルの基準を廃止し，2013年にウイルスの毒性などから総合的に判断する4段階の新たな基準を設定した（図）。この基準はあくまでもインフルエンザを警戒する基準であるため，今回の新型コロナウイルスには使用されていない。WHOが「パンデミック」という表現を使って特定のウイルスを警戒するのは2009年以来になる。パンデミックの宣言は，PHEICのように正式な手続きが定められておらず，より精力的に対策を講じる必要性に関する注意喚起という意味合いが強い。

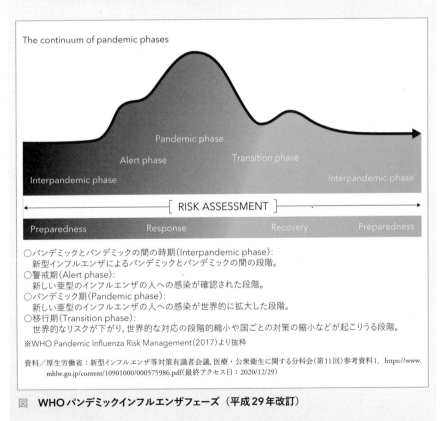

○パンデミックとパンデミックの間の時期(Interpandemic phase)：
　新型インフルエンザによるパンデミックとパンデミックの間の段階。
○警戒期(Alert phase)：
　新しい亜型のインフルエンザの人への感染が確認された段階。
○パンデミック期(Pandemic phase)：
　新しい亜型のインフルエンザの人への感染が世界的に拡大した段階。
○移行期(Transition phase)：
　世界的なリスクが下がり，世界的な対応の段階的縮小や国ごとの対策の縮小などが起こりうる段階。
※WHO Pandemic Influenza Risk Management(2017)より抜粋

資料／厚生労働省：新型インフルエンザ等対策有識者会議, 医療・公衆衛生に関する分科会(第11回)参考資料1. https://www.mhlw.go.jp/content/10901000/000575986.pdf(最終アクセス日：2020/12/29)

図　WHOパンデミックインフルエンザフェーズ（平成29年改訂）

ハイリスクなコミュニティへの対応などに関する詳細は，第3巻-7章「感染症保健活動」を参照されたい。

❶ 更新される情報の収集と整理

保健所の保健師は平常時から健康危機になり得る感染症の発生・流行情報には敏感でありたい。危機対応に際しては，確かな情報であればスピードが優先されることを認識し，これらの情報を組織的に把握して共有することに努める。更新される情報は，健康危機対応に関するすべての活動の根拠となるからである。

❷ 疫学調査をとおして病気の全体像の解明に寄与する

感染症パンデミックの初期（発見期，散発期）は，原因となる病原体が引き起こす症状や感染力，感染リスク要因，重症化割合，重症化リスク要因などを探り，病像を正しくとらえることが有効な感染拡大防止策につながる。そのため，国が発信する情報を注視しながらも，保健師が積極的疫学調査などをとおして把握する陽性者1事例ずつの情報こそが流行している感染症の全体像の解明に寄与することを認識し，与えられた情報を鵜呑みにすることなく，自らが病像を探索する姿勢で臨む必要がある。

感染症の積極的疫学調査は，原則として入院先への訪問により対面で行うが，感染リスクに関する情報が初期は不十分な場合もあるため，聞き取る保健師の感染防御にも十分留意する必要がある。そして，感染者数の増加の状況をみながら，調査方法を電話に切り替える判断をする。

❸ 一般住民からの相談対応と正しい知見の説明

ひとたび健康危機に関する情報がマスコミなどで報じられると，住民からの問い合わせや相談が急増する。話題になっている感染症の専用電話が設置される前は，保健所の保健師が所属する部署が電話相談の対応をすることが多い。そのため，対応にあたる保健師は，その傾向を理解しておくことにより見通しをもって対応できる体制を整えたい。

東京都のCOVID-19の一般電話相談（症状はないが不安や心配を電話で相談）の数を見ると，2020（令和2)年1月以後増加し続け，非常事態宣言が発出された4月の相談件数は月に4万5000件以上に及ぶ（表7-11)。この数には都内の各区市町村で対応した相談件数は含まれていない。一般電話相談では，相談者は無症状であるものの連日報道されている感染症について不安を抱き，対処法を求めている場合が多い。受診の必要性とその根拠，日常生活で有効な消毒法などを，平易な言葉で，誤解を生じないよう正しく伝える必要がある。感染対策の体制や，社会的制約に伴う要求や不満を伝えられることもあるが，相談者のニーズをくみ取りつつ要求などの背景の理解に努める。必要な保健指導や健康相談に保健師が専念できるよう，可能であれば苦情対応の部署を別に設置できるか，組織的に検討できるよう働きかけるのも有効である。

また，注目されている感染症に関する報道に連動して，メンタルヘルスに関す

表7-11 東京都の新型コロナウイルス感染症に関する一般の電話相談件数と内容

	新型コロナコールセンター相談件数	受診相談窓口（保健所）相談件数	患者の声相談窓口	
	心配なとき 9〜22時, 土日対応 （一般電話相談）	症状があるとき 24時間, 土日対応	（再掲）新型コロナウイルス感染症に関連する相談	
			件数 （速報値）	主な相談内容
2020年 1月	749	—	3	・症状と受診に関すること ・感染の心配に関すること ・医療機関の感染対策に関すること ・定期受診や治療の延期に関すること ・オンライン診療に関すること ・病院に電話が繋がらないこと ・受診相談窓口や新型コロナコールセンターに電話が繋がらないこと ・院内感染が発生している病院や治療薬を処方している病院の問合せ ・定期受診や手術の延期に関すること
2月	8,928	13,974	57	
3月	19,552	40,167	110	
4月	45,432	42,569	210	
5月	30,597	29,044	79	
6月	16,330	30,261	50	

資料／東京都：令和2年度第1回東京都医療安全推進協議会資料8(2020). https://www.fukushihoken.metro.tokyo.lg.jp/iryo/sodan/iryouanzensuisinkyougikai.files/08sodan.pdf （最終アクセス日：2020/12/31）

る相談も増加の傾向がみられる（図7-14）。その内容は，「うつされるのが怖くて外出できない」など身体症状はないものの感染の不安に関すること，「咳，倦怠感がありPCR検査を受けたい」など感染症状に関する一般電話相談と共通するもののほか，「不安・孤立で自分がコントロールできない」「大声を出してしまいそう」「感染が怖くて病院に行けず薬が切れてしまい調子が悪くなった」など精神症状悪化に関すること，「仕事の形態が変わった」「生活リズムが崩れる」「外出自粛で趣味活動，気分転換もできない。できない事ばかり」など生活の変化に関すること，「テレワークで夫もずっと家にいて休まる間がない」「イライラして

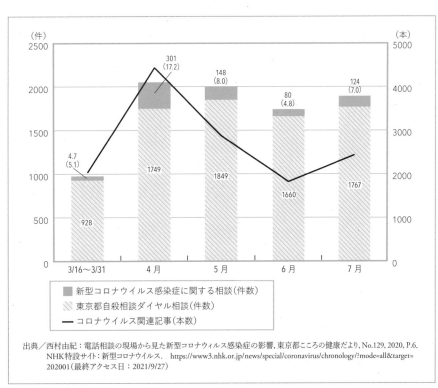

出典／西村由紀：電話相談の現場から見た新型コロナウイルス感染症の影響, 東京都こころの健康だより, No.129, 2020, P.6. NHK特設サイト：新型コロナウイルス. https://www3.nhk.or.jp/news/special/coronavirus/chronology/?mode=all&target= 202001（最終アクセス日：2021/9/27）

図7-14 東京都自殺相談ダイヤルにおける新型コロナウイルスに関する相談の割合と報道された記事件数

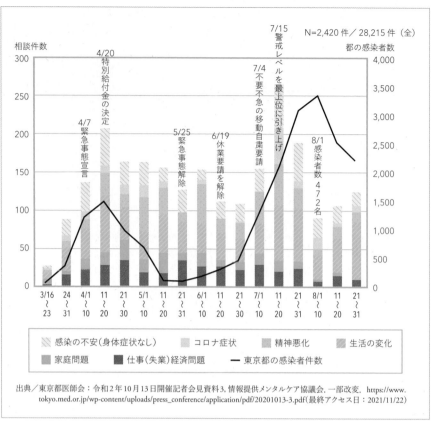

図7-15　メンタルヘルス相談（東京都など6事業）におけるコロナ相談件数の合算

喧嘩が多くなった」「1日中，子どもや夫の食事づくりでストレスがたまる」など家庭問題に関すること，「仕事がなくなった」「派遣切りにあった」「お金がない」など仕事（失業）や経済問題に関することなどである（図7-15）。いずれも相談者の訴えに傾聴しつつ医療の必要性を判断し，適切な相談先につなぐことが求められる。

F ▶ 拡大期から再燃期の対応

拡大期から再燃期に入ると，年代別性別感染者数と重症者数，重症化のリスク要因など，病気の全体像が見えてきて，治療薬の承認，ワクチン接種体制の整備なども始まることが想定される。感染症の健康危機管理に関する保健師の役割は，情報収集と整理，相談対応と受診調整，検査の実施，入院調整，積極的疫学調査，健康観察，業務遂行のためのマネジメントなど多岐に及ぶ（表7-12）。本章-E-1「正しい情報の把握と判断」は，全期をとおして求められる保健師の役割となるが，これらの業務を遂行するために組織体制を改変して応援者を受け入れ，効率よく業務を振り分ける必要がある。それまで常勤の感染症担当の保健師が行ってきた業務のなかで，有症者電話相談や疫学調査などゆだねることが可能な業務を選定

表7-12　感染症の危機管理における保健師の役割（例）

項目	主な仕事内容
情報収集・整理	感染に関する動向と最新の知見 積極的疫学調査から見いだされる感染症の特性 医療提供体制・宿泊療養に関する情報 法改正や国・都道府県の対策・体制に関する情報
相談対応・受診調整	一般電話相談 有症者の受診相談 受診調整
検査実施	行政検査の実施 検査予約と未受検者のフォロー 検体搬送
入院調整等	入院勧告・就業制限・外出自粛要請 入院・宿泊療養・自宅療養の調整 陽性者の移送
積極的疫学調査	陽性者と所属先の調査 濃厚接触者の特定と検査実施
健康観察等	自宅療養者や濃厚接触者の健康観察 自宅・施設療養者の症状悪化時の入院調整 入院患者と宿泊療養者の病状把握
マネジメント	行政組織内での情報共有と協力体制整備 必要人員の算定や応援受け入れの判断 業務の効率化と役割分担の見直し
その他	ハイリスクコミュニティへのアプローチ 陽性者が介護していた高齢者等への対応　など

資料／厚生労働省新型コロナウイルス感染症対策推進本部：保健所における業務及び対応策のチェックリスト（全体），2020をもとに作成.
https://www.mhlw.go.jp/content/000641920.pdf（最終アクセス日：2021/11/22）

し，入院調整や宿泊療養施設の調整，健康観察業務など，都道府県の本庁で一括できる業務を検討することにより，受援と組織横断的な体制整備につながる。

❶ 受援と組織横断的な体制整備，人員確保

　陽性者の急増とクラスター発生に伴う業務の増大，疫学調査や自宅待機者・濃厚接触者への対応などの業務の遅滞，感染経路不明者の増加，入院病床のひっ迫に伴う自宅療養者の健康観察体制強化の必要性などが認められた場合，保健所機能を維持・強化するために，外部の人的資源の導入が検討される。外部の人的資源とは，保健所内のほかの部署，本庁，管内の市町村（政令市・特別区の場合は保健センターなど），自治体間の応援派遣，任期付非常勤職員，IHEATなどであり，職種は保健師だけでなく事務職や医師，看護師，管理栄養士などを含む[16]。これらの応援を受け入れる（受援）方針は，対策本部長を兼ねる首長が決定することもあれば，保健所長や統括保健師が判断することもある。

　また都道府県は，保健所設置市（政令市，特別区を含む）の支援も行い，市町村も保健所を支援する。平常時に都道府県が後方支援・技術支援する対象は都道府県内の保健所設置市を除く市町村であり，「保健所は，専門的な立場から企画，調整，指導およびこれらに必要な事業等を行い，市町村への積極的な支援に努めること」とされている[17]が，健康危機に際しては支援のベクトルが市町村から保健所に向くこともある。その場合，保健所設置市の保健所にリエゾン（災害対策現地情報連絡員）として県の本庁職員を置く，都道府県と市町村で協力に関す

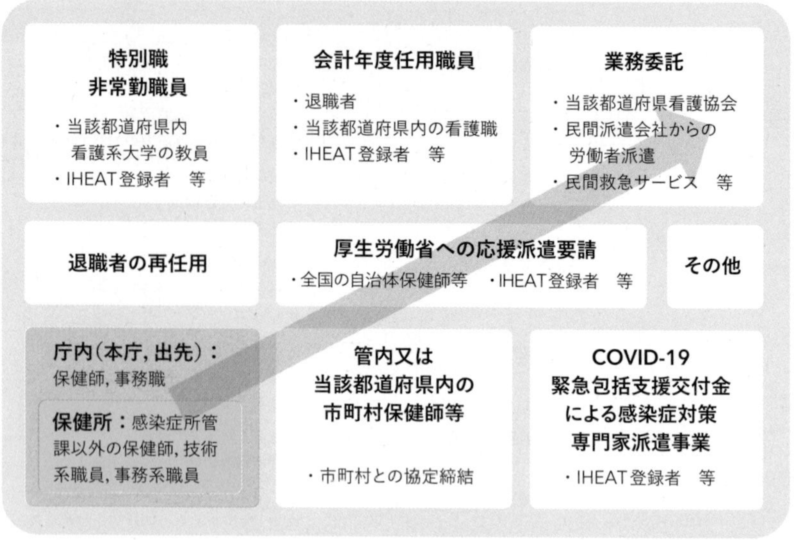

特別職 非常勤職員 ・当該都道府県内 　看護系大学の教員 ・IHEAT登録者　等	会計年度任用職員 ・退職者 ・当該都道府県内の看護職 ・IHEAT登録者　等	業務委託 ・当該都道府県看護協会 ・民間派遣会社からの 　労働者派遣 ・民間救急サービス　等
退職者の再任用	厚生労働省への応援派遣要請 ・全国の自治体保健師等　・IHEAT登録者　等	その他
庁内(本庁,出先): 保健師,事務職 保健所:感染症所管 課以外の保健師,技術 系職員,事務系職員	管内又は 当該都道府県内の 市町村保健師等 ・市町村との協定締結	COVID-19 緊急包括支援交付金 による感染症対策 専門家派遣事業 ・IHEAT登録者　等

資料／春山早苗:新型コロナウイルス感染症対応に関わる保健所体制整備のための外部委託及び非常勤職員等の活用等に関するガイドライン,令和2年度厚生労働行政推進調査事業費補助金(厚生労働科学特別研究事業),2021, p.6.

図7-16　保健所等におけるCOVID-19対応体制を強化するための人材

る協定を締結する，あるいは市町村の人材育成の一環として保健所に人を派遣するなどの組織的な対応をとる。

　多くの場合，時間経過とともに，投入される人材は内部から外部に向けて拡大されていく。まずは保健師以外の事務職や衛生監視員などの技術系職員を含む保健所内職員，次に都道府県の本庁や出先機関を含む庁内職員（全庁体制），さらには退職者の再任用や非常勤職員の雇用，管内市町村の保健師，厚生労働省やIHEATへの要請などへと続く（図7-16）。必要となる人材は保健師だけでなく，事務職も併せて体制整備することになる。場合によっては，疫学調査も分解して小さくし（業務の切り分け），連絡先の確認や自粛に関する書類送付の案内などは事務系職員に依頼することで対応しやすくなる場合もある。

　応援の受け入れが決まったら，根拠資料を用いて投入する人員を示し，人事部署等の関連部署に要請して必要な人員・人材を確保する。健康危機状態は数か月から数年に及ぶ可能性があり，作成した根拠資料は非常勤だけでなく定数を含めた人員確保のための予算を申請する基礎資料ともなるため，業務量と所要時間をもとに算出する。

❷ 命を守るしくみづくり

　国の方針の明確化や法整備は，国の対策本部や厚生労働省，専門家会議などにより着々と進められる。各地域では，これを待たずに地域住民の命を守るためのしくみを構築する必要がある。たとえば，入院治療を要すると判断されてもすぐに入院できない待機陽性者のための24時間対応の医療体制を地域の在宅療養診療所の協力を得て確保する，自宅療養者の健康観察を訪問看護ステーションにゆ

だねる，保健所管内の福祉施設・学校教育施設・保育施設で陽性者が発生した場合の対応と情報伝達のマニュアル作成を市町村が実施できるよう連携・調整ネットワークを構築するなど，ポピュレーションアプローチからハイリスクアプローチまで健康危機に必要なしくみは様々である。施策化には通常，根拠資料の作成から予算申請を経て少なくとも1年以上を要するが，健康危機に際しては補正予算が組まれて対応されることが多く，必要に応じて予算を獲得しやすい状況となる。住民の命を守るしくみをつくるために，目的を明確にし，関係機関の役割と連携の方法を図などで可視化して，既存の地域資源を熟知し関係機関とつながっている保健師の強みを発揮して，公衆衛生看護の職能を果たす。

G ▷ 災害時における感染症対策

　感染症の健康危機管理下で自然災害が発生する可能性はあり，反対に自然災害が発生し対応に追われているなかで感染症が流行することもある。ここでは，前者について解説する。

　災害発生時の国と自治体の責務と権限については，災害対策基本法に定められており（図7-17），行政組織に所属する保健師も災害の発生と拡大を防御するために必要な応急措置に従事することを求められる。保健師に期待される役割は，想定される災害の内容や規模，行政組織により多様であると推測されるが，人命救助を目的とした避難によって感染症がさらに拡大することを防止する視点は必

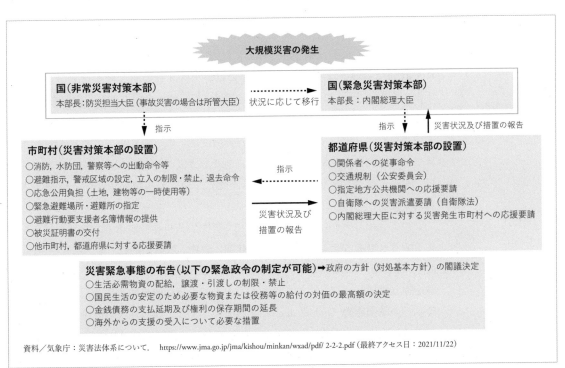

資料／気象庁：災害法体系について．https://www.jma.go.jp/jma/kishou/minkan/wxad/pdf/ 2-2-2.pdf（最終アクセス日：2021/11/22）

図7-17　災害基本法に基づく大規模災害時の国と自治体の役割の概要

須である。

　感染症に関する健康危機が発生している状態で，避難を要する自然災害が発生した場合，避難所への人の集中を回避するため，設置する避難所の数を増やし，1人当たりの滞在スペースを広く確保しつつ，避難者と従事職員の健康管理を綿密に行う必要がある。当然のことながら安全な場所にいる人まで避難所に行く必要はない。また避難先は，自治体が設置している小・中学校や公民館だけでなく，安全な親戚や知人宅への避難も選択肢に加えるとよい。避難所に行く場合は体温計やマスク・消毒液を持参してもらうことなどを呼びかけ，感染対策を徹底できるよう準備しつつ平常時より早めに情報を発信する工夫が求められる。もし避難所で有症者が出たときのために，有症者用のスペースを確保し，症状のない人と区別する。

　感染症の危機管理下においても，防災担当の部署と連携しながら発災時の対応について協議し，避難時の留意点をまとめたポスター作成などに努めたい。

▶ 4　テロへの対応

A　保健師としてテロに対する準備態勢を整えることの重要性

　COVID-19の世界的流行は感染症の脅威を私たちに改めて認識させた。感染症には潜伏期間があり，気づいたときには感染が拡大し，被害は深刻化し，原因不明の症状は人々に不安や恐怖を与えるため，生物によるテロリズム（以下，テロ）にも有効な手段となり得る。2001年には，アメリカの研究者が炭疽菌の入った手紙2通を発送し，22名が発病，5名が死亡，3万3000人以上が予防内服を行った。また，オウム真理教が1993（平成5）年に東京都江東区亀戸で炭疽菌によるテロ未遂事件や，1995（平成7）年に都内の営団地下鉄（現東京メトロ）の日比谷線ほかに化学物質のサリンを持ち込み，地下鉄サリン事件を起こした。この事件では，乗客や駅員が被害を受け，12人が死亡，14人が重度の中毒症，約3800人が負傷した。

　このように，テロはいつでもどこでも発生する可能性がある。甚大な被害を与えるおそれのあるテロの種類には，**化学，生物，放射性物質，核，爆発物**（chemical, biological, radiological, nuclear, explosive；**CBRNE**）がある。このうち感染症対策を担う保健師活動と密接なかかわりがあるのは**生物テロ**であり，保健師としてテロへの**準備態勢**（preparedness）を整えておくことが，住民の健康被害拡大を防ぐためにも重要である。

B ▶ 生物テロの特徴と保健師の対応

　生物テロの特徴は，散布されてもすぐには発見されないことであり，その間に犯人は逃走できる。また，簡単に入手・製造でき，病原体の種類や散布方法もスプレーや水に混ぜるなど多様である。生物テロのうち，致死率が高く公衆衛生上のインパクトが大きいものには，**炭疽，ボツリヌス症，ペスト，天然痘**などが含まれる。

　生物テロが生じた場合，保健師は医療機関からの報告を受け積極的疫学調査を行うことで，感染の広がりが通常とは異なるパターンであることに気づく可能性がある。生物テロ発生時には，保健所が，感染拡大防止のために医療機関，警察，消防などと協働しながら，除染や，患者・家族への聞き取りや療養支援などを行うこととなる。住民には不安や恐怖が広がる可能性があり，正確な情報提供や相談への対応も求められる。そこで，これらを想定した**保健師の準備態勢の整備として，①バイオテロに関連する感染症の特徴を知っておくこと，②関係職種と机上訓練などを通じて役割分担を明確にするとともに対応方法を身につけておくこと**が重要である。

　バイオテロで使用されるおそれの高い感染症には4類感染症の炭疽があげられる。肺炭疽の特徴として，1〜7日の潜伏期の後，かぜ様の症状で発病するが，数日後に突然悪化し，呼吸困難や痙攣が起こり死に至ることもある。治療に際しては，ヒト−ヒト感染しないため隔離の必要はなく，抗菌薬で治療が可能なため，早期発見が重要となる。また，炭疽菌のエアロゾルに曝露したことがわかった場合は，汚染された衣類を脱いでビニール袋などに密封し，手や身体を石けんと水（湯）で洗い流すことが効果的である。

引用文献

1) 厚生労働省：厚生労働省健康危機管理基本指針（平成13年）．https://www.mhlw.go.jp/general/seido/kousei/kenkou/sisin/index.html（最終アクセス日：2021/11/22）
2) 厚生労働省：地域健康危機管理ガイドライン（平成13年）．https://www.mhlw.go.jp/general/seido/kousei/kenkou/guideline/（最終アクセス日：2021/11/22）
3) 厚生労働省：地域保健対策検討会報告書（平成24年）．https://www.mhlw.go.jp/stf/shingi/2r98520000028ufa-att/2r98520000028uja.pdf（最終アクセス日：2021/11/22）
4) 厚生労働省：国際保健規則（2005）における情報の流れ．https://www.mhlw.go.jp/shingi/2007/06/dl/s0605-3f.pdf（最終アクセス日：2021/11/22）
5) 厚生労働省：国際保健規則（2005）（仮訳）．https://www.mhlw.go.jp/bunya/kokusaigyomu/dl/kokusaihoken_honpen.pdf（最終アクセス日：2021/11/22）
6) 前掲2）．
7) 前掲2）．
8) 厚生労働省：大規模災害時の保健医療活動に係る体制の整備について．https://www.mhlw.go.jp/file/06-Seisakujouhou-10900000-Kenkoukyoku/0000197833.pdf（最終アクセス日：2021/11/22）
9) 内閣府：平成28年熊本地震に係る初動対応の検証レポート．http://www.bousai.go.jp/updates/h280414jishin/h28kumamoto/pdf/h280720shodo.pdf（最終アクセス日：2021/11/22）
10) 厚生労働省：被災都道府県等による災害時保健医療対策について．https://www.mhlw.go.jp/file/06-Seisakujouhou-10900000-Kenkoukyoku/0000198472.pdf（最終アクセス日：2021/11/22）
11) 井伊久美子，他：新潟県中越地震被災者の健康ニーズへの緊急時および中長期的支援のあり方の検討・平成16年度厚生労働省科学研究補助金特別研究事業分担研究報告書，2005.

12) 日本公衆衛生協会：平成29年度地域保健総合推進事業，災害時の保健活動の活動推進に関する研究報告書．http://www.jpha.or.jp/sub/pdf/menu04_2_h29_13.pdf（最終アクセス日：2021/11/22）

13) 厚生労働省：地域における健康危機管理について；地域健康危機管理ガイドライン．https://www.mhlw.go.jp/general/seido/kousei/kenkou/guideline/index.html（最終アクセス日：2020/12/29）

14) 井伊久美子，他：新版保健師業務要覧 第4版2021年版，日本看護協会出版会，2021，p.108.

15) NHK：特設サイト新型コロナウイルス時系列ニュース．https://www3.nhk.or.jp/news/special/coronavirus/chronology/（最終アクセス日：2020/12/30）

16) 厚生労働省：保健所体制強化について，2021．https://www.mhlw.go.jp/content/10901000/000746019.pdf（最終アクセス日：2021/11/22）

17) 厚生労働省：地域保健対策の推進に関する基本的な指針について，2012．https://www.mhlw.go.jp/file/06-Seisakujouhou-10900000-Kenkoukyoku/0000049512.pdf（最終アクセス日：2021/11/22）

参考文献

・厚生労働省：新型コロナウイルス感染症対策における応援派遣及び受援のための手引き；令和2年度厚生労働科学研究費補助金（健康安全・危機管理対策総合研究事業）「市町村保健師の災害時保健活動遂行能力の向上のための教育教材及びその活用マニュアルの作成と検証」，2020．https://www.mhlw.go.jp/content/10900000/000671711.pdf（最終アクセス日：2020/12/29）

・厚生労働省：感染症健康危機管理実施要領．https://www.mhlw.go.jp/general/seido/kousei/kenkou/kansen/index.html（最終アクセス日：2020/12/29）

・厚生労働省：国際保健規則（IHR）について．https://www.mhlw.go.jp/content/12401000/000509667.pdf（最終アクセス日：2020/12/29）

・厚生労働省：厚生労働省の健康危機管理対策．https://www.niid.go.jp/niid/images/idsc/kikikanri/R1/1-01.pdf（最終アクセス日：2020/12/29）

・厚生労働省：今後を見据えた保健所の即応体制の整備について．https://www.mhlw.go.jp/content/000641920.pdf（最終アクセス日：2020/12/29）

・厚生労働省：地域における健康危機管理について；地域健康危機管理ガイドライン，2001．https://www.mhlw.go.jp/general/seido/kousei/kenkou/guideline/index.html（最終アクセス日：2021/11/22）

・厚生労働省：データからわかる；新型コロナウイルス感染症情報．https://covid19.mhlw.go.jp/（最終アクセス日：2021/11/22）

・新型コロナウイルス感染症対策本部：第80回配布資料，2021．https://www.kantei.go.jp/jp/singi/novel_coronavirus/th_siryou/sidai_r031112.pdf（最終アクセス日：2021/11/22）

・新型コロナウイルス感染症対策本部：ワクチン接種が進む中における日常生活回復に向けた考え方，2021．https://corona.go.jp/emergency/pdf/vaccine_thinking20210909.pdf（最終アクセス日：2021/11/22）

・内閣官房：新型コロナウイルス感染症　緊急事態宣言の実施状況に関する報告，2020．https://corona.go.jp/news/pdf/kinkyujitaisengen_houkoku0604.pdf（最終アクセス日：2021/11/22）

・厚生労働省：高齢者介護施設における感染対策マニュアル改訂版；平成30年度厚生労働省老人保健事業推進費等補助金（老人保健健康増進等事業分）高齢者施設等における感染症対策に関する調査研究事業．https://www.mhlw.go.jp/content/000500646.pdf（最終アクセス日：2021/1/2）

・東京都：東京都新型インフルエンザ等対策行動計画．https://www.fukushihoken.metro.tokyo.lg.jp/iryo/kansen/shingatainflu/koudoukeikaku.files/tokyo-plan-of-action-2018.pdf（最終アクセス日：2021/1/2）

・東京都：避難所における新型コロナウィルス感染症対策ガイドライン；東京都避難所管理運営の指針別冊．https://www.fukushihoken.metro.tokyo.lg.jp/joho/soshiki/syoushi/syoushi/hinanjo-guideline_COVID-19.files/honbun20200701.pdf（最終アクセス日：2021/1/2）

・東京都：新型コロナウイルス感染症を乗り越えるためのロードマップ，2020．https://www.metro.tokyo.lg.jp/tosei/hodohappyo/press/2020/05/22/documents/11_00_1.pdf（最終アクセス日：2021/11/22）

・大阪府：感染拡大抑制と社会経済活動の再開・維持に向けた戦略，2020．https://www.pref.osaka.lg.jp/attach/38687/00000000/roadmap.pdf（最終アクセス日：2021/11/22）

・全国保健所長会：各種情報提供（新型コロナウイルス感染症）．http://www.phcd.jp/02/t_covid/（最終アクセス日：2021/11/22）

・尾島俊之：地域保健における保健所に求められる役割の明確化に向けた研究，令和2年度厚生労働科学研究費補助金（健康安全・危機管理対策総合研究事業）総括研究報告書，2021．http://www.phcd.jp/02/kenkyu/kouseiroudou/pdf/2020_ojima.pdf（最終アクセス日：2021/11/22）

・平川幸子：健康危機管理をめぐる行政組織の現状と課題；新型インフルエンザ発生時の対応方針決定過程に関する事例分析，法政大学審査学位論文，2018．https://core.ac.uk/download/pdf/223208346.pdf（最終アクセス日：2021/11/22）

・吉川悦子，他：保健師のための積極的疫学調査ガイド；新型コロナウイルス感染症，第2版．http://www.zenhokyo.jp/others/doc/20201225-covid-02.pdf（最終アクセス日：2020/12/29）

第 8 章

国際保健

感染症などの国境を越えた健康問題への取り組みが喫緊の課題となるとともに，在留外国人人口が増加し内なる国際化も進むなか，地域に住むあらゆる人々を対象とする保健師が国際的な視点をもつことがますます重要となっている。

　保健師が扱う国際的な活動には，日本国内の在留外国人への支援や開発途上国における国際協力，さらにグローバルな健康課題への取り組みが含まれる（図8-1）。活動対象には国籍の違いに関係なくすべての人々が含まれる。保健師は社会的公正を規範とし，地域の人たちと共に健康の格差縮小に働きかける責務がある。本章では，これらの責務を果たすために必要な知識や概念について述べる。

▶1　在留外国人への支援

　法務省によると，2019（令和元）年末の**在留外国人数**は293万3137人[1]で過去最高を記録した。2021（令和3）年末には新型コロナウイルス感染症（COVID-19）の影響もあり276万635人と減少したものの，市町村別人口ランキング2位の大阪市をしのぐ人口であり，内なる国際化は進んでいる。政府は，外国人材の受け入れや共生のための取り組みを包括的に推進するため，2018（平成30）年に「**外国人材の受入れ・共生のための総合的対応策**」[2]を示した。2021（令和3）年の改訂では，医療・福祉・子育て等の分野での関係機関における多言語による対応の充実や，在留外国人へのCOVID-19の予防・円滑なワクチン接種支援等の必要性が指摘されている。保健師活動においても在留外国人が安心して安全に暮らせる社会の実現がますます求められている。

A ▶ 在留外国人人口の推移

　2021（令和3）年末の国籍別在留外国人数[3]は，中国71万6606人（26.0%），ベトナム43万2934人（15.7%），韓国40万9855人（14.8%），フィリピン27万6615

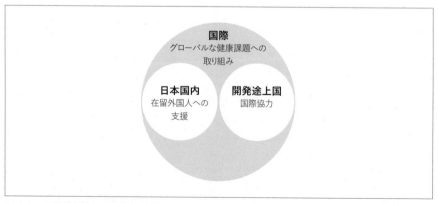

図8-1　保健師が扱う国際的な活動

人（10.0%），ブラジル20万4879人（7.4%）の順となっている。また，10年間の増加率が最も高いのはベトナムで約10倍の増加となっている。

B 在留外国人の保健サービス利用時の問題と対応

在留外国人が保健サービスを利用する際に問題となるのは，**言葉の壁**，**制度の壁**，そして**文化の壁**である。それらを改善するための方策として，ていねいなコミュニケーションを心がけることと，対象者である**在留外国人の背景の理解**があげられる[4]。コミュニケーションをとる際には，①日本語に不慣れな外国人にもわかりやすいように，**やさしい日本語***を用いる，②日本語でのコミュニケーションが難しい対象者には，可能な限り医療通訳を使う，③医療通訳が確保できず，訓練を受けていない人（対象者の家族や友人，職場の人など）が通訳する場合，または翻訳機器やアプリを介する場合は，正確に翻訳されない可能性や通訳の際のプライバシーの保護などにも注意する。やさしい日本語やイラストなどを用いた資料をあらかじめ用意するとともに，地域で必要時に医療通訳を活用できるしくみづくりが求められている[6]。

* **やさしい日本語**
難しい言葉や文法をわかりやすく平易なものに調整した日本語。たとえば，「避難」は「逃げる」に置き換える[5]。

COLUMN ▶ **外国人材の受入れ・共生のための総合的対応策**

この対応策は，「外国人材の受入れ・共生に関する関係閣僚会議」で決定される。外国人材を適正に受け入れ，共生社会の実現を図ることにより，日本人と外国人が安心して安全に暮らせる社会の実現に寄与するという目的を達成するため，外国人材の受入れ・共生に関して，目指すべき方向性を示すものである。

COLUMN ▶ **外国人に関する地域診断をしてみよう！**

あなたの居住地あるいは実習区の市区町村の在留外国人は何人であり，全人口の何％で，どの国の出身者が多く，どのような在留資格を有する人が多いだろうか。また，過去10年と比べて，どのように増減しただろうか。

在留外国人統計では，市区町村別のデータも徐々に確認できるようになっており，2019（令和元）年6月末以降は，市区町村別にみた国籍・地域別および在留資格別データも入手できる。これらのデータは，地域の外国人人口の特徴の把握や，出身国の文化的背景や日本での生活状況の理解に役立てられる。

C ▶ 在留外国人の母子保健

在留外国人の健康課題のなかでも，保健師がかかわる機会が多いのは母子保健である。

表8-1に示したように，父母ともに日本人である出生数が減少傾向にある一方で，父母ともに外国人である出生数は増加している。父母ともに外国人である場合，父母のどちらか一方が外国人である場合よりも言葉の問題は深刻になる傾向にあるため，さらなる言語的サービスの充実が求められる。

母子保健に関して，保健師が在留外国人に接する機会が多い場面は，母子健康手帳の交付や新生児訪問，乳幼児健康診査，予防接種といった母子保健法などの**法令に基づくサービス提供時**である。これらに関しては，やさしい日本語版や外国語版の母子健康手帳や問診票，資料を用意するなどして，外国人が理解し，利用しやすいサービスの提供体制を整える必要がある。

保健師が外国人母子を支援していくうえで困難を抱きやすいのは，児に発達の遅れの可能性がある場合や，外国人の母親が精神疾患を抱えている場合，経済的問題を抱えている場合などである[7]。児に発達の遅れの可能性がある場合は，環境要因によるものなのか児の障害によるものなのかの判断が難しい。また，児の発達状況についての情報が得にくい，出身国との文化・考え方が異なることなどが障壁となる。発達障害など，母子の健康課題の早期発見と切れ目ない支援のためには，保健師側・外国人側双方の理解の促進や日本の母子保健情報の多言語化，出身国の母子保健情報の体系化が必要となる[8]。

D ▶ 在留外国人の感染症

近年，結核患者数が多い国からの留学生や技能実習生が多く，外国生まれの若年結核患者数が増加傾向にある。そこで，2020（令和2）年7月以降，結核患者数の多い国からの中長期在留者を対象に，準備の整った対象国から入国前結核スクリーニングを実施することになった。保健師は，結核の早期発見と治療完遂に向

表8-1 **父母の国籍別出生数**

年	実数（人）				割合（%）		
	総数	父母とも日本人	どちらか外国人	父母とも外国人	父母とも日本人	どちらか外国人	父母とも外国人
1995	1,197,427	1,166,810	20,254	10,363	97.4	1.7	0.9
2000	1,202,761	1,168,210	22,337	12,214	97.1	1.9	1.0
2005	1,073,915	1,040,657	21,873	11,385	96.9	2.0	1.1
2010	1,083,615	1,049,338	21,966	12,311	96.8	2.0	1.1
2015	1,019,991	986,598	19,079	14,314	96.7	1.9	1.4
2020	859,632	824,028	16,807	18,797	95.9	2.0	2.2

注）「父母の国籍別にみた年次出生数」と「日本における外国人」の出生に関するデータをまとめて示した。

資料／厚生労働省：人口動態調査.

けて通訳を活用したり，日本語学校や関連団体と連携を図りながら支援する必要がある。在留外国人への支援は，時に，保健師が蓄積した情報や知識では十分でないことも多い。在留外国人コミュニティのリーダーや，外国人支援を行う非政府組織（Non-Governmental Organization；NGO）は在留外国人から信頼され，彼らの置かれた状況もよく理解しており，支援にも精通していることが多いため，これらの人たちとの連携・協働は有用である。連携・協働をとおして，外国人コミュニティへ情報を提供することによって予防的活動も可能となり，支援体制の構築・強化にもつながる。

　日本が少子高齢化や労働力不足の問題などを抱えるなかで，近年急増している外国人労働者が，日本人が敬遠しがちな3K労働（きつい，汚い，危険）に従事し，日本経済を支えているのが現状である。国籍にかかわらず地域の人たちが健やかに暮らせるための地域づくりに向けた保健師活動がますます期待される。

事例：外国人母子の発達相談に関する支援

　両親共にブラジル人で工場に勤務しており，日本語は片言である。1歳6か月児健診に母子が来所した。子どもは有意語が話せず，保健師は保健センターの発達相談を紹介した。しかし，母子は予約日に来所しなかった。その後，保健師が家庭訪問をするが家族は不在であったため，保健師は児の健康を心配している旨を記したメモを置いてきた。子どもが2歳をすぎた頃，母親は保育園から子どもの落ち着きがないことを指摘されて不安になり，保健センターに来所した。

　①母親が発達相談に来所しなかった理由には，どのような背景が考えられるだろうか？
　②保健師は，来所した母親にどのように対応すればよいだろうか？

　母親が発達相談に来所しなかった理由としては，母親もしくは両親が子どもの発達障害に気づかない場合や，気づいていても認めたくない場合などが考えられる。さらに，日本語や母子保健サービスの理解が不十分である可能性や，仕事が忙しいことなども考えられる。

　保健師の対応としては，母親が相談に来所した機会を生かして母親の心配を受け止め，これまで発達相談に来所しなかった理由を可能な範囲で確認し，発達相談を利用する際の障壁をできるだけ取り除く。たとえば，言葉について心配があるなら，やさしい日本語の活用や医療通訳の手配などがあげられるだろう。

　この事例では，その後，母親が子どもの発達について時間が経てば改善すると考えていたことがわかった。母親の日本語が片言であったため，発達相談を利用する際には担当保健師と通訳が付き添い，母親が納得してサービスを利用できるよう支援し，療育施設利用へとつなげた。

▶2　グローバルな健康課題への取り組み

　グローバルな健康課題にはどのようなものがあるだろうか。世界保健機関（World Health Organization；WHO）は，世界が直面する健康課題として感染症や環境問題，非感染性疾患，保健へのアクセスの問題などをあげている[9]。これらの健康課題の背景には，貧困や教育，環境などが考えられる。これらは開発途上国のみの課題でも，ましてや一国で解決できる課題でもない。これらの健康課題に対して各国が協働するための基盤となる国際機関の動向として，持続可能な開発目標と国際保健にかかわる機関について述べる。

A ▷ 持続可能な開発目標

　2000年9月に国連ミレニアム・サミットで採択された国連ミレニアム宣言を基に，開発分野における国際社会共通の目標である**ミレニアム開発目標**（Millennium Development Goals；**MDGs**）がまとめられた。MDGsは極度の貧困と飢餓の撲滅など，達成すべき8つの目標を掲げ，達成期限である2015年までに一定の成果をあげた。MDGsで残された課題や新たに顕在化した課題に対応するために，**持続可能な開発目標**（Sustainable Development Goals；**SDGs**）（表8-2）が2019年9月の国連総会で採択された。SDGsは，2030年までに持続可能な世界に到達するための17の目標と，達成するための169のターゲットを掲げている。すべての国で取り組むべき普遍的な目標であるが，政府による取り組みだけでは達成が困難であり，企業や自治体，市民といったすべての人々の行動が求められる。

　SDGsの目標の一つ「すべての人に健康と福祉を」では，「あらゆる年齢のすべての人々の健康的な生活を確保し，福祉を推進する」ことを目指している。この目標のターゲットのなかで特に注目すべきは，**ユニバーサル・ヘルス・カバレッジ**（Universal Health Coverage；**UHC**）の達成と持続である。UHCとは世界のすべての人々が基礎的な保健医療サービスを，必要なときに，負担可能な費用で享受できる状態を指す。全世界ではいまだ人口の半分（39億人）が健康を守るための質の高い基礎的サービスにアクセスできておらず[10]，UHC達成に向けた保健システムの強化などの取り組みが進められている。

B ▷ 国際保健にかかわる機関

　国際連合（United Nations；UN）のなかで，世界各地で健康課題に取り組む国際機関に世界保健機関と国連児童基金がある。

表8-2　持続可能な開発目標

目標1	あらゆる場所あらゆる形態の貧困を終わらせる
目標2	飢餓を終わらせ，食料安全保障および栄養の改善を実現し，持続可能な農業を促進する
目標3	あらゆる年齢のすべての人々の健康的な生活を確保し，福祉を促進する
目標4	すべての人々への包摂的かつ公正な質の高い教育を提供し，生涯学習の機会を促進する
目標5	ジェンダー平等を達成し，すべての女性および女児のエンパワーメントを行う
目標6	すべての人々の水と衛生の利用可能性と持続可能な管理を確保する
目標7	すべての人々の，安価かつ信頼できる持続可能な近代的なエネルギーへのアクセスを確保する
目標8	包摂的かつ持続可能な経済成長およびすべての人々の完全かつ生産的な雇用と働きがいのある人間らしい雇用（ディーセント・ワーク）を促進する
目標9	強靱（レジリエント）なインフラ構築，包摂的かつ持続可能な産業化の促進およびイノベーションの推進を図る
目標10	国内および各国家間の不平等を是正する
目標11	包摂的で安全かつ強靱（レジリエント）で持続可能な都市および人間居住を実現する
目標12	持続可能な消費生産形態を確保する
目標13	気候変動およびその影響を軽減するための緊急対策を講じる*
目標14	持続可能な開発のために，海洋・海洋資源を保全し，持続可能な形で利用する
目標15	陸域生態系の保護，回復，持続可能な利用の推進，持続可能な森林の経営，砂漠化への対処ならびに土地の劣化の阻止・回復及び生物多様性の損失を阻止する
目標16	持続可能な開発のための平和で包摂的な社会を促進し，すべての人々に司法へのアクセスを提供し，あらゆるレベルにおいて効果的で説明責任のある包摂的な制度を構築する
目標17	持続可能な開発のための実施手段を強化し，グローバル・パートナーシップを活性化する

＊国連気候変動枠組条約（UNFCCC）が，気候変動への世界的対応について交渉を行う基本的な国際的，政府間対話の場であると認識している。

資料／外務省：我々の世界を変革する；持続可能な開発のための2030アジェンダ，2015. https://www.mofa.go.jp/mofaj/gaiko/oda/sdgs/pdf/000101402.pdf（最終アクセス日：2021/9/24）

1. 世界保健機関

　WHOは国際保健分野の専門機関であり，WHO憲章に掲げられている「すべての人々が可能な最高の健康水準に達すること」を目的としている。感染症対策や衛生統計，基準づくり，技術協力，研究開発など，保健分野の広範な活動を行っている。

　国境を越えて伝播する感染症などには，国際的な健康危機管理が求められ，**国際保健規則**（International Health Regulations；**IHR**）に規定されている。COVID-19の拡大を受けて，WHOは2020年1月，IHRに基づき国際的に懸念される公衆衛生上の緊急事態を宣言した。

2. 国連児童基金

　国連児童基金（United Nations Children's Fund；**UNICEF**）は，すべての子どもの命と権利を守るため，最も支援の届きにくい子どもたちを最優先に，190の国と地域で活動している。主な活動内容は子どもの生活支援であり，保健部門では予防接種の普及や，安全な水・衛生環境の確保，母乳育児の推進，栄養改善などを行っている。

▶3 日本の開発途上国に対する 国際協力

　日本の国際協力のなかで最も規模が大きいのは**政府開発援助**（Official Development Assistance；**ODA**）である。これには，政府および政府関係機関によって開発途上国または国際機関に供与される援助で，相手国を直接支援する二国間援助と，国際機関を通じて支援する多国間援助がある。そのうち，二国間援助には，無償資金協力，専門家の派遣や研修生の受け入れなどを行う技術協力，有償資金協力が含まれる（図8-2）。また，国際協力にはNGOや民間企業もかかわっており，NGOの活動は住民の生活に密着した草の根レベルの活動が多い。

　保健師として国際協力を行うには，ODAの実施機関である国際協力機構（Japan International Cooperation Agency；JICA）の青年海外協力隊として活動したり，国際機関や国際保健協力関連のNGOのスタッフになる，などがある。日本の保健師が開発途上国に派遣される場合，地域の持続的な発展を目指して，地域の人たちが自ら問題解決に取り組めるようにリーダーやキーパーソンに働きかけを行うことが多い。たとえば，子どもの栄養不足が課題となっている場合，日本人スタッフが住民に直接健康教育を行うのではなく，その地域の保健スタッフと信頼関係をつくり，スタッフやボランティアを育成し，住民が自らの手で健康を守るように働きかける。地域の人たちの主体的な活動を促すことは，公衆衛生看護の基本であり，日本の保健師活動で培った知識・技術を活用しながら，派遣先の国・地域のアセスメントを行い，健康課題を見いだし，住民と共に解決に向けて活動することで健康向上に寄与できる。

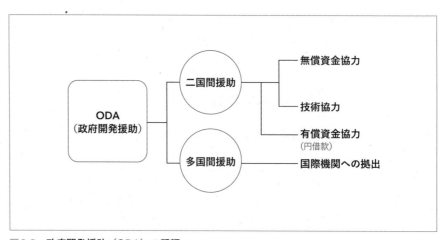

図8-2　政府開発援助（ODA）の種類

▶4 文化の異なる人たちと共に活動するうえで必要な概念

　保健師が海外で活動するとき，また，国内で在留外国人への支援を行うときは，文化の異なる人たちと共に活動することになる。パートナーとなる人々の文化を理解し尊重するのはもちろんのこと，パートナーの力を最大限に生かし，より健康な地域を目指して共に活動していくために必要な以下の概念について述べる。

　文化的に謙虚なこと（cultural humility）の特徴は，保健師自身の内省を重視する点である。内省によって，保健師は自己の偏見やステレオタイプな考えに気づいたり，多様な人々と接する際に必要な視点と知識を得ることができる。文化的な謙虚さとは，多様な人々に心を開き，自己（の強み・弱み・価値・信念・行動）を認識し，謙虚な態度で人々とのかかわりを内省し，批評するプロセスのことである[11]。文化的に謙虚であることによって，多様な人々とのエンパワメントや尊重，パートナーシップがもたらされ，最適なケアを提供でき，生涯を通じた学びにもつながる。文化的な謙虚さをはぐくむためには，保健師自身が大切にしている価値観や規範，健康に対する考え方を認識しておくことが第一歩になる。

事例：在留フィリピン人 A さんへの保健指導

　在留フィリピン人男性 A さん（中年期で肥満傾向，血圧高め）に対して，保健師が減量や減塩に関する保健指導を行ったものの，A さんは興味がなさそうであった。この場合，保健師は保健指導に対する A さんの理解が乏しいと考えてしまうかもしれない。しかし，さらに話を聞いてみると A さんにとって肥満はお金持ちの象徴で，自分の体型も気に入っており，減量の話をされても，その必要性を感じられなかったことがわかった。保健師は，A さんと自身の肥満や健康に対する価値観の違いを踏まえて保健指導を行う必要があることを実感した。

引用文献

1) 法務省：在留外国人統計（旧登録外国人統計）統計表. https://www.moj.go.jp/isa/policies/statistics/toukei_ichiran_touroku.html（最終アクセス日：2022/06/25）

2) 外国人材の受け入れ・共生に関する関係閣僚会議：外国人材の受入れ・共生のための総合的対応策. https://www.moj.go.jp/isa/policies/coexistence/nyuukokukanri01_00140.html（最終アクセス：2022/06/25）

3) 前掲1).

4) 日本公衆衛生協会：保健行政窓口のための外国人対応の手引き，第2版. http://www.phcd.jp/02/t_gaikoku/pdf/tmp01.pdf（最終アクセス日：2021/1/3）

5) 黒田友子：外国人が分かる「やさしい日本語」のつくりかた，保健師ジャーナル，76(3)：184-189，2020.

6) 前掲4).

7) 奥野ひろみ，他：長野県内市町村保健センターにおける在日外国人母子への支援に関する研究，小児保健研究，71(4)：518-525，2012.

8) 鈴木良美，他：発達障害を有する外国人小児への保健師による早期発見・支援とその困難；親の国籍による比較，日本公衆衛生看護学会誌，7(2)：72-79，2018.

9) WHO：Ten threats to global health in 2019. https://www.who.int/news-room/spotlight/ten-threats-to-global-health-in-2019（最終アクセス日：2021/1/3）

10) WHO/World Bank：Tracking universal health coverage；2017 global monitoring report. https://www.who.int/healthinfo/universal_health_coverage/report/2017/en/, https://www.worldbank.org/en/topic/universalhealthcoverage/publication/tracking-universal-health-coverage-2017-global-monitoring-report（最終アクセス日：2021/1/3）

11) Foronda, C., et al.：Cultural humility；a concept analysis, Journal of Transcultural Nursing, 27(3)：210-217, 2016.

第 9 章

公衆衛生看護における倫理

▶ 1 公衆衛生看護と倫理

A ▷ 公衆衛生看護活動で出合う倫理的問題

　ある場面を思い浮かべてみよう。保健所でのエイズ検査の結果説明の場面である。医師から陽性が告知された。あなたは保健師としてその場に同席をしている。対象者は30歳代の既婚男性である。バイセクシュアル（両性愛）であるが，そのことを妻には伝えていない。感染機会として思い当たるのは，妻以外の男性との性行為であるという。医師は，妻に検査結果を伝え，検査を受けることを勧めた。そして医師は，専門医療機関の受診について，保健師との相談を勧めて退室した。男性は，妻と子どもとの今の生活を壊したくないので，妻には陽性であることを伝えたくないと話す。保健師であるあなたは，男性の希望と妻の感染リスクへの対応，さらに男性への専門医療機関での受療導入の支援をどのように展開するとよいのだろうか。

　別の場面を考えてみよう。集合住宅の管理組合からの苦情があり，Aさん宅を訪問したところ，室内はゴミの山となっており，害虫が発生していた。その部屋の住民であるAさんは高齢の女性である。Aさんは認知機能が低下していることがわかった。部屋にあふれている様々な品物は，Aさんが近隣から集めてきた「大切なもの」で，自宅で保管しているのだという。しかし，それらが不衛生な状況の原因となり害虫も発生している。この状況は近隣にとって脅威であると同時に，このような環境で生活することは，Aさんにとって健康被害のリスクともなっている。しかし，彼女にとって「大切なもの」を「ゴミ」としてかたづけてよいのだろうか。

　このような場面は，日常の公衆衛生看護活動のなかで，珍しいことではない。このような正しい，あるいは正しくないという価値判断を求められる状況は，倫理的であるといえる[1]。そして，判断に迷うそれらの状況は，倫理的問題をはらんでいると考えられる。

B ▷「倫理」とは

　「倫理」を辞書で調べると「人として守り行うべき道。善悪・正邪の判断において普遍的な規準となるもの」（小学館，大辞泉）と説明されている。倫理と類似の言葉に道徳がある。倫理と道徳は同義で用いられる場合も少なくないが，倫理は，「人としての品格や自分自身の存在価値にもかかわる」[2] ものであり，社会や職業集団の規範を指す。一方，道徳は個人のあり方を指す場合が多い。

　また，倫理学は「人間共存の規範・原理を考究する学問」[3] であり，倫理学の

知識体系を用いて様々な分野の倫理的事象を考察するのが応用倫理学とされている。看護倫理学もその一つである。本項では，冒頭にあげたような公衆衛生看護活動で直面する倫理的問題を，公衆衛生看護の倫理として取り上げる。したがって，「倫理」「倫理学」の基本的な事項については，「看護倫理」のテキストを併せて参照されたい。

C ▷ 倫理理論

倫理理論には様々な立場がある。次に，公衆衛生看護の倫理と関連する理論について簡単に紹介する。

1. 規範的倫理学：義務論，功利主義，徳の倫理

倫理理論を歴史的にみると，義務論，功利主義，徳の倫理という3つの伝統的な考え方がある。行為の善し悪しの判断にあたって，義務論は行為の結果ではなく，人々がなすべき普遍的規範に着目し，それが人間の義務であるから行うと考える。一方，功利主義では，結果としての集団の最大多数の最大幸福を判断基準とする。そして徳の倫理では，良い人となり（徳）を備えていれば，その人は望ましい倫理的判断と行動を行い得ると考える。ここでいう徳とは人としてのあり方を指す。すなわち徳の倫理では，倫理的問題に対する行動そのものではなく，備えるべき徳に焦点を当てる。

2. 状況や文脈に着目した倫理：ケアの倫理，ナラティヴ倫理

前述のような規範に基づく倫理では，現実の複雑な倫理的問題は解決しないという考え方もある。そのような立場から，問題にかかわりをもつ人々の関係性や背景，社会的環境などの状況や文脈に重点を置いた考え方が，ケアの倫理やナラティヴ倫理である。

ケアの倫理は，向き合う相手との関係性に着目し，人は他者をケアしようとする能力をもっているとする倫理である。ナラティヴ倫理は，「人々の見解の不一致は，価値観や関心事，おかれた立場やライフヒストリーの違いなどに根ざしていると考える。そのうえで，倫理の本質をかかわり合う人々による協働構築とみなして，対立点の調停を測ろうとする」[4]ものである。

医療や看護では，複雑でかつ個別性の高い状況のなかで，倫理的問題への対処を考えなければならない。そのため，倫理原則に基づいて問題を整理し判断する視点と，当事者の文脈や当事者との対話をもとに考える視点のどちらも重要である。

▶ 2 公衆衛生看護の責務

A ▷ 公衆衛生看護の定義からみた責務

　公衆衛生看護は，どのような責務をもっているのだろうか。表9-1に，公衆衛生看護学会が示した公衆衛生看護の定義をもとにした公衆衛生看護と臨床場面（ここでは医療機関の病棟での場面とする）での看護について，対象，重視される目的，介入方法，価値を整理した。

　個人・家族や地域，社会システムを対象とする重層的な対象概念と，社会的公正や社会的正義にその価値が置かれている点は，公衆衛生看護の責務を考えるにあたって重要な点である。すなわち，公衆衛生看護の責務は，人権である健康が保障されるように，人々の間の健康格差を解消し，すべての人々の健康な生活を，個人，地域，組織，システムをとおして守ることである。そして，このような公衆衛生看護の責務が果たせない状況を，倫理的問題ととらえることができる。

B ▷ すべての人々の健康な生活を保障する根拠

　公衆衛生看護の目的はすべての人々の健康の実現であり，それは「社会的公正」であると位置づけられている。この根拠について整理しておこう。

1. 日本国憲法と人権保障

　憲法は，多数意見に基づく国家権力に歯止めをかけて，少数者の人権を保障するものである[5]。日本国憲法では，第25条において生存権が示されている。そして第97条で，基本的人権を「人類の長年にわたる自由獲得の努力の成果であって，

表9-1　公衆衛生看護と臨床場面の看護における対象・目的・介入・価値

	公衆衛生看護	臨床場面での看護
対象	すべての個人・家族，集団，組織，地域，社会システム	個人（患者）・家族
重視される目的	疾病予防や健康保持増進による健康やQOLの維持改善，そのための環境の改善	生命の消耗の軽減・解消，健康の回復，療養生活のQOLの維持改善，死の不安や苦悩の緩和
介入方法	・個人・家族の生活への支援 ・地域や関係機関との協力 ・地域などとの協働による組織，地域への支援 ・社会資源の創造と組織化 ・健康を支える社会システムの創生	個人や家族へのケア 医療チーム内での多職種との協力
重視される価値	社会的公正	患者・看護師関係

表9-2　日本国憲法において保障されている人権

人権	憲法の条項
平等権	①法の下の平等(第14条)
	②男女の本質的平等(第24条)
	③政治上の平等(第44条)
自由権	①身体の自由：奴隷的拘束や苦役を受けない(第18条)，適正手続きの保障(第31条)，逮捕・抑留・拘禁・捜索・押収されない(第33〜35条)，拷問や残虐な刑罰，供述の強要の禁止(第36〜39条)
	②精神の自由：思想・良心の自由(第19条)，信教の自由(第20条)，表現の自由(第21条)，学問の自由(第23条)
	③経済活動の自由：職業選択の自由(第22条)，財産権の保障(第29条)
社会権	①生存権(第25条)
	②文化的生存権：教育をうける権利(第26条)，勤労の権利(第27条)
	③労働基本権(第27，28条)
基本的人権を守るための権利(受益権)	参政権(第15条)，損害賠償請求権(第17条)，裁判を受ける権利(第32条)，刑事補償請求権(第40条)，請願権(第16条)

侵すことのできない永久の権利」と明示している。表9-2に日本国憲法において保障されている人権を示した。

2. 国際社会での人権保障

　国際社会では，第2次世界大戦後の1948年に世界人権宣言が採択され，「すべて人は，衣食住，医療及び必要な社会的施設等により，自己及び家族の健康及び福祉に十分な生活水準を保持する権利並びに失業，疾病，心身障害，配偶者の死亡,老齢その他不可抗力による生活不能の場合は,保障を受ける権利を有する」(第25条 第1項)[6]と述べられている。また，経済的・社会的及び文化的権利に関する国際規約（A規約）では，「すべての者が到達可能な最高水準の身体及び精神の健康を享受する権利を有する」（第12条第1項）[7]と定義されている。同様に，WHO憲章の前文においても「人種，宗教，政治信条や経済的・社会的条件によって差別されることなく，最高水準の健康に恵まれることは，あらゆる人々にとっての基本的人権のひとつである」と述べられている[8]。このように健康は，すべての人々の権利であることが，国際社会においても認識されている。

　こうした人権としての健康という概念を前提として，WHOは，1978年にアルマ・アタ宣言において「2000年までにすべての人に健康を（Health for All by the Year 2000)」[9]というスローガンを掲げた。この目標は，その後のミレニアム開発目標（MDGs)，さらに持続可能な開発目標（SDGs）に引き継がれ,SDGsでは「あらゆる年齢のすべての人々の健康的な生活を確保し，福祉を推進する」[10]と掲げられている。そして，2018年に開催されたプライマリヘルスケアの国際会議で採択されたアスタナ宣言では,すべての人々の健康が達成されていない現状を「倫理的，政治的，社会的，経済的に受け入れがたい健康における不公正」[11]と表現し，健康格差は倫理的問題であり，社会的公正にかかわる問題であることを明確に指摘している。

▶ 3 公衆衛生看護における倫理的問題

　臨床看護場面における倫理的問題は，対象者と看護職という二者関係，あるいは対象者，家族，看護職，医療チームのなかで引き起こされる対象者への危害についての問題が中心である。公衆衛生看護における倫理的問題は，それらに加えて第三者である集団や地域の人々との関係，さらに組織や政策（社会システム）と個人・家族の関係がかかわる点に特徴がある（図9-1）。そこで，①個人，家族，支援チーム内の対立，②集団（地域）の健康と個人の権利の対立，③社会システムと個人の権利の対立という視点から公衆衛生看護の倫理的問題を考えてみよう。

A ▶ 個人，家族，支援チーム内の対立による倫理的問題

　公衆衛生看護活動では生活を支援するが，生活のありようは一人ひとり多様である。また地域での支援は，対象者の生活の場であるホームグランドで行われ，対象者は人生を営んできた「生活者」である。そのような「生活者」である個人・家族への支援における倫理的問題の一つは，個人，家族，支援チーム内の対立によって支援が必要な問題の解決に向けた支援が行えないために起こる，対象者への「危害」の問題である。具体的には，次のような倫理的問題が引き起こされやすい。

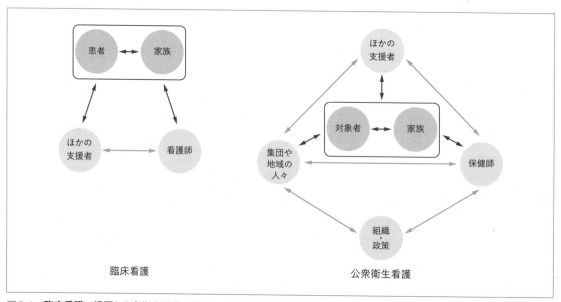

図9-1　臨床看護の場面と公衆衛生看護の場面での登場人物の関係

1. 本人・家族による健康や生活へのリスクがある選択

　本人や家族が，健康や生活の問題の出現や増悪が考えられる選択をする場合である。たとえば，親が宗教による回復を期待し，主治医による継続治療の判断を無視して子どもの薬物治療を中止するというような例が該当する。また，非常に不衛生な住宅環境であっても自宅での生活を選択する，経済的に困窮状況にあっても生活保護の申請を拒否するなど，生活の維持にかかわる問題も少なくない。

2. 本人・家族からの支援の拒否

　対象者の状況から支援が必要であると保健師が判断しても，本人・家族共に支援を求めない，あるいは拒否する場合がある。家庭内暴力（DV）や虐待の事例などでは少なくない状況である。そのような状況に直面すると，支援ができないことで問題が持続あるいは深刻化することが予測され，保健師はどのように介入すべきかの判断を迫られる。

3. 本人と家族の意向の不一致

　受療の選択，療養の場に関する選択，ケア方法やサービス利用の選択などについて，本人と家族で意向が異なることは珍しくない。そのような不一致により，健康や生活の問題を解決に向けて進めることができない状況にある場合，保健師は本人と家族それぞれにかかわりながら，こうした不一致をどのように調整すべきかという葛藤を抱えやすい。

4. 支援チームと本人・家族の意向の不一致

　支援チームの支援方針と本人・家族の意向が異なる場合がある。たとえば，支援チームは介護者の健康状態が思わしくなく，在宅療養の継続は困難であるとアセスメントし，入院や施設入所を提案するが，本人も介護者である家族も在宅療養の継続を希望している場合などである。

　また，保健師は対象者の個人情報保護の遵守を前提として，支援の必要性のもとに対象者の同意を得て情報を共有する。しかし，その同意が得られない場合には，支援チーム内での情報共有と個人情報保護の間での倫理的葛藤（ジレンマ）を抱くことになる。

5. 支援チーム内の意向の不一致

　支援チーム内の各職種により本人・家族のなかでの主たる支援対象者が異なっている場合や，本人・家族に関する情報が共有されていないなどで，機関や職種によってアセスメントや支援方針が一致しないことはよくあることである。たと

えば，DVと児童虐待が起こっている事例で，子どもを主たる対象とする児童福祉の機関は，父親が窓口に出向いてくることで家族の養育能力を肯定的に評価していたが，家族を支援する保健機関は，家庭内での父親から母親への暴力の可能性をアセスメントしており，家族の危機レベルの判断にずれが生じているような場合である。

B 集団（地域）の健康と個人の権利の対立による倫理的問題

1. 人々の生活や生命への危害の予測と個人の自由の制限

　結核と診断され入院勧告を行ったが入院を拒否している事例に対し，感染症の予防及び感染症の患者に対する医療に関する法律（感染症法）では，入院勧告に応じない場合は，入院措置を行うことができる（感染症法第19条の3，第20条の2，第26条）。このような事例に対し，説得を続けるのか措置を執行するのかの判断，在宅の期間の他者との接触の制限の判断などは，対象者の意向のみではなく，周囲への感染拡大予防の視点から判断を求められる。

2. 人々の不安に基づく社会的差別と周囲からの本人の排除

　感染症や精神疾患などスティグマを付与されやすい疾病は，療養者への社会的差別や社会的排除を引き起こしやすい。精神疾患の未治療や治療中断によって病状が悪化し，近隣とのトラブルに発展している場合を考えてみよう。近隣はトラブルに起因する事象によって生活に影響を受けている。同時に，トラブルは地域住民の精神保健への理解を妨げることとなり，本人の転居や長期入院の要望が寄せられるというような状況に至る場合もある。一方で当事者は，適切な治療を受けて健康を回復する権利を有している。そして，入院治療が不要となれば，住み慣れた地域で生活することは保障されるべきことである。

C 社会システムと個人の権利の対立による倫理的問題

　社会システムと個人の自由の対立は，公衆衛生の倫理にかかわる問題を含んでいる。

1. 政策や組織的決定に伴う「個人の自由」と「人々（集団）の健康」「人々の権利」の対立

❶ 感染症対策における「個人の人権」と「社会防衛」

　一般に医療場面での「患者の権利」は，患者と医療者の2者関係，あるいは患者と家族，医療者という関係のなかで，患者への危害が問われる。しかし，感染症対策においては，患者のみならず，周囲の人々への危害を考える必要がある。つまり，感染拡大を予防するために，患者の隔離や就業制限などの行動制限，周囲の人々の健康診断の必要性の判断が求められる。これらは，患者の利益のためではなく，他者への危害の予防のためである。ここでは，「個人の人権」と「社会の健康」という対立した価値が存在している。そのため，個人の人権の制限を必要最小限にとどめ，他者への危害を予防する判断が求められる。しかし両者のバランスをどのように取るかは，個別の状況に応じた判断となり，保健師はしばしば倫理的葛藤（ジレンマ）を抱えることになる。

❷ 誤った感染症対策による社会的差別・偏見の助長

　感染症対策において個人の権利の制限が適切な判断で行われないことは，それ自体の問題はいうまでもないが，さらに人々の根強い差別・偏見を生じさせることになる。そのことを顕著に示したのが過去のハンセン病対策である。ハンセン病に対する隔離政策は，科学的根拠を欠いて個人の権利を著しく侵害した歴史である。日本では，1907（明治40）年から隔離政策が取られ，1929（昭和4）年には全国の自治体において「無らい県運動」が行われ，地域住民による通報が奨励された。そして，1940年代に抗菌薬による治療が開発された後も引き続き隔離政策が進められた。これらの隔離政策が国民全体の社会的差別を助長する結果となり，患者のみならず家族も生涯を通じて差別・偏見にさらされることとなった。1996（平成8）年にようやく国はハンセン病対策の過ちを認め，「らい予防法」は廃止されたが，このようなハンセン病の歴史は決して遠い過去の話ではない。

　1980年代には，国内でエイズパニックが起こった。松本市や神戸市でHIV陽性者の報告が公表されると，風俗店で仕事をしていたなど個人情報に関する報道が過熱するなか，感染不安をもった人たちからの電話が保健所や医療機関に殺到した。当時はまだ治療薬が開発されていなかった。そのため，「死」への恐怖が人々の差別・偏見を生み，HIV陽性者の個人情報が報道されることで，さらに人々の差別意識を助長するという状況をもたらした。2020（令和2）年に登場した新型コロナウイルス感染症（COVID-19）に対しても，患者や患者の治療にあたる医療従事者への差別などが起こっている。感染症の恐怖を前に私たちが陥りやすい過ちを自覚し，対策が差別を助長しないように十分留意することが必要である（COLUMN参照）。

❸ 健康増進対策と個人の自由との対立

　健康増進対策では，生活習慣病の減少のために人々の生活習慣を改善することが重要である。禁煙対策を取り上げてみよう。職場での禁煙を推進しようとした。しかし，たばこは個人の嗜好であり，たばこの害について十分知ったうえで喫煙しているにもかかわらず，それを制限することは，個人の自由の剥奪になり得るという反論が成り立つ。すなわち，ここでも「個人の自由」と「人々（集団）の健康」の対立という倫理的問題をはらむ可能性がある。

2. 既存の制度や資源で解決ができず，社会的不平等が引き起こされる

　健康や生活の問題について，既存の資源や制度が適応できず，問題解決ができない場合がある。たとえば不法滞在の外国人であるために行政サービスが利用できない，単身のALSの療養者が，居住地域に重度訪問介護を提供する事業所がなく在宅療養ができないなど，既存の制度や資源のはざまでの問題は多々起こり得る。このような状況は，公平なサービスの分配ができているのかという倫理的問題が提起されているといえる。

3. 不作為による健康被害の発生・増悪

　公衆衛生においては，適切な対処や施策が取られなかったことで，ある立場に置かれた人々の健康被害を引き起こす場合がある。その背景には，何らかの対処をすることでの組織的対立や責任の回避などが考えられる。

　たとえば水俣病の発生時に，当時の熊本県水俣保健所は水俣湾の魚介類が原因と判断し，食品衛生法を適応して湾内の魚介類の販売を禁止しようとしたが，厚

COLUMN ▶ **感染症法における患者の人権保障**

　1999（平成11）年に施行された感染症法では，感染症対策によって引き起こされる人権侵害や感染症への偏見の助長への歴史的反省のもと，法の前文に，「我が国においては，過去にハンセン病，後天性免疫不全症候群等の感染症の患者等に対するいわれのない差別や偏見が存在したという事実を重く受け止め，これを教訓として今後に生かすことが必要である。このような感染症をめぐる状況の変化や感染症の患者等が置かれてきた状況を踏まえ，感染症の患者等の人権を尊重しつつ，これらの者に対する良質かつ適切な医療の提供を確保し，感染症に迅速かつ適確に対応することが求められている」と記された。

生省（当時）の判断で実行されなかった。その時点で食品衛生法が適応されていれば，その後の水俣病の被害の拡大を少なくすることができたと指摘されている[12]。公衆衛生対策では，このような不作為（何もしないこと）が健康被害を拡大させる要因になり得る。

▶4 公衆衛生看護実践の基盤となる原則

章のはじめでみたように，倫理理論には様々な立場の理論があるが，それらに共通するものとして導き出されるのが倫理原則である。たとえば「他者を害するな」は，倫理理論の違いを超えて共通のものである。公衆衛生看護の倫理は，一般的な倫理規範を前提に，看護倫理や生命倫理のみならず，公衆衛生倫理にも基づいている[13]。ここでは，公衆衛生看護の基盤となるそれらの倫理原則（principle-based approach）を概説する。

A ▷ 看護の倫理原則と看護職の倫理綱領

看護職は常に，どのように看護を実践するのかという点において，倫理的な態度に基づく倫理的看護実践が求められる。サラ・フライ（Fly, S.）[14]らは，看護の倫理原則として，①善行と無害，②正義，③自律，④忠誠，⑤誠実の5点を示した。善行とは良いことを行うことであり，無害は他者に害を与えないことである。正義は，社会的利益や負担を公正に提供することといえる。自律とは自由かつ独立して考え，決定する能力のことを指し，対象者の意思決定を尊重することである。忠誠は秘密や約束を守ることであり，誠実は虚言や欺瞞など，信頼を損なう行動を取らないことといえる。

また，看護の倫理原則に基づいた指針として，各国の看護職団体によって倫理綱領が策定されている。看護職の倫理綱領は，1950年にアメリカ看護師協会が作成した「看護師の規律」が最初のものである。1953年には，国際看護師協会（International Council of Nurses；ICN）が国際的綱領を策定した。その後改定を繰り返し，2021年に公表された改定版が最新版である（章末資料1）。2021年版では，COVID-19のパンデミックの教訓を踏まえたヘルスケアの不平等やAI，気候変動など，新しい問題への対処やグローバルヘルスへの役割について言及している[15]。

国内では，1988（昭和63）年に日本看護協会によって「看護師の倫理規定」が策定され，2003（平成15）年には「看護者の倫理綱領」へ改定された。改定版は，看護師，保健師，助産師を含めた看護者が「専門職として引き受ける責任の範囲」を「社会に明示するもの」とされている。その後，2021（令和3）年に「看護職

の倫理綱領」と改定され，自然災害での行動指針が加えられたほか，関係構築や，人々の不利益や危害への対応の観点の追加などの見直しがなされた（章末資料2）。

B ▷ 生命倫理の原則

　生命倫理学では，トム・L・ビーチャム（Beauchamp, T.L.）とジェイムズ・F・チルドレス（Childress, J.F.）による医療倫理の4原則[16]が広く知られている。前述したフライによる看護倫理の原則もこれをもとにしている。一方で，この4原則だけではとらえられない問題があるとして，ヨーロッパの生命倫理学者が1999年，EUの欧州委員会に生命倫理と生命法の倫理的基準を提言し，異なる4原則を提唱した[17]（表9-3）。両者は大きく異なっており，共通の言葉を使用している「自律」についてもとらえ方を異にしている。ビーチャムらの自律尊重原則では自己決定権の尊重を示している。一方，ヨーロッパの倫理原則では，人間のもつ能力とその能力を発揮できる社会的環境を提供されるという点まで自律性に含めている。

C ▷ 公衆衛生の倫理

　近年，生命倫理とは異なる公衆衛生の倫理に関する議論が盛んになっている。2002年にアメリカの公衆衛生リーダーシップ協会（Public Health Leadership Society）によって「公衆衛生倫理綱領」が作成され，アメリカ公衆衛生学会によって採用された。2019年には改定版が出され，公衆衛生の実践者に開業医も含められ，健康格差の解消を目指した社会的公正や地球環境保護についても記述が加えられた（表9-4）。

D ▷ 公衆衛生看護における倫理の重要なポイント

　これまでみてきた各倫理原則を踏まえ，公衆衛生看護における倫理の重要なポイントを次に示す。

1. 人々の人権を守る

　ICNの倫理綱領では，「個人・家族，地域社会の人権，価値観，習慣および宗

表9-3　**生命倫理の4原則**

ビーチャムらの倫理原則	自律尊重，無害，善行，公正
ヨーロッパの倫理原則	自律性，尊厳性，不可侵性，脆弱性

表9-4　公衆衛生の基本的価値とそれらに関連する義務（アメリカ公衆衛生学会，2019）

A 専門性と信頼：
公衆衛生の政策，実践，活動の有効性は，最高の倫理的，科学的，および専門的基準に基づいた決定によって得られる人々の信頼に基づいている。公衆衛生の実践は根拠に基づいていることで，人々の一定の信頼を得ている。必要な根拠が不足している場合はそれを調べ，根拠が誤っている，あるいは不適切な実践であることがわかった場合は，公衆衛生はそれらを改善しようとする。公衆衛生の実践者は，科学的根拠が十分にない状況に対応しなければならない場合がある。そのため，意思決定を推進するための倫理的枠組が重要である。公衆衛生の実践者や組織は，能力や誠実さ，正確さを向上し，彼らの仕事が二次的な利益によって過度な影響を受けないようにする。公衆衛生の意思決定者は，利益相反や影響力の開示について透明性と正直さを保つ必要がある。

B 健康と安全：
健康と安全は人間の繁栄にとって不可欠な条件である。公衆衛生の実践者や組織は，健康への害の予防や最小化，軽減を行い，人々の安全や健康，福祉を保持・増進する倫理的責任を負っている。

C 健康の公正と公平：
人間の繁栄には，個人や地域が健康やその他の能力を発揮するための機会の均等を確保するために必要な資源と社会的条件が必要である。公衆衛生の実践者や組織は，個人や集団の社会的階層に関係なく，健康への負荷や利益，機会の公平な分配を促進するために，自分たちの知識，技術，経験，影響力を用いる倫理的義務を負っている。さらに健康の公正と公平性は，公衆衛生活動が健康の不平等を改善することを保証することである。さらに健康の公正は，個人間の対処における少ない資源の分配にのみ関係するのではない。それはまた，声や権力，富に関連する不平等から生じる支配の構造的・制度的形式の是正を含む。公衆衛生が構造的・制度的レベルにおいて，健康の公正を促進するための措置を講じなければ，個人間のレベルで健康の公正を促進することは困難である。

D 相互依存と連帯：
すべての個人の健康は，地域社会の他の人の健康や他の生き物，環境生態系の健全さや機能に関連する。公衆衛生の実践者と組織は，人間，地域，人間以外の動物，およびそれらが住む生態系の繁栄を保護・促進する方法で，個人や社会，環境の間の良い関係を育み，悪影響を改善する倫理的義務を負っている。

E 人権と市民の自由：
行動を制限する強制的な法的措置は，特定の状況では倫理的に正当化されるが，公衆衛生の効果的かつ倫理的な実践全般は，個人の自律性や自己決定，プライバシー，多くの対人関係において支配のない関係を尊重する社会的・文化的条件と制度に基づく。現代の公衆衛生は，これらの社会的・文化的条件を尊重し，維持するのに役立つ。

F 参加と関与：
健康への害を防ぎ，個人，社会，生態系の保持・増進には，それらに影響を受ける個人や地域が関与し，情報に基づいた公的な意思決定プロセスが必要である。公衆衛生の実践者や組織は，透明性を保ち，人々への説明責任を負い，多様な人々や地域，利害関係者を意思決定に含めて関与を促す倫理的責任がある。

出典／the American Public Health Association：Public Health Code of Ethics. https://www.apha.org/-/media/files/pdf/membergroups/ethics/code_of_ethics.ashx（最終アクセス日：2021/2/21）をもとに著者訳.

教的・精神的信念がすべての人に認められ尊重される環境の実現を促す」[18]とされている。公衆衛生看護においては，人権を守ることは最大の責務である。保健師は健康は権利であるという立場を堅持し，人々の尊厳を尊重した個人・家族への支援はもとより，地域のなかで排除が引き起こされていないか，政策が人々の権利を不適切に制限していないかについて，常に注意を払う必要がある。

2. 社会的に脆弱な立場にある人々を見いだし，健康格差の解消に取り組む

　公衆衛生看護の重要な機能の一つが，支援ニーズをもつ人々を見いだすことである。ICNの倫理綱領では，「あらゆる人々の健康上のニーズおよび社会的ニーズを満たすための行動を起こし，支援する責任を，社会と分かち合う」[19]「すべての人の保健医療へのユニバーサルアクセスの権利を人権として尊重し支持する」[20]と示されている。自らの健康問題の改善に取り組むことができない，あるいは支援を求めることができない人々には，経済困窮や孤立，社会的差別，制度やサービスの利用のしにくさなど社会経済的要因が影響している場合が少くな

い。保健師は，そうした声にならない声をとらえ，彼らの健康と生活を支えることが求められる。

3．対象者の意向を尊重し，自己決定を支える

　人々は，自分の問題解決は自分で選び，決定するという自由と権利をもっている。支援対象者の意思と家族の意向が対立する場合，対象者の意思と保健師の支援方針との不一致が起こる場合，いずれの場合も対象者の主体性を重んじて，その意向を尊重することが，まず求められる姿勢である。そして十分な情報を提供して，対象者が自らの生活や生き方に関して熟慮のうえで決定を行うことができるように支える。

　対象者と家族の対立の場合は，対象者の意思決定の支援と併せて，両者が相互理解を深め，家族の中で合意形成ができるように支援する。また，対象者の意思や家族の意向は，状況によって変化するものである。とりわけ重大な問題ほど，揺れや迷いが生じたり，環境条件の変化によって意向が大きく変わったりする場合は少なくない。一度の決定にとらわれることなく，継続的に自己決定の過程を支えていくことが求められる。対象者の意思と支援者の支援方針との不一致が起こる場合は，保健師の判断を押しつけることにならないよう十分な配慮が必要である。対象者の意思や気持ちを聞き取ったうえで，対象者の選択に伴うリスクやほかの方策についてていねいに伝えるが，決して対象者の意向を尊重する姿勢は崩さない。

4．人々のアドボカシーを支援する

　アドボカシーとは，人々の自律性の尊重や代弁により，個人・家族の支援と地域，社会システムすべてのレベルにおけるサービス提供の不平等や矛盾を改善する働きかけである。脆弱な立場にある人々による自らの抱える課題の発信を支援し，それらが地域の課題であることを地域の人々と共有し，解決に向けて働きかける過程は，当事者と地域のエンパワメントをもたらす。そして，政策の実現に向けたアドボカシーは，行政機関における公衆衛生看護の重要な役割である。

5．地域の人々と協働し，社会的排除を解消し，社会的包摂を目指す

　健康格差の解消にあたっては，地域の人々，特に健康課題をもつ人々の参加を得て，彼らとの信頼関係を基盤に協働することが重要である。そのためには，地域の人々の生活を文化的視点からとらえ，対象となる人々の社会経済的要因を強みと課題の両面から理解することが必要である。このような文化的能力は，協働の中核をなす能力である。保健師は，当事者の参加と協働により，脆弱な状況にある人々の社会的な包摂を目指すことが求められている。

6. 社会的正義の実現を原則として，サービスの公正な分配を働きかける

ICNの倫理綱領においても「資源配分，保健医療および社会的・経済的サービスへのアクセスにおいて，公平性と社会正義を擁護する」[21]とある。保健師は，すべての人々が社会資源やサービス，制度を利用でき，健康な生活を送ることができるように，新たな資源の開発や制度やサービスを改善することを求められる。また，政策によって不平等が生じていないかをモニタリングし，改善に向けての提言を行うことも保健師の重要な役割である。

▶5 公衆衛生看護における倫理的判断のための方法論

公衆衛生看護活動で直面する倫理的問題は，先にみたように多様な立場の登場人物のなかで起こっており，複雑な問題が少なくない。単純に倫理原則をあてはめるだけでは解決が困難な問題に対し，多角的な視点から問題を整理し，慎重に検討していく必要がある。倫理的判断のための手順を示した方法がいくつか開発されている。ここでは，倫理原則に基づくアプローチとナラティヴアプローチによる手法を紹介する。

倫理的感受性を磨くためには，いずれかの方法を選択するというより相互の視点を補完し合いながら検討することが必要である。

A ▷ 倫理的意思決定に向けた4ステップモデル

倫理原則に基づいて倫理的判断を行う場合のツールの一つであり，ICNの示した4つのステップモデルを一部修正して開発された[22]。表9-5に示す4つのステップで検討を進めていく。

B ▷ 対話に向けたナラティヴ検討シート

人々の相互交流やそこで起こる相互作用，当事者の置かれている状況などの背景を重視するナラティヴ理論に基づいて，問題を分析し，倫理的問題への意思決定を行う方法論が**ナラティヴアプローチ**である。ナラティヴアプローチでは，登場している人々のナラティヴ（narrative，語り・物語）が異なっていることを前提として，対話によって対象者やかかわる人々のナラティヴを理解し，調和を図っていく。対象者や家族，支援チームのメンバーなど，登場するそれぞれの「物語」

表9-5　倫理的意思決定のための4ステップモデル

ステップ1　問題の明確化
全体のストーリーを記述し，その状況にかかわる人たち，および看護上の問題点を明確にする段階。情報が足りなければさらに収集する。

ステップ2　問題の分析・整理
①状況にかかわる人を列挙し，各人が大切にしている価値や思いを整理する。また法律や制度が関係することも多いので，関係する法律や制度も整理する。まだ情報が足りないとわかったら，さらに情報収集する。 ②列挙した人たちのなかから，看護師として第一義的に責任をとるべき対象を明記する。

ステップ3　判断
①看護師の行動の選択肢を列挙する。そのとき，良い・悪いは考えずに，考えられる選択肢をブレインストーミングする。 ②それぞれの行動をとった場合にどうなるか，あるいはどのような波及効果があるかについて考える。ステップ3とステップ4はオーバーラップしており，厳密に分けて書く必要はない。

ステップ4　行動の選択
①ステップ3の選択肢のなかから，ステップ2で明記した「ナースの第一義的な責任の対象」にとって最善と思われる行動を決定する。 ②とるべき行動を「どのようになすか」を考える。

出典／小西恵美子：看護倫理；よい看護・よい看護師の道しるべ，南江堂，2007，p.121をもとに作成.

【使用方法】
1. 患者，家族(キーパーソン)，医療従事者のうち検討対象とすべき当事者を選択する。
2. 以下の各点についてのナラティヴを記述する。本人ではない立場で表現することを限界を踏まえながら，当事者との対話や注意深い観察に基づいて記述する。記入する順序は問わない。
   ①現状の問題をどうとらえているか。
   ②望んでいること。その実現方法があれば，具体的に記入する。
   ③受け入れがたいこと。その回避方法があれば，具体的に記入する。
   ④背景にある事情や価値観を記入する。
3. それぞれのナラティヴを比較して，不調和(不一致や対立)がどこにあるかをみきわめる。
4. 全体を見渡して，ナラティヴの不調和を解消する方法，対話の計画を記入する。

	①現状の問題をどうとらえているか	②望んでいること，その実現方法	③受け入れがたいこと，その回避方法	④背景にある事情や価値観
患者				
家族1				
家族2				
主治医				
スタッフ1				
スタッフ2				
ナラティヴの不調和を解消する方法，対話の計画				

出典／宮坂道夫：医療倫理学の方法；原則・ナラティヴ・手順，第3版，医学書院，2016，p.67をもとに作成.

図9-2　宮坂のナラティヴ検討シート

を聞き取ることから始まる。すなわち，現在の状況をどのように受け止めているのか，どのようなことを望んでいるのかを聞き取り，重なる点やつなげられる点を見いだし，不一致を調整していく働きかけである。

　宮坂は，こうしたナラティヴアプローチにおいて，登場人物の語りの共通点や相違点を明確にし，調整のための対話の手がかりを見いだすための「ナラティヴ検討シート」[23]を作成している（図9-2）。

▶6 事例をとおして考えてみよう

❶ 事例1

　ナラティヴ検討シート（図9-2参照）を用いて，登場人物それぞれの物語を整理してみよう。担当保健師であるあなたは，今後だれとどのような対話を行うか，対話の糸口を具体的に考えてみよう。

事例1：入院を拒否し，家族の支援も得られない在宅高齢者

　Bさん（70歳）とその夫Cさん（79歳）は2人暮らし。長女（45歳）は，他県で夫と子どもの3人で暮らしている。大学進学時に家を出たらしく，Bさん夫婦との交流はあまりないようだった。

　Bさんは，30歳代で統合失調症と診断され，以後入退院を繰り返してきた。通院や服薬は不安定で，会話はまとまらない様子である。Bさんには保健所の保健師がかかわっており，ヘルパーが週2日，1回1時間で入っていた。Cさんは，しばしばBさんを強い口調で怒り，それに反応したBさんが保健師に助けを求めて電話をかけてくることもあったが，一方的に話すと切れて，次回の訪問時には何もなかったような様子であった。また，Cさんはヘルパーや保健師に対しても高圧的な話し方をするため，じっくりと話ができないままになっていた。

　これまではBさんの通院介助や服薬管理，家事は夫のCさんが1人で担っていたが，Cさんは最近腰痛がみられ動作が困難となり，ヘルパーに食事の準備や簡単な掃除をしてもらい，なんとか生活を維持していた。保健師には，このような夫婦の生活は綱渡り状態に思えた。保健師は，Bさんに対しては，通院治療を続けながら，精神症状が悪化しないようにしたいと考え，Cさん

には医療機関での精査を勧めたいと考えていた。また，中期的には夫婦での施設入所の検討が必要と考えた。そのため，Bさんの訪問看護の利用やヘルパーの訪問頻度の増加，Cさんの受診，先々の施設入所について，BさんとCさんに話をしたが，Bさんは「じゃあ，お願いします」と言ったり，「自分でできますから，他人様のお世話にはなりません」と言ったりと，つかみどころがない印象だった。Cさんは「家の中に，これ以上他人に上がり込まれたくない。施設も不要だ」と話すのみで，それ以上尋ねると，声を荒げ，怒り出してしまうという繰り返しだった。

　しかし，Cさんの体調は徐々に悪化し，訪問介護事業所からもCさんの体調の心配と現在のサービス時間では生活支援が難しいと相談があった。保健師も，Cさんは今のままの生活を希望しているが，食事もままならない在宅生活はBさん，Cさんが望んでいる生活なのだろうかと考えた。そのため，保健師は長女に電話して，現在の状況を伝え，サービスを増やすことについて相談したが，「母のことは父に任せています。父は自分の意見を押し通すタイプで，私でも説得できないと思う。私が両親の介護をするのも難しい」という回答であった。保健師は，「お父さんの体調は徐々に悪くなっているよ

うで,早めの受診が必要だと思います。また,近い将来のこととして,施設への入所を考えてはどうですか」と勧めたが,長女からは,「父が今のままでいいというなら,このままでいいです」との言葉が返ってきた。長女にはまた経過を連絡することを伝えたが,その後は電話がつながらなかった。

保健師は長女の話から,長年の親子の関係性の難しさがあるのだろうと考えた。また,保健師からの連絡が長女には負担になっているのかもしれない

と感じ,それ以上連絡をすることもはばかられた。しかし,支援目標をどこに置いたらよいのか困ってしまった。さらに,自分が保健師としてかかわっていながら,Cさんに重篤な疾患があって診断が遅れたり,このままの生活でBさんやCさんいずれかに何かあったら,地区担当保健師としての責任を果たしたといえるだろうか,もしBさんやCさんに何かあったときに,長女が直近の様子を知らないままでよいのだろうか,と不安になった。

◆**検討ポイント** 本事例は,Bさん,Cさん夫婦の健康と生活への危害が予測されるが,Bさん,Cさんの意向と保健師の支援方針との一致が困難な事例である。Bさん,Cさん,長女それぞれの気持ちを理解するために,Bさん家族の歴史を想像しながら対話をもつことが大切である。

❷ 事例2

4ステップモデル(表9-5参照)を用いて問題を検討し,保健師としてあなたは,どのような行動を選択するかを考えよう。

事例2:健康危機への組織判断と専門職としての判断が一致しない

D村は花卉園芸業と観光業を軸に産業を活性化し,都会からのIターン住民を受け入れるなど村おこしに力を入れてきた。その結果,住民の生活は安定しており,小規模自治体ながら財政も比較的豊かで,高齢化が進むなかでも,保健福祉施策を充実させてきた。

ある日,近隣村にある原子力発電所が爆発したというニュースが入ってきた。村役場の環境担当者が放射線量を測定したところ,「40マイクロシーベルトを検出している」と報告があった。役場内でただちに緊急会議が開かれ,「測定値について今公表すると,住民が混乱するだけだ。県や国からは,まだ何も指示がない。県から対応の指示があるまでは,公表しないように」と指示があった。

会議に参加していた保健師は,公表しないことで住民の健康被害を招くことに不安を感じ,今後の対応を確認したが,村長は「事故のニュースに,住民も不安をもっているだろう。外出を控えるようにということは,住民に周知しなければと思う。しかし,不用意にデータを公表すると,住民が各自の判断で村から出て行ってしまう。この村を守れなくなる」と話した。保健師は,村長の意見に対して何も言えず,会議は終了となった。

その日の午後,いつも地域で一緒に健康づくりの活動をしてきた自治会長のEさんが役場に来た。「放射能のことで,地域のみんなが心配している。市民課から今夜,自治会長が緊急集会を開くと連絡があった。先に詳しい話

が聞けないかと思い役場に来たが，詳細は今夜の会議でと言われ，なるべく外出を控えるように言われた」と話していた。保健師は，今，住民への注意喚起のチラシを作っていることを話し，外では肌を露出しないこと，マスクをすること，役場から随時連絡することを，併せて伝えてもらうよう話した。

夜7時頃，D村周辺には雨雲がかかり，雨が降り始めた。ちょうどEさん達が役場に集まり始めた頃だった。駐車場に車を止めた住民の多くが傘を持たず，役場庁舎に入るまでの間，雨にぬれることになった。

翌朝役場に出勤したが，役場内の方針は昨日の会議と変わっていない。保健師は，住民の健康を守ることができるのか不安が募り，保健師としてこれからどうすればよいのか迷っていた。

◆**検討ポイント**　本事例は，組織決定と保健師の専門的判断との対立による倫理的ジレンマが生じている事例である。保健師は，第一義的責任を負う対象者を明確化し，住民への対処および組織内での対処を考えることが求められる。

引用文献

1) Davis,A.J.著，八尋道子，小西恵美子訳：看護倫理の基本を考える；看護における倫理，意思決定の枠組み，看護師の倫理的能力，日本看護倫理学会誌，3（1）：3-10，2011.
2) 石井トク，他：看護倫理；看護の本質を探究・実践する，学研メディカル秀潤社，2014，p.2.
3) 石井トク編著，野口恭子編：看護倫理学入門；文学作品を通して感性と問題解決能力を高める，医歯薬出版，2012，p.1.
4) 宮坂道夫：医療倫理学の方法；原則・ナラティヴ・手順，第3版，医学書院，2016，p.44.
5) 伊藤真：そもそも憲法とは；存在意義と最も重要な価値，公衆衛生，72：38-41，2008.
6) 外務省ホームページ：世界人権宣言．https://www.mofa.go.jp/mofaj/gaiko/udhr/1b_001.html（最終アクセス日：2021/2/21）
7) 外務省ホームページ：経済的，社会的及び文化的権利に関する国際規約（A規約）．https://www.mofa.go.jp/mofaj/gaiko/kiyaku/2b_004.html（最終アクセス日：2021/2/21）
8) 日本WHO協会ホームページ：世界保健機関憲章前文（日本WHO協会仮訳）．https://japan-who.or.jp/about/who-what/charter/（最終アクセス日：2021/9/24）
9) WHO：Declaration of Alma-Ata, 1978. https://cdn.who.int/media/docs/default-source/documents/almaata-declaration-en.pdf?sfvrsn=7b3c2167_2（最終アクセス日：2021/11/21）
10) 外務省ホームページ：我々の世界を変革する；持続可能な開発のための2030アジェンダ，外務省仮訳．https://www.mofa.go.jp/mofaj/files/000101402.pdf（最終アクセス日：2021/2/21）
11) WHOホームページ：Declaration of Astana. https://www.who.int/docs/default-source/primary-health/declaration/gcphc-declaration.pdf（最終アクセス日：2021/2/21）
12) 津田敏秀：医学者は公害事件で何をしてきたのか，岩波書店，2014，p.58-66.
13) Easley,C. E., Allen,C. E.：A critical intersection；human rights, public health nursing, and nursing ethics, Advances in Nursing Science, 30（4），367-382，2007.
14) Fly,S. T., Johnstone,M.著，片田範子，山本あい子訳：看護実践の倫理；倫理的意思決定のためのガイド，第3版，日本看護協会出版会，2010.
15) International Council of Nurses：THE ICN CODE OF ETHICS FOR NURSES；REVISED 2021, 2021.https://www.icn.ch/system/files/2021-10/ICN_Code-of-Ethics_EN_Web_0.pdf（最終アクセス日：2021/11/21）
16) Beauchamp,T.L., Childress,J. F.：Principles of biomedical ethics, Oxford University Press, 立木教夫，足立智孝監訳：生命医学倫理，第5版，麗澤大学出版会，2009，p.73-332.
17) Rendtorff,J. D.：Basic ethical principles in European bioethics and biolaw；Autonomy, dignity, integrity and vulnerability--towards a foundation of bioethics and biolaw, Medicine, Health Care and Philosophy, 5（3）：235-244，2002.
18) 日本看護協会訳：日本語版「ICN看護師の倫理綱領（2021年版）」，2022年1月．https://www.nurse.or.jp/home/publication/pdf/rinri/icncodejapanese.pdf?ver=2022（最終アクセス日：2022/9/5）
19) 前掲18），p.7.
20) 前掲18），p.17.
21) 前掲18）.
22) 小西美恵子編：看護倫理〈看護学テキストNiCE〉，改訂第2版，南江堂，2015，p.120.

23）前掲4），p.67.

参考文献

・赤林朗，他編：公衆衛生倫理〈入門・医療倫理Ⅲ〉，勁草書房，2015.
・Ivanov, L. L., Oden, T. L.：Public health nursing；ethics and human rights. Public Health Nursing, 30（3）：231-238, 2013.
・津田敏秀：医学者は公害事件で何をしてきたのか，岩波書店，2014.

前文

19世紀半ばに体系化された看護が発祥して以来，看護ケアは<u>公平</u>で包括的な伝統と実践，および多様性の尊重に深く根ざしているという認識のもと，看護師は一貫して次の4つの基本的な看護の責任を意識してきた。すなわち，健康の増進，疾病の予防，健康の回復，苦痛の緩和と尊厳ある死の推奨である。看護のニーズは普遍的である。

看護には，文化的権利，生存と選択の権利，尊厳を保つ権利，そして敬意のこもった対応を受ける権利などの<u>人権</u>を尊重することが，その本質として備わっている。看護ケアは，年齢，皮膚の色，文化，民族，障害や疾病，ジェンダー，性的指向，国籍，政治，言語，人種，宗教的・精神的信条，法的・経済的・社会的地位を尊重するものであり，これらを理由に制約されるものではない。

看護師は，個人，家族，地域社会および集団の健康を，地域・国・世界の各レベルで向上させているその貢献に対し，評価され，敬意を持たれる存在である。看護師は，自身が提供するサービスと他の保健医療専門職や関連するグループが提供するサービスとの調整を図る。看護師は，敬意，正義，共感，応答性，ケアリング，思いやり，信頼性，品位といった看護専門職の<u>価値観</u>を体現する。

「ICN看護師の倫理綱領」の基本領域

1．看護師と患者またはケアやサービスを必要とする人々*

1.1　看護師の専門職としての第一義的な責任は，個人，家族，地域社会，集団のいずれかを問わず，看護ケアやサービスを現在または将来必要とする人々（以下，「患者」または「ケアを必要とする人々」という）に対して存在する。

1.2　<u>看護師</u>は，個人，家族，地域社会の<u>人権</u>，価値観，習慣および宗教的・精神的信条がすべての人から認められ尊重される環境の実現を促す。看護師の権利は人権に含まれ，尊重され，保護されなければならない。

1.3　<u>看護師</u>は，個人や<u>家族</u>がケアや治療に同意する上で，理解可能かつ正確で十分な情報を，最適な時期に，患者の文化的・言語的・認知的・身体的ニーズや精神的状態に適した方法で確実に得られるよう努める。

1.4　<u>看護師</u>は，<u>個人情報</u>を守秘し，<u>個人情報</u>の合法的な収集や利用，アクセス，伝達，保存，開示において，患者の<u>プライバシー</u>，<u>秘密性</u>および利益を尊重する。

1.5　<u>看護師</u>は，同僚およびケアを必要とする人々の<u>プライバシー</u>と秘密性を尊重し，直接のコミュニケーションにおいても，<u>ソーシャルメディア</u>を含むあらゆる媒体においても，看護専門職の品位を守る。

1.6　<u>看護師</u>は，あらゆる人々の健康上のニーズおよび社会的ニーズを満たすための行動を起こし，支援する責任を，社会と分かち合う。

1.7　<u>看護師</u>は，資源配分，保健医療および社会的・経済的サービスへのアクセスにおいて，<u>公平性</u>と<u>社会正義</u>を擁護する。

1.8　<u>看護師</u>は，敬意，正義，応答性，ケアリング，思いやり，共感，信頼性，品位といった専門職としての価値観を自ら体現する。看護師は，患者，同僚，家族を含むすべての人々の尊厳と普遍的権利を支持し尊重する。

1.9　<u>看護師</u>は，保健医療の実践・サービス・場における人々と安全なケアに対する脅威を認識・対処し，安全な医療の文化を推進する。

1.10　<u>看護師</u>は，<u>プライマリ・ヘルスケア</u>と生涯にわたる健康増進の価値観と原則を認識・活用し，<u>エビデンスを用いた</u>，<u>パーソン・センタード・ケア</u>を提供する。

1.11　<u>看護師</u>は，テクノロジーと科学の進歩の利用が人々の安全や尊厳，権利を脅かすことがないようにする。介護ロボットやドローンなどの人工知能や機器に関しても，<u>看護師</u>は<u>パーソン・センタード・ケア</u>を維持し，そのような機器は人間関係を支援するもので，それに取って代わることがないように努める。

2．看護職と実践

2.1　看護師は，自身の倫理的な看護実践に関して，また，継続的な専門職開発と生涯学習による<u>コンピテンス</u>の維持に関して，それらを行う責任とその説明責任を有する。

2.2　<u>看護師は実践への適性</u>を維持し，質の高い安全なケアを提供する能力が損なわれないように努める。

2.3　看護師は，自身の<u>コンピテンス</u>の範囲内，かつ規制または権限付与された業務範囲内で実践し，責任を引き受ける場合や，他へ委譲する場合は，専門職としての判断を行う。

2.4　看護師は自身の尊厳，ウェルビーイングおよび健康に価値を置く。これを達成するためには，専門職としての認知や教育，リフレクション，支援制度，十分な資源配置，健全な管理体制，労働安全衛生を特徴とする働きやすい実践環境が必要とされる。

2.5　看護師はいかなるときも，個人としての行動規範を高く維持する。看護専門職の信望を高め，そのイメージと社会の信頼を向上させる。その専門的な役割において，看護師は個人的な関係の境界を認識し，それを維持する。

2.6　看護師は，自らの知識と専門性を共有し，フィードバックを提供し，看護学生や新人看護師，同僚，その他の保健医療提供者の専門職開発のためのメンタリングや支援を行う。

2.7　看護師は，患者の権利を擁護し，倫理的行動と開かれた対話の促進につながる実践文化を守る。

2.8　看護師は，特定の手続きまたは看護・保健医療関連の研究への参加について<u>良心的拒否</u>を行使できるが，人々が個々のニーズに適したケアを受けられるよう，敬意あるタイムリーな行動を促進しなければならない。

2.9　看護師は，人々が自身の個人，健康，および遺伝情報へのアクセスに同意または撤回する権利を保護する。また，遺伝情報とヒトゲノム技術の利用，<u>プライバシー</u>および<u>秘密性</u>を保護する。

2.10　看護師は，協働者や他者，政策，実践，またはテクノロジーの乱用によって，個人，家族，地域社会，集団の健康が危険にさらされている場合は，これらを保護するために適切な行動をとる。

2.11　看護師は，患者安全の推進に積極的に関与する。看護師は，医療事故やインシデント／ヒヤリハットが発生した場合には倫理的行動を推進し，患者の安全が脅かされる場合には声を上げ，透明性の確保を<u>擁護し</u>，医療事故の可能性の低減のために他者と協力する。

2.12　看護師は，倫理的なケアの基準を支持・推進するため，データの完全性に対して説明責任を負う。

3．専門職としての看護師

3.1 　看護師は，臨床看護実践，看護管理，看護研究および看護教育に関する<u>エビデンスを用いた</u>望ましい基準を設定し実施することにおいて，重要なリーダーシップの役割を果たす。

3.2 　看護師と看護学研究者は，<u>エビデンスを用いた実践</u>の裏付けとなる，研究に基づく最新の専門知識の拡大に努める。

3.3 　看護師は，専門職の価値観の中核を発展させ維持することに，積極的に取り組む。

3.4 　看護師は，職能団体を通じ，臨床ケア，教育，研究，マネジメント，およびリーダーシップを包含した実践の場において，働きやすい発展的な実践環境の創出に参画する。これには，看護師にとって安全かつ社会的・経済的に公平な労働条件のもとで，看護師が最適な業務範囲において実践を行ない，安全で効果的でタイムリーなケアを提供する能力を促進する環境が含まれる。

3.5 　看護師は，働きやすい倫理的な組織環境に貢献し，非倫理的な実践や状況に対して異議を唱える。看護師は，同僚の看護職や他の（保健医療）分野，関連するコミュニティと協力し，患者ケア，看護および健康に関わる，査読を受けた倫理的責任のある研究と実践の開発について，その創出，実施および普及を行う。

3.6 　看護師は，個人，家族および地域社会のアウトカムを向上させる研究の創出，普及および活用に携わる。

3.7 　看護師は，緊急事態や災害，紛争，エピデミック，パンデミック，社会危機，資源の枯渇に備え，対応する。ケアやサービスを受ける人々の安全は，個々の看護師と保健医療制度や組織のリーダーが共有する責任である。これには，リスク評価と，リスク軽減のための計画の策定，実施および資源確保が含まれる。

4．看護師とグローバルヘルス

4.1 　看護師は，すべての人の保健医療へのユニバーサルアクセスの権利を人権として尊重し支持する。

4.2 　看護師は，すべての人間の尊厳，自由および価値を支持し，人身売買や児童労働をはじめとするあらゆる形の搾取に反対する。

4.3 　看護師は，健全な保健医療政策の立案を主導または貢献する。

4.4 　看護師は，ポピュレーションヘルスに貢献し，国際連合（UN）の<u>持続可能な開発目標</u>（SDGs）の達成に取り組む。（UN n.d.）

4.5 　看護師は，健康の社会的決定要因の重要性を認識する。看護師は，社会的決定要因に対応する政策や事業に貢献し，擁護する。

4.6 　看護師は，自然環境の保全，維持および保護のために協力・実践し，気候変動を例とする環境の悪化が健康に及ぼす影響を認識する。看護師は，健康とウェルビーイングを増進するため，環境に有害な実践を削減するイニシアチブを<u>擁護する</u>。

4.7 　看護師は，<u>人権</u>，<u>公平性</u>および公正性における，その責任の遂行と，公共の利益と地球環境の健全化の推進とにより，他の保健医療・ソーシャルケアの専門職や一般市民と協力して正義の原則を守る。

4.8 　看護師は，グローバルヘルスを整備・維持し，そのための政策と原則を実現するために，国を越えて協力する。

THE ICN CODE OF ETHICS FOR NURSES ; REVISED 2021.
Copyright © 2021 by ICN - International Council of Nurses, 3, place Jean Marteau, 1201 Geneva, Switzerland ISBN:978-92-95099-94-4. https://www.icn.ch/system/files/2021-10/ICN_Code-of-Ethics_EN_Web_0.pdf(最終アクセス日：2022/9/5)

訳注）この文書中の「看護師」とは，原文ではnursesであり，訳文では表記の煩雑さを避けるために「看護師」という訳語を当てるが，免許を有する看護職すべてを指す。下線部については，出典元の用語解説を参照のこと。
　*)「患者」と「看護ケアまたはサービスを必要とする人々」という2つの表現は，同じ意味で使用される。いずれの表現も，看護ケアやサービスを必要とする患者，家族，地域社会，集団を意味している。看護実践の場は，病院，在宅・地域ケア，プライマリケア，公衆衛生，ポピュレーションヘルス，長期療養ケア，矯正ケア，学術機関，政府と多岐にわたり，それぞれの部門に限定されない。

出典／ICN看護師の倫理綱領（2021年版）．一部抜粋．https://www.nurse.or.jp/home/publication/pdf/rinri/icncodejapanese.pdf?ver=2022(最終アクセス日：2022/9/5)
　　　2022年1月　公益社団法人日本看護協会訳

①看護職は，人間の生命，人間としての尊厳及び権利を尊重する。

　すべての人々は，その国籍，人種，民族，宗教，信条，年齢，性別，性的指向，性自認，社会的地位，経済的状態，ライフスタイル，健康問題の性質によって制約を受けることなく，到達可能な最高水準の健康を享受するという権利を有している。看護職は，あらゆる場において，人々の健康と生活を支援する専門職であり，常に高い倫理観をもって，人間の生命と尊厳及び権利を尊重し行動する。

　看護職は，いかなる場でも人間の生命，人間としての尊厳及び権利を尊重し，常に温かな心，人間的配慮をもってその人らしい健康な生活の実現に貢献するよう努める。

②看護職は，対象となる人々に平等に看護を提供する。

　看護における平等とは，単に等しく同じ看護を提供することではなく，その人の個別的特性やニーズに応じた看護を提供することである。社会の変化とともに健康や生き方への意識も変化し，人々の看護へのニーズは多様化・複雑化している。人々の多様で複雑なニーズに対応するため，看護職は豊かな感性をもって健康問題の性質や人々を取り巻く環境等に応じた看護を提供し，人々の健康と幸福に寄与するよう努める。

　また，看護職は，個人の習慣，態度，文化的背景，思想についてもこれを尊重し，受けとめる姿勢をもって対応する。

③看護職は，対象となる人々との間に信頼関係を築き，その信頼関係に基づいて看護を提供する。

　看護は，高度な知識や技術のみならず，対象となる人々との間に築かれる信頼関係を基盤として成立する。

　よりよい健康のために看護職が人々と協調すること，信頼に誠実に応えること，自らの実践について十分な説明を行い理解と同意を得ること，実施結果に責任をもつことを通して，信頼関係を築き発展させるよう努める。

　また，看護職は自己の実施する看護が専門職としての支援であることを自覚し，支援上の関係を越えた個人的関係に発展するような行動はとらない。

　さらに，看護職は対象となる人々に保健・医療・福祉が提供される過程においては，対象となる人々の考えや意向が反映されるように，積極的な参加を促す。また人々の顕在的潜在的能力に着目し，その能力を最大限生かすことができるよう支援する。

④看護職は，人々の権利を尊重し，人々が自らの意向や価値観にそった選択ができるよう支援する。

　人々は，知る権利及び自己決定の権利を有している。看護職は，これらの権利を尊重し，十分な情報を提供した上で，保健・医療・福祉，生き方などに対する一人ひとりの価値観や意向を尊重した意思決定を支援する。意思決定支援においては，情報を提供・共有し，その人にとって最善の選択について合意形成するまでのプロセスをともに歩む姿勢で臨む。

　保健・医療・福祉においては，十分な情報に基づいて自分自身で選択する場合だけでなく，知らないでいるという選択をする場合や，決定を他者に委ねるという選択をする場合もある。また，自らの意思を適切に表明することが難しい場合には，対象となる人々に合わせて情報提供を行い，理解を得たうえで，本人の意向を汲み取り，その人にとって最善の合意形成となるよう関係者皆で協働する。さらに，看護職は，人々が自身の価値観や意向に沿った保健・医療・福祉を受け，その人の望む生活が実現できるよう，必要に応じて代弁者として機能するなど，人々の権利の擁護者として行動する。そして，個人の判断や選択が，そのとき，その人にとって最良のものとなるよう支援する。

⑤看護職は，対象となる人々の秘密を保持し，取得した個人情報は適正に取り扱う。

　看護職は，個別性のある適切な看護を実践するために，対象となる人々の秘密に触れる機会が多い。看護職は正当な理由なく，業務上知り得た秘密を口外してはならない。

　また，対象となる人々の健康レベルの向上を図るためには個人情報が必要であり，さらに，多職種と緊密で正確な情報共有も必要である。個人情報には氏名や生年月日といった情報のみならず，画像や音声によるものや遺伝情報も含まれる。看護職は，個人情報の取得・共有の際には，対象となる人々にその必要性を説明し同意を得るよう努めるなど適正に取り扱う。家族等との情報共有に際しても，本人の承諾を得るよう最大限の努力を払う。

　また，今日の ICT（Information and Communication Technology：情報通信技術）の発展に伴い，さまざまなソーシャルメディアが普及している。これらを適切に利用することにより，看護職だけでなく，人々にとっても健康に関する有用な情報をもたらすなどの恩恵がある。看護職は，業務上の利用と私的な利用を区別し，その利用に伴う恩恵のみならず，リスクも認識する。また，情報の正確性の確認や対象となる人々と看護職自身のプライバシー権の保護など，細心の注意を払ったうえで情報を発信・共有する。

⑥看護職は，対象となる人々に不利益や危害が生じているときは，人々を保護し安全を確保する。

　看護職は，常に，人々の健康と幸福の実現のために行動する。看護職は，人々の生命や人権を脅かす行動や不適切な行為を発見する立場にある。看護職がこれらの行為に気づいたときは，その事実に目を背けることなく，人々を保護し安全を確保するよう行動する。その際には，多職種で情報を共有し熟慮したうえで対応する。

　また，保健・医療・福祉の提供においては，関係者による不適切な判断や行為がなされる可能性や，看護職の行為が対象となる人々を傷つける可能性があることを含めて，いかなる害の可能性にも注意を払い，人々の生命と人権をまもるために働きかける。非倫理的な実践や状況に気づいた場合には疑義を唱え，適切な保健・医療・福祉が提供されるよう働きかける。

⑦看護職は，自己の責任と能力を的確に把握し，実施した看護について個人としての責任をもつ。

　看護職は，自己の責任と能力を常に的確に把握し，それらに応じた看護実践を行う。看護職は自己の実施する看護について，説明を行う責任と判断及び実施した行為とその結果についての責任を負う。

　看護職の業務は保健師助産師看護師法に規定されている。看護職は関連する法令を遵守し，自己の責任と能力の範囲内で看護を実践する。また，自己の能力を超えた看護が求められる場合には，支援や指導を自ら得たり，業務の変更を求めたりして，安全で質の高い看護を提供するよう努める。さらに，他の看護職などに業務を委譲する場合は自己及び相手の能力を正しく判断し，対象となる人々の不利益とならないよう留意する。

⑧看護職は，常に，個人の責任として継続学習による能力の開発・維持・向上に努める。

　看護職には，科学や医療の進歩ならびに社会的価値の変化にともない多様化する人々の健康上のニーズに対応していくために，高い教養とともに高度な専門的能力が求められる。高度な専門的能力をもち，より質の高い看護を提供するために，免許を受けた後も自ら進んでさまざまな機会を活用し，能力の開発・維持・向上に努めることは，看護職自らの責任ならびに責務である。

　継続学習には，雑誌や図書などの情報や自施設の現任教育のプログラムの他に，学会・研修への参加など施設外の学習，e ラーニング等さ

まざまな機会がある。看護職はあらゆる機会を積極的に活用し，専門職としての研鑽を重ねる。

　また，自己の能力の開発・維持・向上のみならず，質の高い看護の提供を保障するために，後進の育成に努めることも看護職の責務である。

⑨**看護職は，多職種で協働し，よりよい保健・医療・福祉を実現する。**

　看護職は，多職種で協働し，看護及び医療の受け手である人々に対して最善を尽くすことを共通の価値として行動する。

　多職種での協働においては，看護職同士や保健・医療・福祉の関係者が相互理解を深めることを基盤とし，各々が能力を最大限に発揮しながら，より質の高い保健・医療・福祉の提供を目指す。

　また，よりよい医療・看護の実現と健康増進のためには，その過程への人々の参画が不可欠である。看護職は，対象となる人々とパートナーシップを結び，対象となる人々の医療・看護への参画のみならず，研究や医療安全などでも協力を得て，ともにより質の高い保健・医療・福祉をつくりあげることを促進する。

⑩**看護職は，より質の高い看護を行うために，自らの職務に関する行動基準を設定し，それに基づき行動する。**

　自らの職務に関する行動基準を設定し，それに基づき行動することを通して自主規制を行うことは，専門職としての必須の要件である。この行動基準は，各々の職務に求められる水準やその責務を規定したものであり，看護職の専門的価値を支持するものである。

　このような基準の作成は組織的に行い，個人としてあるいは組織としてその基準を満たすよう努め，評価基準としても活用する。また，社会の変化や人々のニーズの変化に対応させて，適宜改訂する。

　看護職は，看護職能団体が示す各種の基準や指針に則り活動する。また，各施設では，施設や看護の特徴に応じたより具体的・実践的な基準等を作成することにより，より質の高い看護を保障するように努める。

⑪**看護職は，研究や実践を通して，専門的知識・技術の創造と開発に努め，看護学の発展に寄与する。**

　看護職は，常に，科学的知見並びに指針などを用いて看護を実践するとともに，新たな専門的知識・技術の開発に最善を尽くす。開発された専門的知識・技術は蓄積され，将来のより質の高い看護の提供に貢献する。すなわち，看護職は，研究や実践に基づき，看護の中核となる専門的知識・技術の創造と開発，看護政策の立案に努めることで看護学の発展及び人々の健康と福祉に寄与する責任を担っている。

　また，看護職は，保健・医療・福祉のあらゆる研究参加に対する人々の意向を尊重し，いかなる場合でも人々の生命，健康，プライバシーをまもり，尊厳及び権利を尊重するとともに，適切な保健・医療・福祉の提供を保障する。

⑫**看護職は，より質の高い看護を行うために，看護職自身のウェルビーイングの向上に努める。**

　看護職がより質の高い看護を提供するためには，自らのウェルビーイングをまもることが不可欠である。看護職が健康で幸福であることが，よりよい看護の提供へとつながり，対象となる人々の健康と幸福にも良好な結果をもたらす。

　看護職は，自身のウェルビーイングの向上のために，仕事と生活の調和（ワーク・ライフ・バランス）をとることやメンタルヘルスケアに努める。

　さらに，看護職の実践の場には，被曝，感染，ハラスメント，暴力などの危険が伴う。そのため，すべての看護職が健全で安全な環境で働くことができるよう，個人と組織の両方の側面から取り組む。

⑬**看護職は，常に品位を保持し，看護職に対する社会の人々の信頼を高めるよう努める。**

　看護は，看護を必要とする人々からの信頼なくしては存在しない。常に，看護職は，この職業の社会的使命・社会的責任を自覚し，専門職としての誇りを持ち，品位を高く維持するように努める。

　看護に対する信頼は，専門的な知識や技術のみならず，誠実さ，礼節，品性，清潔さ，謙虚さなどに支えられた行動によるところが大きい。また，社会からの信頼が不可欠であり，専門領域以外の教養を深めるにとどまらず，社会的常識などをも充分に培う必要がある。

　さらに，看護職は，その立場を利用して看護職の信頼を損なうような行為及び不正行為はしない。

⑭**看護職は，人々の生命と健康をまもるため，さまざまな問題について，社会正義の考え方をもって社会と責任を共有する。**

　看護職は，人々の生命，尊厳及び権利をまもり尊重する立場から，生命と健康に深く関わるあらゆる差別，貧困，さまざまな格差，気候変動，虐待，人身売買，紛争，暴力などについて，地球規模の観点から社会正義の考え方をもって社会と責任を共有する。常に，わが国や世界で起きているこれらの問題についての知識を更新し，意識を高め，それらについて社会に発信するよう努める。また，これらの問題の潜在的な状況から予防的に関わり，多職種や関係機関で連携し看護職として適切な対応をとる。

　さらに，看護職は保健・医療・福祉活動による環境破壊を防止する責務を果たすとともに，清浄な空気と水・安全な食物の確保，騒音対策など，人々の健康を保持増進するための環境保護に積極的に取り組む。そして，人々の生命の安全と健康がまもられ平和で包摂的な社会の実現を目指す。

⑮**看護職は，専門職組織に所属し，看護の質を高めるための活動に参画し，よりよい社会づくりに貢献する。**

　看護職は，いつの時代においても質の高い看護の提供を通して社会の福祉に貢献するために，専門職としての質の向上を図る使命を担っている。保健・医療・福祉及び看護にかかわる政策や制度が社会の変化と人々のニーズに沿ったものとなるよう，看護職は制度の改善や政策決定，新たな社会資源の創出に積極的に取り組む。

　看護職は看護職能団体に所属し，これらの取り組みをはじめとする看護の質を高めるための活動に参加することを通してよりよい社会づくりに貢献する。

⑯**看護職は，様々な災害支援の担い手と協働し，災害によって影響を受けたすべての人々の生命，健康，生活をまもることに最善を尽くす。**

　災害は，人々の生命，健康，生活の損失につながり，個人や地域社会，国，さらには地球環境に深刻な影響を及ぼす。看護職は，人々の生命，健康，生活をまもる専門職として災害に対する意識を高め，専門的知識と技術に基づき保健・医療・福祉を提供する。

　看護職は，災害から人々の生命，健康，生活をまもるため，平常時から政策策定に関与し災害リスクの低減に努め，災害時は，災害の種類や規模，被災状況，初動から復旧・復興までの局面等に応じた支援を行う。また，災害時は，資源が乏しく，平常時とは異なる環境下で活動する。看護職は，自身の安全を確保するとともに刻々と変化する状況とニーズに応じた保健・医療・福祉を提供する。

　さらに，多種多様な災害支援の担い手とともに各々の機能と能力を最大限に発揮するよう努める。

出典／日本看護協会：看護職の倫理綱領．https://www.nurse.or.jp/nursing/practice/rinri/rinri.html（最終アクセス日：2021/9/25）

▶ 第 10 章

公衆衛生看護と研究

公衆衛生看護活動と研究

　研究は，日々の公衆衛生看護活動のなかで日常的に接する身近な存在である。ここでは，公衆衛生看護活動に求められる研究との向き合い方について理解を深め，実務者として積極的に研究を活用・実施する保健師を目指そう。保健師にとって研究は多様な意味づけをもち，それぞれの向き合い方について，その意義や効果的な活用方法を学ぶ必要がある。ここでは，研究の主な側面，①既存の研究を活用する，②研究を実施する，研究の協力をする，③研究を共有する，について学ぶ。

1. 既存の研究を活用する

　専門職である保健師として，最新の知見をもとに実践する責任があることは言うまでもない。公衆衛生看護活動に関連するジャーナル(商業誌)，学会誌などは，日頃から身近に置いて情報収集に努めたい。関連するデータベースなどから必要な文献を検索し，適切に評価しながら読み，現場に活用する一連の技術は保健師にとって必須といえる。とはいえ，あらゆる実務領域について，膨大な研究論文一つ一つを読み込むことは，忙しい実務者にとって現実的ではない。エビデンス・ベースト・プラクティス（evidence-based practice；EBP）の考え方が普及し，複数の研究論文を統合して吟味するメタアナリシスの論文や，各種のガイドラインも作成されるようになった。これらの積極的活用も求められる。また，定量的な研究（量的研究）だけではなく，定性的な研究（質的研究）を統合する動きも出ている。これらは，具体的な実践を構想するうえで触発されるところが大きく，実務者にとって有益な情報となり得る。

2. 研究を実施する，研究の協力をする

　既存の研究論文や各種ガイドライン，文献レビューなどで答えの見つからない事象があったら，自分自身が研究を実施する場合もある。実践現場に身を置いて研究を行うことは簡単ではないが，研究の実施をとおして実践を振り返り，起きた出来事や自らの実践についてより深く理解したり，新たな視点を得たりすることは実践にも役立つ。

　実践された個別事例を振り返る事例研究は，保健師自身の自己教育的な意味合いが強く，有用である。さらに，それを共有可能な形にすることで，ほかの実践者が参考にすることもできる。現場で定量的な研究を行う場合には，データの代表性や一般化可能性に特に注意を払う必要がある。臨床疫学の考え方が拡大して研究手法も発展していることから，研究手法をよく知る大学などの研究者と共同で研究することにより，適切な研究プロセスを踏み，一般化可能で価値ある研究

に取り組むことができるだろう。同様に，堅牢な枠組みに基づく多施設共同研究に参加することも意味がある。

　また，保健師は集団を支援対象とするため，対象を理解したり適切な支援策を検討したりするうえで定量的な分析手法を用いることもある。研究的な手法は公衆衛生看護活動の一環として重要な技術といえる。

3. 研究を共有する

　研究は個人の関心や興味を満たすためだけに行うものではなく，社会的な活動である。多くの人を巻き込み，時間をかけて行った研究は，発表して社会に広く伝え，人々の役に立つように努める必要がある。研究は共有の方法にいくつかの手順があるため，それらについて学ぼう。

　では，それぞれの向き合い方について学習しよう。

▶2　既存の研究を活用する

　実践をよりよくしていくためには，既存の研究の活用が欠かせない。ここでは既存の研究を活用するうえで理解すべきポイントとして研究デザイン，エビデンスの種類，事例研究の位置づけ，文献の検索・統合について紹介する。

A ▷ 研究デザイン

　1990年代に入り，エビデンス（根拠）に基づく医療（evidence-based medicine；EBM）や（看護）実践（EBP）を重視する考え方が普及してきた。EBPを展開していくためにはエビデンスの活用が不可欠であり，それを生み出す研究デザインについて理解しておく必要がある。研究デザインは，研究の目的や何を明らかにしたいのかという問い（リサーチクエスチョン）に基づいて選択する。研究の種類は，治療やケアといった何らかの介入を行うかどうかで介入研究と観察研究に分けることができる[1]。**介入研究**は，介入を行う介入群と，それらを行わない対照群を設定してその効果を比較するが，2群の割り付けを無作為に行うものをランダム化比較試験（randomized controlled trial；RCT），恣意的に2群に分けて比較するもののうち，比較対照を設定するものを非ランダム化比較試験，比較対照を設定しないものを前後比較研究とよぶ。

　観察研究は，比較対照の有無によって分析的疫学研究と記述的研究に分けられる。記述的研究の代表例は，個々の症例の特徴について報告した症例報告や事例研究である。一方，分析的疫学研究は，要因とアウトカムの測定が同時の場合のものを横断研究とよぶ。異なる時点のものは縦断研究とよばれ，現在から未来に

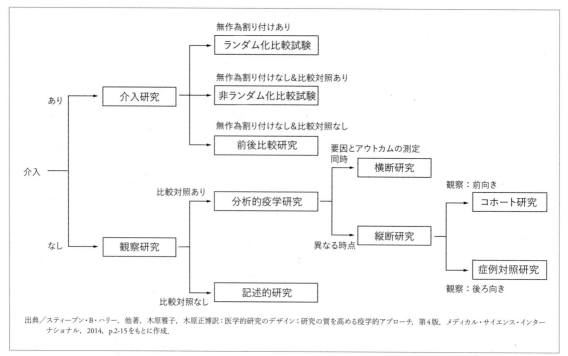

出典／スティーブン・B・ハリー，他著，木原雅子，木原正博訳：医学的研究のデザイン：研究の質を高める疫学的アプローチ，第4版，メディカル・サイエンス・インターナショナル，2014，p.2-15をもとに作成.

図10-1　研究デザインの種類

向かって前向きに観察を進めるコホート研究と，過去にさかのぼって後ろ向きに行う症例対照研究に分けられる（**図10-1**）。

B ＞ エビデンスの種類

　様々な研究によって得られたすべてのエビデンスが看護実践において有効活用されるわけではない。EBPの考え方のもとでは，エビデンスにはいくつかの種類があり，**図10-2**に示すように体系的な研究によって得られたエビデンスほどレベルが高いとされる[2]。最もエビデンスのレベルが低いのは，データに基づかない専門家委員会や専門家個人の意見である。また，分析的疫学研究のうち，症例対照研究や質問紙調査に代表される横断研究よりも，健康な対象者を長期間追跡フォローすることで疾病の発症や予防に関連する要因を特定できるコホート研究のほうが，エビデンスのレベルは高いとされている。介入研究のうち，非ランダム化比較試験は2群に分けた際に偏りが生じることがあるため，無作為に2群に割り付けて介入の効果を検証するランダム化比較試験（RCT）のほうが，エビデンスのレベルは高い。

　最もエビデンスのレベルが高いのは，複数の研究結果を統合するシステマティックレビューや，複数のランダム化比較試験の結果を統計学的に統合し，関連要因や治療法などを比較分析したメタアナリシスとされる。しかし，これらの結果は分析・統合した研究の質に左右される場合がある。また，成果の出た論文のほうが出版されやすく，成果が上がらない研究は発表されにくいという偏りも

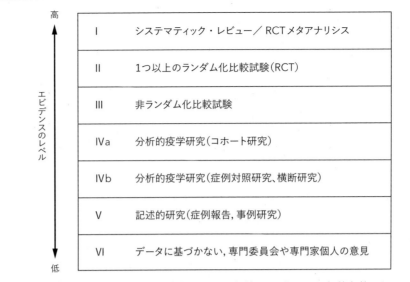

出典／ Rector,C.：Evidence-based practice and ethics in community health nursing；Community and public health nursing 〈Promoting the public 's health〉，9th ed，Wolters Kluwer Philadelphia，2018，p.84-106をもとに作成.

図10-2　エビデンスを得る方法とそのレベルについて

ある。そのため，ランダム化比較試験の結果が，システマティックレビューやメタアナリシスより必ずしも劣っているわけではないことを理解しておく必要がある。

　図10-2には含まれていないが，実践ではガイドラインも用いられている。ガイドラインは，「診療上の重要度の高い医療行為について，エビデンスのシステマティックレビューとその総体評価，益と害のバランスなどを考量して，患者と医療者の意思決定を支援するために最適と考えられる推奨を提示する文書」[3] のことを指す。ガイドラインには，質の高い診療などを行うために，最新の標準治療や推奨度などを現場に広く周知する役割と，それを医療従事者および患者・家族と共有するコミュニケーションツールとしての役割がある。

C 事例研究の位置づけ

　事例研究は，個別性が高い日々の実践を改善するうえでは不可欠といえる。看護職はエキスパートに近づけば近づくほど，ケアの判断や支援を無意識のうちに行っているが，この暗黙の実践知をだれもがわかる形に明文化・概念化し共有できる形にすることが，事例研究のもつ重要な役割の一つである[4]。事例のもつエピソードや特徴は個別性が高いため，ほかの事例にそのまま適用することが難しいという批判がある一方，事例に関する詳細な記載が読み手の共感や理解につながり，臨床の場でほかの事例に適用されていくことがある[5]。

D ⟩ 文献の検索と統合

1. 検索エンジン

　実践に役立つ可能性のある文献を検索したいときは，専門誌の記事や研究論文が収載されている検索エンジンを活用しよう。海外の論文も含めて検索したい場合には「Google Scholar」「PubMed®」が便利である。日本の論文に特化して検索したい場合には，医学中央雑誌刊行会の「医中誌Web」が有名だが，個人で利用する場合には利用料が必要である。一方，国立情報学研究所が運営している「CiNii Articles」は，ユーザー登録なしで検索機能を利用できる。また国立研究開発法人科学技術振興機構（JST）が運営する電子ジャーナルプラットフォーム「科学技術情報発信・流通総合システム」（J-STAGE）は，利用者登録をすれば収載されている3000誌以上のジャーナルなどを廉価または無料で閲覧できる。さらに，国立国会図書館も，利用者登録を行えば文献を郵送で取り寄せできる。なお，蔵書の場合は，各都道府県立図書館などのOPACで検索し，貸出を依頼できる。

2. 検索方法

　使用する検索エンジンが決まったら，調べてみたいキーワード（たとえば「産後うつ」）や著者名を検索エンジンに入力する（図10-3）。雑誌名で調べたい場合も同様である。検索結果として「産後うつ」に関連する文献が表示されるので，ヒットした文献のタイトルを1件ずつ確認していく。メジャーなキーワードでは，検索結果が1000件以上となって読み切れないことがあるため，キーワードを追加して絞り込むとよい。関心を引くタイトルであれば，文献の概要が記載された抄録を読み，自分が知りたい内容が盛り込まれているか確認する。そのうえで，さ

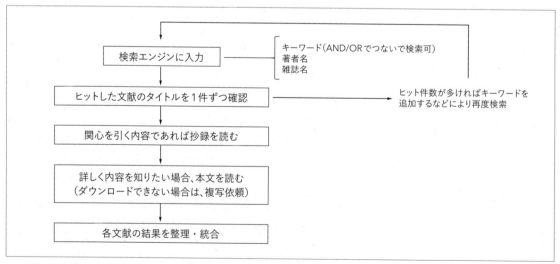

図10-3　文献検索の流れ

らに詳しく内容を知りたい場合には文献を入手して読み進める。

3. 複数の文献を読み合わせ，統合する

入手した文献は1件ずつ精読する。その際，Excelなどを活用して内容を整理して記載するとよい。たとえば，「産後うつ」の母親に対する支援に関する文献を精読する際には，研究の目的，研究実施環境，研究デザイン，PICO（PECO）などを整理するとよい。PICOとは，「だれを対象としているのか（patients）」「どんな介入（または要因）を取り上げるのか（interventionまたはexposure）」「比較するものは何か（comparison）」「何をアウトカムとしているのか（outcome）」である[6]。比較する対照群が設定されていない研究デザインの場合は，Cの欄は空欄となる。個々の研究結果を読み合わせて統合する際には，どのような点が実践や将来の研究に活用できるかなどの観点で関連づけて考えるとよい。

▶3 研究を実施する

実際に研究を実施する際に，どのようなステップを踏み，どのような点に留意すべきかについて紹介する。

A ▷ リサーチクエスチョンの設定

前節-A「研究デザイン」で触れたように，研究の目的や，何を明らかにしたいのかという問いのことを**リサーチクエスチョン**（research question，研究課題）という。行政，産業，学校といった公衆衛生看護の実践の場では，どうしたらよいのだろう，何とか解決したい，といった困りごとをもつことが多いだろう。こうした素直な問い（clinical question）は，リサーチクエスチョンという「研究上の問い」に育てなければ研究として成立させることは難しく，そこが最も難しい部分である。そもそもその臨床上の問いは，ある程度研究が進み，知見が蓄積されているものかもしれない。それなら，前項で触れた「文献レビュー」によって整理するのが効率的である。先行研究を知ることによって，どこまでが明らかになっていて，何が明らかでないのか，または不十分なのかがわかる。次に，まだ明らかになっていないことのうち，自分はどこに焦点を当てたいのかを絞り込む必要がある。その際，それを明らかにすることの意義，新規性，実現可能性については十分に考えたい。実践の場で本当にそれは役に立つのか，すでに研究されていないか（新たなテーマを扱っているか，など），最終的にだれ（何）に寄与する研究なのか。研究対象となる人や場で生の声を聞きながら，絞り込んでいく作業が重要である。

B ▶ 研究の種類・方法

　リサーチクエスチョンが決まったら，その答えを得るための**研究デザイン**（研究方法を含む計画全体）を考えていく。前節ではエビデンスを生み出すという視点から，研究デザインについて説明した。エビデンスのレベルは高いに越したことはないと一般的には考えられるであろうが，リサーチクエスチョンの内容によって，適したデザインを考える必要がある。

　研究デザインには，大きく分類すると「**量的研究**」「**質的研究**」というアプローチ法がある（両者を組み合わせた「混合研究」もある）。それぞれのアプローチ法には様々な研究デザインがあり，表10-1にそれらの長所・短所をまとめた。

　また，研究には発展段階がある[7]。研究蓄積が不足しているような新しい分野の研究では，実態を把握するための**記述的研究**が必要である。その事象が何であるか名前を付け，概念として記述や分類をする，または仮説の生成のための質的研究が実施されることもある。事実の記述の後，または実践の場での経験から仮説を設定できる場合は，仮説を検証するための研究（仮説検証研究）の段階となる。要因の関連の有無をみるための**横断研究**，一歩進んだ因果をみるための**縦断研究**などが選択される。こうした研究蓄積の上に，実践の場での新たな支援方法を開発することを目的に**介入研究**が行われる。

　自分の立てたリサーチクエスチョンは，どの研究段階に位置づくかはっきりさせ，答えを得るのに適した研究デザインを考えることが必要である。

表10-1　研究デザイン・方法の長所・短所

アプローチの方法	研究デザイン・方法		長所	短所・限界
量的研究	観察研究	記述的研究	研究が蓄積されていない事象を記述することで，研究の礎を作ることができる	
		分析的疫学研究　横断研究	・データ収集が比較的容易 ・因果の前提となる関連の有無を簡便に検証できる	同時に観察された2要因の関連はわかるが因果関係は不明
		分析的疫学研究　縦断研究	横断研究より一歩進んだ因果関係の検証が可能	・前向きコホートの場合時間がかかる，脱落の可能性 ・後ろ向きの場合はコントロールできない変数が影響を及ぼしている可能性
	介入研究	ランダム化比較試験（RCT）	期待した効果の検証が可能	実現可能性や倫理面の検討が必要，実施が難しい
		非ランダム化比較試験	期待した効果の検証が可能	対照群との比較が可能だが，コントロールできない変数が影響を及ぼす可能性
		前後比較試験	・個人特性要因による交絡がない ・実施が比較的容易	対照群との比較ができないため，介入効果の評価が難しい
質的研究	事例研究		数値化できない複雑な現象の記述，仮説の生成が可能	結果が分析者に依存する可能性
	エスノグラフィー			
	グラウンデッドセオリー			
	内容分析			

出典／近藤克則：研究の育て方；ゴールとプロセスの「見える化」，医学書院，2018，p.63をもとに作成．

C ▶ 研究プロセス（計画〜結果の考察）

1. 研究計画書の作成

　リサーチクエスチョンと研究デザインについて構想ができてきたら，さらに研究を具体化していくために研究計画書を作成する。計画書に記載する項目は，目的，リサーチクエスチョン，実施場所，対象者，実施期間，データ収集（方法，サンプル数など），デザインと研究方法，測定方法，分析方法である。そのうち，対象者，データ収集，測定および分析方法について説明する。

❶ 対象者

　まず対象者は，リサーチクエスチョンに対する答えを得ることができる対象者でなければならない。リサーチクエスチョンで明らかにしようとしている事象や特性をもつ（生じる）**母集団**を明確にする。

　公衆衛生看護研究では，住民を対象とすることが少なくないであろう。たとえば，地域高齢者の運動習慣について研究したい場合，市が公募した運動教室に集まった高齢者を対象とすることは，母集団を代表したデータといえるだろうか（データの代表性）。母集団の**代表性が高い**一部の人の集合を**サンプル**（**標本**）という。公募によって集まった高齢者集団のデータは，もともと運動に対して意識の高い集団である可能性があり，一般高齢者の実態より高い傾向の結果が出る可能性がある。そのような対象者から得られたデータに基づく結果は，高齢者全体に対して適用できないと考えられ，**一般化可能性**は低いと判断される。サンプルは母集団の性質を表し，かつアクセス可能な研究対象集団を定義し，全体を推論することを考えよう。

❷ データ収集

　研究計画を立てる段階で，リサーチクエスチョンに対する回答を得るために必要なサンプル数を計算しておく必要がある。サンプルを集める前提として，研究者は対象者に研究説明を行い，参加同意を得る必要がある。同意者がどのくらいになるかの見込みや，途中で参加しなくなる脱落者も想定し，**リクルート**（求人募集）する人数や方法を計画する。具体的な計算方法については，様々な参考文献や計算ソフトがあるので参照するとよい[8]。

　リクルートは，市町村の健診など公共の場を利用する，オープンになっている医療機関リストを用いて郵便物を送る，知り合いに頼んで紹介してもらう，インターネット調査会社を利用する，など様々な方法が考えられる。調査に協力してもらうための，事前準備やていねいなフォローは非常に重要である。

　また，本格的なデータ収集を始める前に，予備的な調査も実施する。たとえば質問紙調査の場合，対象者の属性に近い数人に回答してもらい，適切に測定できそうか，質問の言い回しを改良したほうがよいかなどについて検討する。インタ

ビュー調査の場合，質問のわかりやすさや答えやすさについて数人に確認し，インタビューガイドを改良することもできる。リクルート時の研究説明の方法，同意の取り方，質問の順番など，研究チームのだれが実施しても同じ方法になるようプロトコル（手順書）を作成し，順守することが大事である。

❸ 測定

さらにしっかりと計画したいことの一つが，**測定**の方法・項目についてである。何を測定すれば，明らかにしたい課題（リサーチクエスチョン）の現象が最も反映されるかを考える必要がある。

健診データの数値など，数字で測ることができるものがリサーチクエスチョンの解となる場合もあるが，そうでない場合もある。

たとえば，産後の母親のうつ傾向に関して調べたいとき，どのような方法でどのような項目の質問をすれば，産後の母親の精神状態をより正確にとらえることができるであろうか。保健師や助産師が聞くことで本心は測れるのか，聞くタイミングは回答に影響しないのかなど，**信頼性**（繰り返し測定しても同じ答えを得られるか），**妥当性**（測定したいものを正確に測定できているか）を考え，測定する必要がある。なお，日本で産後うつを測定したい場合，信頼性・妥当性が検証され一般的に使われている**尺度**（エジンバラ産後うつ病自己評価票，EPDS）がある。

ほかにも様々な尺度が開発されており，自分のリサーチクエスチョンに合っていて，妥当性・信頼性が検証された既存の尺度があれば，使用を検討してみるとよい。一方，既存の尺度では測定できない現象の場合は，測りたいと思う現象の概念をとらえ，近似のものを測定したり，新たに尺度を開発したりする場合もある。

❹ 分析

＊**記述統計**

統計解析のうち，全体の傾向や性質を把握するため，対象者の基本属性など，データの各変数の，度数分布・割合や，平均値・最頻値・中央値・最大・最小値などを算出する。

＊**データクリーニング**

データの異常値や入力ミスを発見し，修正する作業。結果に大きな影響をもたらす原因となるため，分析を開始する前に行う。

まず，データの基本情報をまとめた記述統計＊を行う。量的研究の場合，それぞれの変数について，度数分布や割合，最大・最小値，平均値，中央値を記述する。その過程で，欠損値の数や，外れ値なども確認し，データクリーニング＊を行う。質問紙調査で，選択肢外の回答があった場合の処理をどのように行なったかなどについて，必ず研究ノートに記録を残し，一貫したルールを決めてクリーニングを実施する。また，欠損値の処理は重要である。欠損値が偶然発生したものなのか，偶然でない状況で発生したものなのか，調査の背景を考えたうえで，欠損値の処理方法を検討する必要がある。

次に，クロス集計，相関，散布図などを用いて，変数間の関連の有無をみていく。これらの分析を経て，リサーチクエスチョンに答えるためのより深い分析に進む。

質的研究では，1人で分析を行うだけでなく，複数の人と分析結果について話し合い，信頼性と妥当性を高める必要がある。

これまで対象者，データ収集，測定，分析について述べてきた。これらを計画・実施する際，バイアスを最小限にとどめることを考える必要がある。**バイアス**とは，研究デザイン，実施，分析の過程で，本来の結果をゆがめてしまうような系統的な誤差のことをいう。たとえば，選択バイアス（対象者を選択する時点で対象者に偏りが生じている），調査者バイアス（データ収集時に調査者の聞き取りに偏りが生じる），思い出しバイアス（対象者に過去を振り返ってもらって回答を得るときに生じる）など，様々なバイアスがある。研究計画の段階で，結果に影響を与えるバイアスが生じないよう検討し，工夫することが必要である。

2. 結果を示す

様々な角度からの分析・検討によって得られた所見を示したものが**結果**（アウトカム）である。リサーチクエスチョンに対する答えを導き出すための証拠，材料をわかりやすく提示するため，結果の表や図を作成する（表10-2, 3）。

読者はこうした結果の表を見ながら論文を読み進める。論文では，まず結果の全体像を示し各論に入る。分析結果のすべてについて説明するのではなく，リサーチクエスチョンの答えを導くことをゴールに見据え，伝えたいことを簡潔にまとめる。初めて執筆するときに気をつけたいことは，結果に解釈を加えないことである。解釈は考察にまわし，結果では事実のみを記載しよう。

3. 考察する

データを分析し，結果を提示するだけでは研究は不十分である。得られた結果が意味することを注意深く吟味し，解釈することで，研究の問題点と長所が明らかになり，知の体系に役立つものとなる。研究結果を論文としてまとめるときに，この解釈の部分を**考察**という。考察は一般的に，①主要な結果の簡潔な要約，②結果の総合的な意味，③一般化の限界，④研究，理論，実践への示唆，という構

表10-2　定性的研究（質的研究）の結果（例）

カテゴリ	サブカテゴリ
①自分の死を予感し，支援の限界を認識する	・親自身が死を予感する ・親の支援の限界を認識する
②親の死について当事者との共有を試みる	・親の死について当事者と共有するように努める ・親の死について当事者と十分に共有しない道を選ぶ
③自分の死後を想定し，当事者に必要な情報や身辺の整理を進める	・自分の死後，当事者にすぐ必要となる情報を整理する ・自分の死後を想定し，身辺の整理や葬儀関連の準備を進める
④親族に親亡き後の当事者の生活や相続について相談するとともに，社会制度の利用を検討する	・親族への負担を出来る限り回避したいと思いつつ，依頼したいことを明らかにする ・土地や家屋等の処分と誰に何を相続させるかを相談する ・親亡き後の当事者の生活や相続について親族と相談する ・活用できる社会制度を把握し，利用を検討する
⑤当事者の住まいと生活費確保の見通しをつけようとする	・当事者の住まい確保に向けて動く ・当事者の生活費確保に向けた努力をする ・生活保護受給を検討する

出典／吉岡京子，他：親亡き後の精神障害者の地域生活を見据えた親の準備の解明，日本公衆衛生雑誌，66(2):76-87，2019．一部抜粋．

表10-3　定量的研究の結果（例）

児童虐待低リスク群と児童虐待高リスク群別の児を養育していた当時の母の状況と要支援児童の属性の比較(n=224)

			児童虐待低リスク群 (n=150)		児童虐待高リスク群 (n=74)		p-value
			n	%	n	%	
児を養育していた 当時の母の状況	産後の健康問題	あり	49	34.3	21	30.9	0.643
		なし	94	65.7	47	69.1	
	EPDS得点[a]	平均(SD)	9.0	(7.2)	7.9	(6.6)	0.314
	育児不安	あり	80	57.1	42	64.6	0.360
		なし	60	42.9	23	35.4	
	身近に育児を手 伝ってくれる人	あり	93	63.3	32.0	46.4	0.026 *
		なし	54	36.7	37.0	53.6	
	パートナーとの 関係性問題	問題あり	37	25.5	40	60.6	<0.001 ***
		問題なし	108	74.5	26	39.4	
	乳児健診時の育 児困難	あり	37	30.3	29	47.5	0.033 *
		なし	85	69.7	32	52.5	
	保健師等の支援 への拒否	あり	17	11.5	21	28.4	0.002 **
		なし	131	88.5	53	71.6	

注1：a) 対応のないt検定，b) Fisherの直接確率検定，その他はすべてχ²検定．数字は人数および％を示す．各％は欠損値を除く
　　有効％を示す．P<0.05：*，P<0.01：**，P<0.001：***とした．
出典／吉岡京子，他：A自治体における要支援児童とその母親の特徴の検討；保健師の判断と組織的検討による児童虐待の可能性の高
　　低に基づく比較，日本公衆衛生看護学会誌，6(1)：10-18，2017，p.14．一部抜粋．

成になっている[9]。

❶ 主要な結果の簡潔な要約

　まず，考察の始めには結果で提示された客観的な情報の要約を示す。研究目的
に照らして特に考察したい結果に焦点を当て，何点かに要約する。

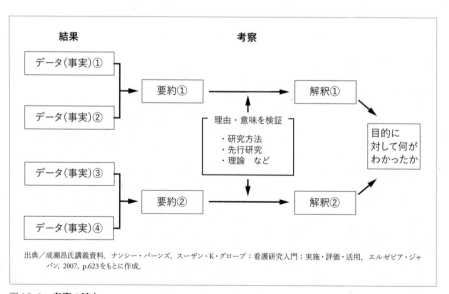

出典／成瀬昂氏講義資料．ナンシー・バーンズ，スーザン・K・グローブ：看護研究入門；実施・評価・活用，エルゼビア・ジャ
　　パン，2007，p.623をもとに作成．

図10-4　考察の流れ

❷ 結果の総合的な意味

　結果で示されたことを,研究の方法（データ収集方法,測定,分析方法など）や,先行研究などと照らして解釈し,最終的に統合し,研究目的を考えたとき,結局それは何を意味しているのかを導き出す作業を行う（図10-4）。

　たとえば,対象集団の平均年齢の情報から,「今回の集団は,全国より平均年齢が高い／低い集団であった」ということができる。あるいは「回収率は30％であった」という情報から,「サンプルは,調査に対して参加意欲の高い集団という偏りがあった可能性がある」と推論できる。ある仮説に対し統計的な検定を実施した場合は,その結果に有意差があったか否か（偶然と説明できるのか考えにくいのか）によって,仮説の正しさについて解釈する一助とすることができる。このように情報から積み重ねていった推論を,さらにその研究のデータ収集の方法や測定項目,分析などと照合して,その意味を解釈し統合していくことが「考察」である。

❸ 一般化の限界

　研究で得られた結果を,より大きな母集団やほかの地域などでも適用できるかについて述べる。選択した方法やサンプルなどが,結果にどのような影響を及ぼした可能性があるかを論じる必要がある。

❹ 研究, 理論, 実践への示唆

　最後に「研究,理論,実践への示唆」を提言する。こうした一連のプロセスは,論理的に筋道がとおっていなければならない。「研究の結果が解釈されるときには,内省,推論,そして直観を含む抽象的思考が使われる。ある意味で,この研究プロセスの段階は最も難し」く,「その研究に用いられた研究プロセスを評価すること,結果から意味を産出すること,そして結果の実用性を予測すること,解釈に含まれることなどすべては,高水準の思考過程を要する」のである[10]。

　「考察」は,英語論文では「discussion」とされる。考察は,独りよがりであってはならず,周囲と討論しながら深めるとよい。他者も納得できる論理を組み立てる必要がある。

D ▶ 倫理的配慮

　人間を対象としている研究では,すべてのプロセスで倫理的な配慮が必要である。現在,国際的なガイドラインの基礎になっているのがベルモントレポート＊の3原則である（表10-4）。公衆衛生看護の専門家として,研究の準備から論文発表までの間に,どこかで対象者に不利益を与えてしまう可能性を念頭に置いて計画することが重要である。そのため,研究機関ごとに設けられている倫理審査委員会で研究計画の審査を受け,第三者の目をとおして,徹底した配慮をするこ

＊ベルモントレポート

1974年,アメリカで人道的に問題のある研究の再発防止を目的に,臨床研究の規制を目指す法律「国家研究法」が公布された。この法の下に設置された,人を対象とする研究の倫理的問題を検討する政府委員会が公表した報告書である。正式名称は「研究対象者保護のための倫理原則および指針」。人を対象とする研究の倫理原則とその具体的な適用方法を定めている。

表10-4　ベルモントレポートの3原則

① 人格の尊重	対象者への十分な情報提供と，インフォームドコンセントを得る
② 善行	社会や対象者への意義・利益が少なく，不利益を十分に上回らない研究は行わない
③ 正義	対象者を公正に選ぶ

とが必要である。自治体や事業所など倫理審査委員会が設置されていない場合は，倫理審査を行ってくれる学会もあるので，活用を検討するといよい。

E 新たな研究アプローチ

　公衆衛生看護学は，人の営みに基づく「実践の科学」という性質がある。エビデンスレベルが高いとされるランダム化比較試験（RCT）研究は実施が難しく，また，条件をそろえたなかで実施されるRCTから得られた結果は現実の社会では応用が難しく，同じ効果を得られるとは限らない。こうしたことから，公衆衛生看護学の新たな研究アプローチとして，今後取り入れていきたい研究手法をいくつか紹介する。

1. CBPR

　公衆衛生看護の役目は，対象個人の支援に加えて，社会資源の創造や組織化を行い，対象の健康を支えるシステムを創生することも含む。こうした資源やシステムの開発を目的として研究を行う手法として，対象となる人々やコミュニティと協働して研究を進めるCBPR（community-based participatory research）がある。対象となる人々，実践者，研究者は，共同研究者として協働し，そこにある問題を解決し，研究に携わったメンバー自身をエンパワメントし，社会変革をもたらすことが期待される。住民・地域との協働により問題解決にあたってきた公衆衛生看護活動は，CBPRと親和性が高いと考えられる。CBPRの方法論や意義に関しては未知の部分が多いものの，公衆衛生看護の専門家が今後さらに学び活用していきたい手法である[11]。

2. ビッグデータを利用した解析

　近年，国や地方自治体がもつレセプトや健診のデータを，人々の健康管理・疾病予防の推進のために活用することが求められている（データヘルス計画）。たとえば，国保データベース（KDB）システムは，国民健康保険連合会が「健診・保健指導」「医療」「介護」の各種データを利活用して，「統計情報」「個人の健康に関するデータ」を作成・提供するシステムである。保健師等が手作業で行ってきた健康づくりに関するデータ作成が効率化され，地域の現状把握や健康課題を明確にするのに役立つと期待されている。

また，医療現場がもつデータの活用も進んでいる。リアルワールドデータ（real world data；RWD）とよばれ，患者情報を多施設から収集したデータ（保険データベース，電子カルテなど）を用いた研究が世界的に増加し，知見が蓄積されている。サンプル数が多く，発生率の低い事象も確保できるなど利点も多い。

さらに，病院や薬局ごとに保存している個人の医療データであるパーソナルヘルスレコード（personal health record；PHR）や，ウェアラブル端末*から収集された個人の属性や行動履歴などを含むパーソナルデータについても，今後いっそうの活用が期待されている。最近では，新型コロナウイルス感染症（COVID-19）の感染拡大予防策として，厚生労働省とLINE株式会社による大規模な全国調査のビッグデータ分析が実施されるなど，非常に注目されている分野である。

3. プログラム評価

プログラムとは，目的やゴールが定まっている活動のことをいう[12]。公衆衛生看護が扱う活動の多くは，社会生活において個人や集団が抱える問題を解決するために実施されるもの（プログラム）である。プログラムの意義や重要性を評

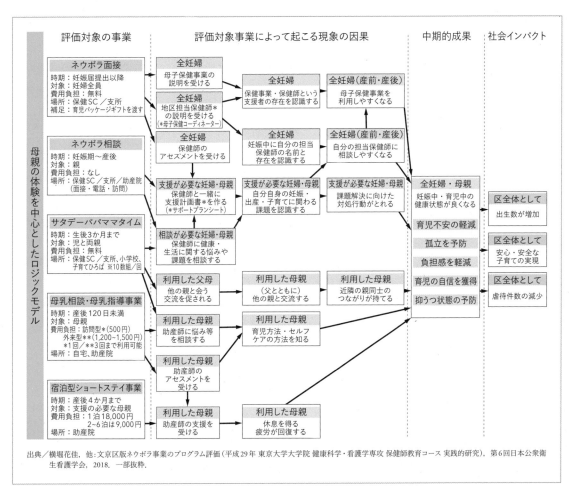

出典／横堀花佳，他：文京区版ネウボラ事業のプログラム評価（平成29年 東京大学大学院 健康科学・看護学専攻 保健師教育コース 実践的研究），第6回日本公衆衛生看護学会，2018. 一部抜粋.

図10-5　ロジックモデル（例）

価し，改善につなげていくことは必要不可欠である。プログラム評価の手法では，プログラムのプロセスをていねいに把握し，因果関係を可視化した設計図（ロジックモデル）を示すことで，みえにくかったものを共有できる。実践の場では，評価指標を決める前に業務が先行してしまうこともあるが，途中からでも事象の整理にこの手法を使うことができる（図10-5）。プロセス評価とアウトカム評価の結果が期待どおりでなかった場合はまた設計図に戻って要素を見直し，プログラムを改良していくことが可能となる。どの分野で働く保健師にとっても役立つアプローチであろう。

4. 実装科学

　これまで科学的に効果が実証されてきた介入（evidence-based intervention；EBI）を，人々の日常の保健医療活動にどのように取り入れるかは公衆衛生分野の大きな課題である。研究成果を実践の場において実装していく方法自体を研究する分野は「実装科学（implementation science）」とよばれる[13]。

　研究対象は，人々の健康を改善することを目的とした様々な政策，プログラム，個々の実践やサービスであり，それらの介入が実際に社会でどのように機能するか，そして実装方法の開発・検証を，保健医療従事者，患者，地域の人々などステークホルダー（介入の影響を受ける人々）らと協働し，実施していく。たとえば，家庭訪問や健診など，日頃の保健師活動のなかで抱っこひもからの乳児の転落事故に関するケースを何回か見聞きしたとしよう。まずは，健診でのアンケートやヒアリング，または既存のデータから事故発生数や機序を把握し，背景を探る。次に，保護者に対して事故予防の教育・啓蒙が必要だと判断した場合，エビデンスのある情報（予防行動，発生の機序など）を選択し，保護者に情報を届ける適切な時期や場，手段，持続可能性などについて，保健師や助産師などの関係者，さらに保護者自身の意見も取り入れながら，実践の場で採用し，維持できる戦略を練る。事故予防教育を実施する際には，実践者側の評価を得ることをはじめ，実施の前後で保護者の知識の向上について比較したり，数か月後に追跡調査を行い，予防行動や事故発生の有無によって有効性を評価し，その結果を教育内容や提供方法にフィードバックし，改善していく。実装科学の目的や手法は，公衆衛生看護学がこれまで目指し，実施してきたことと重なる点も多い。未知の部分が多い分野であるが，科学的根拠に基づいた公衆衛生看護実践を実社会で活用・普及するために，実装科学の重要性は増していくであろう。

▶ 4 研究を共有する

A ▷ 学会発表

　研究の成果を他者と共有したい場合，学術集会（学会）で発表するとよい。学会は，毎年決まった時期に場所を変えながら持ち回りで開催され，1年前には次の開催地が発表される（図10-6）。このため，どの学会で発表するかを決め，それに向けて調査を実施し，研究成果をまとめておく必要がある。また，学会で発表することについて関係者からあらかじめ合意を取り付け，発表者として名前を連ねるメンバーやその順番についても話し合っておく必要がある。

　学会開催の約6か月前には発表演題の申し込みが締め切られる。締め切り日までに参加登録と抄録の登録をする必要がある。一般的に抄録は，①目的，②方法，③結果，④結論で構成され，文字数の制限がある。登録した抄録は事務局で査読される。抄録が無事に採択されたら，発表に向けた準備に取りかかる。限られた時間で端的に発表するには，発表原稿を作成し，関係者を交えた予行演習を行うとよい。新型コロナウイルス感染症の流行に伴い，オンラインで学会が開催されるようになったため，ライブで発表を配信する方法や，事前に収録した動画やポスターのPDFファイルをホームページ上に掲載し，閲覧する方法（オンデマンド）などが用いられている。なお，複数名で一定の時間内に発表する形式の場合は，

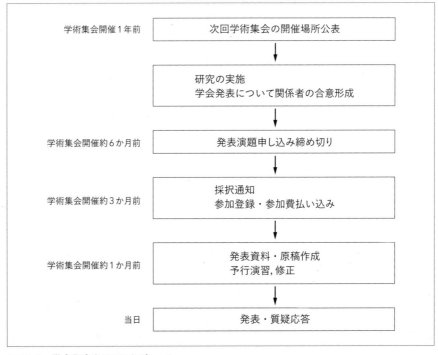

図10-6　学会発表までのスケジュール

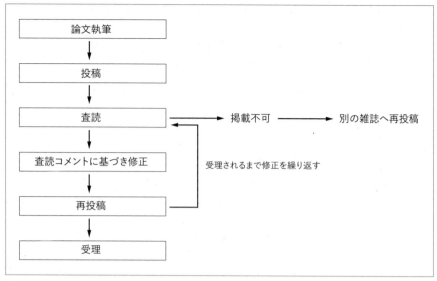

図10-7　論文投稿の流れ

質疑応答も含めて時間厳守で発表することが原則である。

B ▷ 論文執筆と投稿

　学会発表の準備と並行して論文執筆を進め，雑誌に投稿・掲載されれば，より多くの人と研究成果を共有できる。

　論文投稿の流れを**図10-7**に示す。論文は投稿する雑誌を決めて執筆する。各雑誌には投稿規定があり，どのように論文を執筆すればよいのかという詳細な体裁などが定められているので，それに基づいて準備する。学術雑誌の場合，掲載される論文の水準を保つため，編集委員会の査読委員によって査読が行われる。査読コメントが戻ってきたら，一問一答形式で回答書を作成し，査読コメントに基づいて適切に修正を行う。このプロセスを経てわかりやすく修正され，掲載できる水準に到達した論文が受理される。なお，掲載できる水準を満たしていない場合や，査読コメントに基づいて適切に修正されていない場合は，編集委員会により掲載不可と判断される。もし掲載不可となっても，諦めずに査読コメントを参考に修正し，ブラッシュアップした論文を別の雑誌に投稿しよう。

▶5　これからの公衆衛生看護活動と研究

　公衆衛生看護活動に求められる研究について，①研究を活用する，②研究を実施する，③研究を共有するの側面から説明したが，これらは研究の概要にすぎな

い。実際に研究を実施する際は，それぞれについてさらに学習を進めることが役立つ。現場で遭遇する多様な課題に対して効果的な解決策を見いだすために，研究の技術を身につけ，研究を活用・実施・発表していくことを心がけたい。

引用文献

1) スティーブン・B・ハリー，他著，木原雅子，木原正博訳：医学的研究のデザイン；研究の質を高める疫学的アプローチ，第4版，メディカル・サイエンス・インターナショナル，2014，p.12-15.
2) Rector,C.：Evidence-based practice and ethics in community health nursing〈Community and public health nursing；Promoting the public's health，9th ed〉，Wolters Kluwer，Philadelphia，2018，p.84-106.
3) 小島原典子，他編：Minds診療ガイドライン作成マニュアル2017．https://minds.jcqhc.or.jp/docs/minds/guideline/pdf/manual_all_2017.pdf（最終アクセス日：2020/10/29）
4) 山本則子：ケアの意味を見つめる事例研究；着想の経緯と概要，看護研究，51（5）：404-413，2018.
5) 家高洋：実践の事例研究で学ばれる事柄をどのように考えるか（前編），看護研究，53（4）：316-324，2020.
6) 前掲3).
7) 数間恵子，他編著：看護研究のすすめ方・よみ方・つかい方，第2版，日本看護協会出版会，1997.
8) 前掲1)，p.64-94.
9) Tornquist,E. M.：From proposal to publication；an informal guide to writing about nursing research，Addison-Wesley Publishing Company，1986，p114.
10) Peters,D. H., et al.：Implementation research in health；a practical guide，WHO，2013．https://www.who.int/alliance-hpsr/resources/implementationresearchguide/en/（最終アクセス日：2021/6/22）
11) CBPR研究会：地域保健に活かすCBPR　コミュニティ参加型の活動・実践・パートナーシップ，医歯薬出版，2010.
12) 安田節之：プログラム評価；対人・コミュニティ援助の質を高めるために，新曜社，2011，p.5.
13) 前掲10).

索引

保健学講座 第1巻
公衆衛生看護学概論

2022年1月11日　　第1版第1刷発行　　　　　　　　　　　定価(本体3,100円+税)
2024年2月20日　　第1版第3刷発行

編　集　　村嶋　幸代，岸　恵美子©　　　　　　　　　〈検印省略〉

発行者　　亀井　淳

発行所　　株式会社メヂカルフレンド社

https://www.medical-friend.jp
〒102-0073　東京都千代田区九段北3丁目2番4号　麹町郵便局私書箱48号
電話(03) 3264-6611
振替00100-0-114708

Printed in Japan　落丁・乱丁本はお取り替えいたします
印刷／港北メディアサービス(株)　製本／(株)村上製本所
ISBN978-4-8392-2188-1　C3347　003201-063

保健学講座